Christof Stumpf

Neuropharmakologie

Ein Kurzlehrbuch für Studium und Praxis

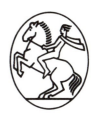

Springer-Verlag Wien New York

o. Univ.-Prof. Dr. med. Christof Stumpf
Vorstand des Institutes für Neuropharmakologie der Universität Wien,
Leiter der Abteilung für Neuropharmakologie des Institutes für
Hirnforschung der Österreichischen Akademie der Wissenschaften,
Wien, Österreich

© 1981 by Springer-Verlag Wien

Printed in Austria

Mit 16 Abbildungen

CIP-Kurztitelaufnahme der Deutschen Bibliothek

Stumpf, Christof:
Neuropharmakologie / Christof Stumpf. — Wien;
New York: Springer, 1981.
  ISBN 3-211-81621-6 (Wien, New York);
  ISBN 0-387-81621-6 (New York, Wien)

ISBN 3-211-81621-6 Springer-Verlag Wien-New York
ISBN 0-387-81621-6 Springer-Verlag New York-Wien

Vorwort

Das vorliegende Buch stellt die auf den letzten Stand des Wissens gebrachte und erweiterte Grundlage der Vorlesung „Neuropharmakologie" dar, die ich seit Jahren für Medizinstudenten an der Universität Wien halte. Ebensowenig wie vom Hörer dieser Vorlesung werden vom Leser dieses Buches Vorkenntnisse in klinischen Fächern vorausgesetzt; alle Begriffe aus der klinischen Medizin, aber auch aus anderen Fächern, sind im Text oder in Fußnoten erklärt.

Der Titel „Neuropharmakologie" wurde nicht nur deswegen gewählt, weil er dem Titel der Vorlesung entspricht, sondern auch weil er den thematischen Inhalt des Buches am besten umreißt: die (experimentelle) Pharmakologie aller zentral wirksamen Pharmaka sowie der Lokalanästhetika und verwandter Substanzen. Im übrigen ist „Neuropharmakologie" auch sonst ein genau umschriebener Begriff, stellt doch dieser Wissenszweig, etwa nach der Unterteilung der International Brain Research Organization (IBRO), eines der neun Fachgebiete der sogenannten neurobiologischen Wissenschaften („Neurosciences") dar.

Nicht nur in der Neuropharmakologie ist noch vieles hypothetisch. Durch die Darstellung möglichst vieler Hypothesen zu den verschiedenen Fragestellungen — die Auswahl der dargestellten Hypothesen ist notwendigerweise subjektiv — sollte insbesondere beim Medizinstudenten der Eindruck vermieden werden, daß etwa alle Wirkungsmechanismen schon bekannt wären. Selbstverständlich bedeutet die getroffene Auswahl nicht unbedingt, daß nicht erwähnte Hypothesen einen geringeren wissenschaftlichen Wert hätten als die erwähnten.

Im Text verwendete Substanzbezeichnungen sind ausschließlich internationale Freinamen („international non-proprietary names", I. N. N.) oder Trivialnamen. Dosen sind nur in Ausnahmefällen angegeben, da sich in der Literatur, insbesondere bei den Psychopharmaka, erhebliche Unterschiede in den Dosierungsangaben finden. Andererseits wurden in den Präparateverzeichnissen nicht nur die Namen der Spezialitäten, sondern auch deren Dosierungen angegeben (wenn nicht im Spezialitätennamen enthalten, als Zusatz in Klammern), da im allgemeinen die in einer Tablette, Ampulle usw. enthaltene Substanzmenge in etwa einer üblichen Einzeldosis entspricht, und aufgrund dieser Tatsache Rückschlüsse auf die Dosierung gezogen werden können. Gewichtsangaben ohne nähere Bezeichnung bedeuten Gramm (ebenso wie auf Rezepten). Die angegebenen Spezialitäten stellen eine Auswahl dar; sie sind nicht unbedingt nicht angeführten Spezialitäten vorzuziehen; bei der Auswahl wurde vor allem darauf geachtet, daß vorwiegend Reinpräparate und international bekannte und verbreitete Spezialitäten angeführt werden. Die Literaturhinweise am Ende jedes Kapitels beziehen sich, von wenigen Ausnahmen abgesehen, auf relevante Übersichtsarbeiten, Monographien und Lehrbücher; im übrigen sind jene Textstellen mit Literaturzitaten versehen, die (noch) nicht als allgemein bekanntes „Lehrbuchwissen" gelten können.

Frau Prof. Dr. G. Gogolák und Herrn Dr. K. Czech danke ich für das kritische Lesen des Manuskriptes und Frau A. Moteljek für ihre Mithilfe bei der Anfertigung des Manuskriptes. Dem Verlag, insbesondere der Herstellerin Frau I. Stickler, bin ich für die ausgezeichnete Zusammenarbeit zu großem Dank verpflichtet.

Wien, im Frühjahr 1981   Ch. Stumpf

Inhaltsverzeichnis

Verwendete Abkürzungen

Neben allgemein üblichen, auch in der nicht-wissenschaftlichen Literatur gebräuchlichen Abkürzungen werden die nachfolgend angegebenen Abkürzungen verwendet.

ACh	Acetylcholin
AChE	Acetylcholinesterase
ACTH	adrenocorticotropes Hormon
Amp.	Ampullen
CA	Catecholamine
cAMP	cyclisches Adenosin-$3',5'$-monophosphat
cGMP	cyclisches Guanosin-$3',5'$-monophosphat
DA	Dopamin
EEG	Elektroenzephalogramm
EKG	Elektrokardiogramm
GABA	γ-Aminobuttersäure
GH	Wachstumshormon (growth hormone, somatotropes Hormon)
5-HT	5-Hydroxytryptamin, Serotonin
5-HTP	5-Hydroxytryptophan
HVL	Hypophysenvorderlappen
i.m.	intramuskulär
Inj.	Injektion
i.v.	intravenös
LRH	Luteinisierungshormon releasing hormone
MAO	Monoaminoxydase
MSH	Melanozytenstimulierendes Hormon
NA	Noradrenalin
NAD	Nicotinamid-adenin-dinucleotid
NNR	Nebennierenrinde
p.o.	per os, peroral
RNA	Ribonukleinsäure
s.c.	subkutan
Supp.	Suppositorien
Tabl.	Tabletten
TRH	Thyreotropin releasing hormone
TSH	Thyreoidea stimulierendes Hormon, Thyreotropin
ZNS	Zentralnervensystem

1 Allgemeiner Teil

1.1 Ort und Art zentraler Wirkungen

Ein Hauptanliegen der Pharmakologie besteht ganz allgemein darin, Ort und Art der Wirkungen — anders ausgedrückt: *Angriffspunkt* und *Wirkungsmechanismus* — der Arzneimittel zu definieren. Das gilt selbstverständlich auch für Arzneimittel, die auf das zentrale und/oder periphere Nervensystem wirken, obschon bei diesen infolge der komplexen Struktur des Nervensystems die Aufklärung der erwähnten Fragestellungen auf erhebliche Schwierigkeiten stößt.

Der *Angriffspunkt* kann auf verschiedenen „Ebenen" definiert werden: makroskopisch, mikroskopisch und „submikroskopisch" (oder „molekularbiologisch").

Es ist sehr wahrscheinlich, daß die meisten, wenn nicht alle zentral wirksamen Arzneimittel auf das gesamte ZNS (und nicht nur auf dieses!) wirken. Trotzdem könnte, zumindest theoretisch, die Beeinflussung der Funktion eines bestimmten Hirnteiles für eine bestimmte beobachtete Wirkung bzw. Wirkungskomponente verantwortlich sein. Viele zentrale Wirkungen sind jedoch derart komplex — man denke etwa an eine anxiolytische Wirkung, an verschiedene Verhaltensänderungen, an die Beeinflussung bedingter Reflexe u. dgl. —, daß die Erkennung eines Zusammenhanges mit pharmakologisch induzierten Funktionsänderungen bestimmter Hirnteile zumindest derzeit noch nicht möglich ist. Hirnteile als mögliche Angriffspunkte zentral wirksamer Substanzen können entweder morphologisch (z. B. zerebraler oder zerebellarer Kortex, Hippocampus, Formatio reticularis mesencephali usw.), funktionell (z. B. aszendierendes retikuläres System) oder biochemisch, d. h. aufgrund der in dem betreffenden System vorkommenden Transmittersubstanz definiert sein. Die biochemisch definierbaren Systeme erfreuen sich derzeit besonderer Aktualität, doch ist noch relativ wenig über mögliche Speziesunterschiede (die meisten der einschlägigen Untersuchungen wurden an Ratten durchgeführt) bekannt.

Am besten untersucht sind die monoaminergen Transmittersysteme. Auffällig ist dabei zunächst, daß die noradrenergen und serotoninergen Neurone erheblich länger sind als die dopaminergen. Alle monoaminergen Transmittersysteme haben ihren Ursprung im Rhombencephalon und/oder Mesencephalon.

Das *noradrenerge System* hat seinen Ursprung in rhombencephalen Kernen und besteht aus einem deszendierenden (in das Rückenmark projizierenden) und einem aszendierenden Anteil, der ebenfalls aus verschiedenen Bahnen besteht:

a) von mehreren Kerngebieten projiziert die „ventrale noradrenerge Bahn" insbesondere zu verschiedenen Arealen des Mesencephalon und Diencephalon;

b) vom Locus coeruleus zieht die „laterale noradrenerge Bahn" zum

Cerebellum und die „dorsale noradrenerge Bahn" zu den verschiedensten kortikalen und subkortikalen Arealen, insbesondere zum zerebralen Kortex und zum
Hippocampus; der Locus coeruleus ist somit für die noradrenerge Innervation
praktisch des gesamten Gehirns zuständig.

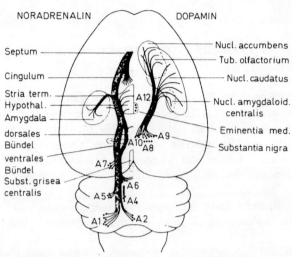

Abb. 1. Die aszendierenden noradrenergen und dopaminergen Transmittersysteme des Rattengehirns. A6 = Locus coeruleus. (Nach Ungerstedt, U.: Stereotaxic Mapping of the Monoamine
Pathways in the Rat Brain. Acta physiol. scand. Suppl. *367*, 1–48 (1971), Fig. 12)

Das *dopaminerge System* besteht aus drei Anteilen, und zwar:
a) nigrostriatales System von der Substantia nigra zum Striatum (= Nucl.
caudatus + Putamen);
b) intrahypothalamisches (tuberoinfundibulares) System mit verschiedenen
Untergruppen, am wichtigsten Neurone mit Zellkörpern im Nucleus arcuatus
und einer Projektion zur Eminentia mediana[1];
c) mesolimbisches System von verschiedenen mesenzephalen Kerngebieten
zu verschiedenen limbischen Strukturen, insbesondere Nucl. accumbens,, verschiedene Septum-Kerne, Nucl. amygdalae, Tuberculum olfactorium und
kortikale Areale.
Ursprung und Verlauf der aszendierenden noradrenergen und dopaminergen
Bahnen des Rattengehirns sind in Abb. 1 dargestellt.
Das *serotoninerge System* nimmt seinen Ursprung in den rostralen und kau-
dalen Raphekernen des Hirnstammes und besteht – ähnlich wie das noradrenerge
System – aus einem deszendierenden (in das Rückenmark projizierenden) und
einem aszendierenden Anteil, der im medialen Vorderhirnbündel verläuft, aus
einer medialen und lateralen Komponente besteht, und diffus in weite Areale
des ZNS, vorwiegend jedoch zum Septum, Cingulum, Nucleus amygdalae und
Nucleus praeopticus projiziert. Das Raphesystem wirkt im wesentlichen inhibi-

---

[1] Eminentia mediana: Region des ventralen Hypothalamus; Ursprungsgebiet des hypo-
physären Pfortadersystems und Bildungsort der hypothalamischen hypophysiotropen
Hormone; daher verschiedene endokrine Wirkungen von DA-Agonisten und -Antagonisten.

torisch, so daß eine Inaktivierung dieses Systems einer Enthemmung gleichkommt. Die Neurone des Raphesystems erhalten (exzitatorische) serotoninerge Afferenzen vorwiegend vom Nucleus paragigantocellularis der Medulla.

Das *cholinerge System* besteht ebenfalls aus zwei Anteilen, dem Tractus tegmentalis dorsalis und ventralis, mit vielfältigen Ursprungs- und Projektionsgebieten.

Genauer untersucht ist schließlich auch das *GABA-erge System* (interessant vor allem im Zusammenhang mit der Wirkung der Benzodiazepinderivate, s.d.). GABA-erg sind in erster Linie inhibitorische Interneurone, doch gibt es auch ebenfalls inhibitorische GABA-erge Projektionssysteme, z. B. vom Striatum zur Substantia nigra oder vom zerebellaren Kortex zu den Kleinhirnkernen (Projektion der Purkinjezellen).

Die als mögliche Angriffspunkte in Frage kommenden, mikroskopisch erfaßbaren, zellulären Elemente des ZNS sind die Glia- und Nervenzellen. Obschon immer wieder Wirkungen von Substanzen auf Gliazellen behauptet wurden, fehlt bis heute ein eindeutiger Beweis für die Manifestationen derartig postulierter Wirkungen. Es kann also mit einiger Sicherheit angenommen werden, daß, zumindest in der überwiegenden Anzahl der Fälle, die Nervenzelle der bevorzugte Angriffspunkt der verschiedenen Arzneimittel ist. Am Geflecht der Nervenzellen kommen fast ausschließlich die Bindeglieder zwischen den einzelnen Zellen, nämlich die (chemischen) Synapsen als Angriffspunkt von Arzneimitteln in Frage, während eine Wirkung auf andere Strukturelemente der Nervenzellen, etwa auf den Neuriten, wenn überhaupt, dann erst durch Einwirkung sehr hoher Konzentrationen von Substanzen zustandekommt. (Wichtigste Ausnahme: Lokalanästhetika, die allerdings — bei der Lokalanästhesie — in die unmittelbare Umgebung der Nervenfasern appliziert werden.)

Synapsen unterscheiden sich morphologisch (axo-dendritische, axo-somatische und axo-axonale Synapsen), nach ihrer Transmittersubstanz (noradrenerge, dopaminerge, serotoninerge, cholinerge, GABA-erge, usw. Synapsen)[1] und nach ihrer Funktion (exzitatorische und inhibitorische Synapsen mit zwei Typen von inhibitorischen Synapsen [prä- und postsynaptische Hemmung])[2].

---

[1] Transmittersubstanzen im ZNS sind möglicherweise: ACh; NA und DA; 5-HT, Histamin; Aminosäuren, wobei saure Aminosäuren (wie Glutaminsäure) erregend, neutrale Aminosäuren (wie Glycin, GABA und Taurin) hemmend wirken; Peptide (wie z. B. die Endorphine); Prostaglandine; und vielleicht noch andere. Im übrigen vermitteln Transmittersubstanzen nicht nur die Erregungsübertragung an chemischen Synapsen; Transmittersubstanzen können im ZNS von freien Nervenendigungen auch diffus freigesetzt werden. Beide Mechanismen sind z. B. für die im Locus coeruleus entspringenden noradrenergen Bahnsysteme bekannt.

[2] Exzitatorische Synapse: Transmitter bewirkt postsynaptisch eine Depolarisation (das exzitatorische postsynaptische Potential, EPSP), das bei Überschreiten eines Schwellenwertes ein fortgeleitetes Aktionspotential auslöst; Postsynaptische Hemmung: Transmitter bewirkt postsynaptisch eine Hyperpolarisation (inhibitorisches postsynaptisches Potential, IPSP), durch das das Membranpotential vom Schwellenwert entfernt wird; Präsynaptische Hemmung: axo-axonale Synapse, wobei der Transmitter die präsynaptische Endigung depolarisiert, wodurch an der exzitatorischen Synapse die Transmitterfreisetzung verringert oder verhindert wird.

An jeder (chemischen) Synapse spielen sich, vereinfacht schematisch dargestellt, folgende Vorgänge ab:

Präsynaptische Nervenendigung

Transmittersynthese aus Vorstufen
(und gegebenenfalls Transmitterabbau)

Transmitterspeicherung

Transmitterfreisetzung (bei Eintreffen eines Aktionspotentials; freigesetzte Transmittermenge ist von Amplitude des Aktionspotentials abhängig)

Synaptischer Spalt

Transmitter im synaptischen Spalt
Drei Möglichkeiten:
1. Diffusion in die Umgebung und gegebenenfalls enzymatischer Abbau
2. Rückaufnahme des Transmitters oder seiner Spaltprodukte in die präsynaptische Endigung
3. Bindung an den postsynaptischen und eventuell auch an den präsynaptischen Rezeptor (Folge: Hemmung von Transmittersynthese bzw. -freisetzung)

Postsynaptische Membran

Permeabilitätserhöhung der postsynaptischen Membran für bestimmte Ionen (als Folge der Bindung des Transmitters an den postsynaptischen Rezeptor)

Membranpotentialveränderung (als Folge der Permeabilitätserhöhung) im Sinn einer Depolarisation (EPSP) oder Hyperpolarisation (IPSP) (abhängig von der Art der Ionen, für die die Permeabilität erhöht wurde)

Ausbildung eines fortgeleiteten Aktionspotentials, wenn die Depolarisation einen bestimmten Schwellenwert überschreitet (eventuelle Rückkoppelungseffekte auf präsynaptische Transmittersynthese).

Fast alle diese Vorgänge sind einer pharmakologischen Beeinflussung zugänglich; man unterscheidet daher zweckmäßig präsynaptische und postsynaptische Substanzwirkungen (wobei es allerdings einige Wirkungen gibt, die sich nicht auf diese Weise einordnen lassen, z. B. wenn der extrazelluläre Transmitterabbau durch Enzymhemmung gehemmt wird).

Die wichtigste Frage betreffend die Möglichkeiten des Angriffspunktes einer Substanz ist, wie ganz allgemein in der Pharmakologie, jene, ob die Substanz an einen Rezeptor gebunden wird oder nicht. Wenn man von Substanzen absieht, die z. B. zur Behandlung eines Hirnödems (das sind osmotische wirksame Substanzen wie Mannit) verwendet werden, wird der Großteil zentral wirksamer Substanzen an Rezeptoren gebunden. Im ZNS gibt es Rezeptoren für die Transmittersubstanzen und daher auch für deren Agonisten und Antagonisten (die beide eine hohe Affinität zum Rezeptor, aber eine unterschiedliche intrinsische Aktivität haben), aber auch für Opiate und Benzodiazepinderivate; für den Opiatrezeptor sind endogene Liganden – die Endorphine (s.d.) – nachgewiesen, für den Benzodiazepinrezeptor wahrscheinlich gemacht. Neben einer direkten Bindung an einen Rezeptor gibt es bekanntlich auch eine Beeinflussung desselben durch einen allosterischen Effekt. Wie überall im Organismus ist auch im ZNS ein wichtiger Faktor, der darüber entscheidet, ob eine Substanz an einen Rezeptor gebunden wird oder nicht, deren Molekülgröße (Abb. 2): Kleine

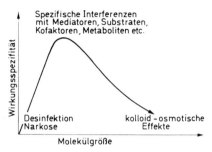

Abb. 2. Schema der Abhängigkeit der Wirkungsspezifität von der Molekülgröße. (Nach Scheler, W.: Grundlagen der allgemeinen Pharmakologie, Abb. 38a. Jena: VEB G. Fischer. 1969)

Moleküle – in der Neuropharmakologie sind dies insbesondere Inhalationsnarkotika (und – toxikologisch wichtig – organische Lösungsmittel) – wirken unspezifisch; sie dringen wegen ihrer guten Lipidlöslichkeit in die Membran ein und vergrößern deren Volumen (vgl. Narkosetheorien). Mit zunehmender Molekülgröße bis zu einem bestimmten Optimum nimmt die Wahrscheinlichkeit, daß eine Substanz auf einen Rezeptor „paßt", zu und damit auch die Wahrscheinlichkeit einer spezifischen Wirkung. Große Moleküle können für die Rezeptorareale zu groß sein und wirken dann wieder unspezifisch, z. B. durch Osmose.

Eng mit der Frage nach dem Angriffspunkt verknüpft und oft kaum von ihr zu trennen ist die Frage nach dem *Wirkungsmechanismus;* das Wichtigste darüber wurde daher auch bereits gesagt. Da der Hauptangriffspunkt zentral wirksamer Substanzen die Synapsen sind, wird im Endeffekt die synaptische Übertragung entweder gefördert oder gehemmt. Da sich aber die Synapsen vielfältig – bezüglich ihrer Lokalisation, Morphologie und Funktion – voneinander unterscheiden und die einzelnen Substanzen zu den verschiedenen Rezeptoren der Synapsen ganz unterschiedliche Affinitäten aufweisen können, erklärt sich daraus zwanglos die enorme Vielfalt von zentralen Wirkungsspektren.

Die Wirkung einer Substanz darf allerdings nicht als konstant, nur von der Dosis bzw. von der Konzentration am Rezeptor abhängig, aufgefaßt werden. Nicht nur in der Pharmakologie des ZNS sind Tachyphylaxie und Toleranz bekannte Phänomene. Die Wirkungen von Morphin und anderen Substanzen nehmen bei längerer Verabreichung – „länger" bedeutet in diesem Zusammenhang einen Zeitraum von einigen Stunden bis mehreren Tagen – ab. Auch das umgekehrte Verhalten ist bekannt: die Empfindlichkeit des quergestreiften Muskels für Acetylcholin nimmt nach Denervation zu („Denervationsüberempfindlichkeit"). Allgemein gilt: Länger dauernder Überschuß an Transmitter (oder eines Agonisten) führt zu einer Abnahme, länger dauernder Mangel zu einer Zunahme der Empfindlichkeit der postsynaptischen Membran gegenüber diesem Transmitter (bzw. Agonisten) (Abb. 3). Ein informatives Beispiel[1] ist die

---

[1] Schwartz, J. C., Costentin, J., Martres, M. P., Protais, P., Baudry, M.: Modulation of receptor mechanisms in the CNS: Hyper- and hyposensitivity to catecholamines. Neuropharmacol. *17*, 665–685 (1978).

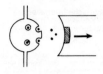

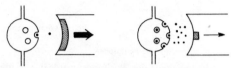

Abb. 3. Gegensätzliche Veränderungen der Empfindlichkeit postsynaptischer Zellen aufgrund einer kontinuierlichen Modifikation der synaptischen Aktivität. Oben: Normale Empfindlichkeit; unten links: Überempfindlichkeit; unten rechts: Unterempfindlichkeit. (Nach Schwartz, J. C., Costentin, J., Martres, M. P., Protais, P., Baudry, M.: Modulation of receptor mechanisms in the CNS: Hyper- and hyposensitivity to catecholamines. Neuropharmacology *17*, 665–685 (1978), Fig. 2)

Veränderung des Wirkungsspektrums von Amphetamin (das als indirektes Sympathomimetikum im ZNS zu einer Freisetzung von NA und DA an adrenergen bzw. dopaminergen Synapsen führt) bei länger dauernder Verabreichung: einige Amphetaminwirkungen nehmen ab, andere nehmen zu. Unter Amphetamin herrscht im synaptischen Spalt der betreffenden Synapsen ein chronischer NA- bzw. DA-Überschuß, die chronische Erregung der postsynaptischen Rezeptoren erklärt die Wirkungsabnahme, die chronische Erregung der präsynaptischen Rezeptoren die Wirkungszunahme[1]. Die „Verbesserung" der synaptischen Erregungsübertragung bei wiederholter Erregung ist ein in mehreren Gebieten der Neuropharmakologie wichtiges Phänomen, das z. B. auch zur Erklärung des Lernvorganges bzw. dessen pharmakologischer Beeinflussung herangezogen wird. Der Mechanismus der Empfindlichkeitszu- oder -abnahme der prä- und/oder postsynaptischen Rezeptoren ist umstritten; möglicherweise handelt es sich um eine Veränderung der Anzahl der Rezeptoren.

Literatur

Goldstein, A., Aronow, L., Kalman, S. M.: Principles of drug action. New York, Evanston and London: Harper & Row. 1969.

Matthies, H.: Der synaptische Komplex; Schober, W.: Neuroanatomie. In: Neurobiologie (Biesold, D., Matthies, H., eds.), pp. 247–306 und 473–556. Jena: VEB Gustav Fischer Verlag. 1977.

Scheler, W.: Grundlagen der Allgemeinen Pharmakologie. Jena: VEB Gustav Fischer Verlag. 1969.

---

[1] Erregung der präsynaptischen Rezeptoren („Autorezeptoren") führt primär zu einer verminderten Transmittersynthese und -freisetzung; chronische Erregung hat daher den gegenteiligen Effekt.

1.2 Verteilung auf das und im ZNS

Vorbemerkungen

Das Gehirn ist außerordentlich gut durchblutet: sein Gewicht beträgt ca. 2% des Körpergewichtes, aber es erhält ca. 16% des Herzminutenvolumens. Die versorgenden Arterien sind die beiden Aa. carotides int. und die aus der Vereinigung der beiden Aa. vertebrales entstehende A. basilaris; diese drei Arterien bilden den Cirkulus Willisi, aus dem sechs große, das Gehirn versorgende Arterien entspringen. In der Durchblutung der verschiedenen Gehirnteile bestehen erhebliche Unterschiede, so erhält etwa die graue Substanz eine annähernd sechsmal so hohe Durchblutung wie die weiße Substanz.

Die Endothelzellen der Gehirnkapillaren grenzen im Unterschied zu den Endothelzellen der Kapillaren anderer Organe lückenlos aneinander, zeigen keine Pinozytose und stehen in engem Kontakt mit den Endfüßen der Astrozyten (nach einer Hypothese[1] sollen diese Gliazellen für die genannten Eigenschaften der Gehirnkapillaren verantwortlich sein); sie bilden die *Blut-Hirn-Schranke*. Im Bereich des Plexus chorioideus sind es die Plexusepithelzellen, die lückenlos aneinandergrenzen; sie bilden die *Blut-Liquor-Schranke*. Jede Substanz, die aus dem Kapillarblut in Gehirn und/oder Liquor eindringen „will", muß daher eine Zelle durchqueren, weswegen man mit Recht das Eindringen einer Substanz in das Gehirn mit dem Eindringen in eine Zelle verglichen hat. Kapillaren besitzen ganz allgemein mit Wasser gefüllte „Kanäle", deren Durchmesser in den meisten Organen etwa 10 nm, im ZNS jedoch einen Durchmesser von höchstens 1 nm aufweist.

Einige Areale des Gehirns sind vom Intravasalraum durch keine Schranke getrennt; wichtig ist in diesem Zusammenhang insbesondere die Area postrema mit der Chemorezeptorentriggerzone, durch deren Erregung (typischer Agonist: Apomorphin, typischer Antagonist: Chlorpromazin) bekanntlich Erbrechen ausgelöst wird.

Der Liquor cerebrospinalis wird zur Hälfte vom Plexus chorioideus, zur anderen Hälfte in der unmittelbaren Umgebung der Gefäße gebildet. Zwischen dem Interstitialraum des Gehirns und dem Liquorraum scheint es keine Barriere, also keine „Hirn-Liquor-Schranke" zu geben. Der „Innenliquor" (im Ventrikelsystem) fließt durch das Foramen Magendie (nur beim Menschen und bei Menschenaffen vorhanden) und die zwei Foramina Luschkae in das Cavum leptomeningicum und tritt in den Arachnoidalzotten in den venösen Sinus über. Beim Menschen werden pro Minute ca. 0,3 ml Liquor gebildet, sein Gesamtvolumen beträgt etwa 200 ml.

Die Zusammensetzung des Liquors unterscheidet sich von jener des Plasmas, insbesondere ist die K^+-, Ca^{2+}- und Phosphatkonzentration niedriger als im Plasma. Das pH beträgt etwa 7,3 und ist damit um ca. 0,1 niedriger als im Plasma. Der Übertritt von körpereigenen Substanzen in den Liquor bzw. in die Interstitialflüssigkeit des Gehirns erfolgt durch Diffusion, geförderte Diffusion (z. B. Glukose) oder aktiven Transport (z. B. bestimmte Aminosäuren, kurz-

---

[1] Bradbury, M.: Why a blood-brain barrier? Trends in Neurosciences *2*, 36–38 (1979).

kettige Monokarbonsäuren, Nukleoside, Cholin u. a.). Ein aktiver Transport in der umgekehrten Richtung, d. h. in das Blut, wurde für verschiedene Ionen, Transmitterabbauprodukte u. a. nachgewiesen. Nicht oder kaum permeabel sind die Schranken (in Richtung Liquor) insbesondere für Proteine und für alle Substanzen, die erwiesenermaßen oder möglicherweise Transmitter im ZNS sind.

Die physiologische Bedeutung der Schranken liegt sicherlich darin, eine Homoiostase in der Umgebung der Nervenzellen aufrechtzuerhalten, insbesondere was die Konzentrationen bestimmter Kationen wie K^+, Ca^{2+}, Mg^{2+} und H^+ betrifft.

Übertritt von Substanzen in das ZNS

Eine Verteilung einer Substanz auf das ZNS setzt voraus, daß sie die Blut/Hirn- und/oder Blut/Liquor-Schranke zu durchdringen vermag. Wenn diese Voraussetzung erfüllt ist, erhält das Gehirn wegen seiner guten Durchblutung initial hohe Konzentrationen (wichtig z. B. bei der Inhalationsnarkose).

Ob und wie schnell eine Substanz in das ZNS einzudringen vermag, hängt von einer Reihe von Faktoren ab. Zunächst gibt es, wie erwähnt, für zahlreiche Substanzen – Glukose und andere Zucker, verschiedene Aminosäuren u. a. – aktive Transportsysteme. Wenn der Übertritt ausschließlich durch Diffusion erfolgt, bestimmen die nachfolgend beschriebenen Faktoren die Diffusionsgeschwindigkeit (analoge Überlegungen gelten für das Eindringen in eine Zelle!):

1. Lipidlöslichkeit

Wichtigster Faktor ! Je besser lipidlöslich eine Substanz, desto schneller dringt sie in das ZNS ein. Die Kinetik des Eindringens folgt den Gesetzen der Diffusion; bei konstantem Blutspiegel gilt

$$\ln \frac{c_p - c_l}{c_p} = -Pt,$$

wobei c_p und c_l = Konzentration im Plasma bzw. Liquor, t = Zeit, P = Penetrationskonstante. In einem Koordinatensystem mit der Zeit als Abszisse und dem Quotienten $(c_p - c_l)/c_p$, logarithmisch aufgetragen, als Ordinate erhält man daher lineare Zusammenhänge, wobei die Steigung (P) umso geringer ist, je langsamer die Substanz eindringt. Initial beträgt der Wert für $(c_p - c_l)/c_p = 1$ (da initial die Konzentration im Liquor Null ist). Abb. 4 zeigt derartige Kurvenverläufe für verschiedene Substanzen; das Kurznarkotikum Thiopental und Anilin (toxikologisch wichtig !) dringen wegen ihrer guten Lipidlöslichkeit extrem schnell in das ZNS ein.

Den besten Zusammenhang zwischen Lipidlöslichkeit und Diffusionsgeschwindigkeit erhält man, wenn zur Bestimmung der Lipidlöslichkeit der n-Heptan/Wasser- oder der Benzol/Wasser-Verteilungskoeffizient verwendet wird.

2. Dissoziationsgrad

Bei schwachen Säuren und Basen ist das Ausmaß der Dissoziation (Dissoziationsgrad = Zahl der dissoziierten Moleküle/Gesamtzahl der Moleküle;

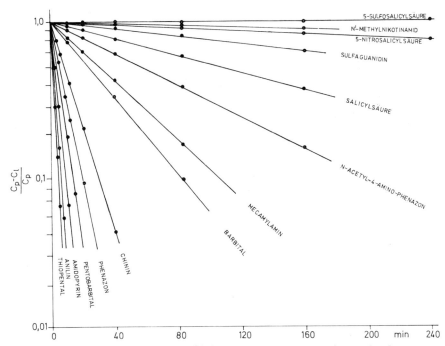

Abb. 4. Kinetik des Eindringens verschiedener Substanzen vom Blut in den Liquor cerebrospinalis (bei konstantem Blutspiegel). C_p und C_l: Konzentration der betreffenden Substanz
im Plasma bzw. im Liquor cerebrospinalis. Thiopental ist die am besten, 5-Sulfosalicylsäure
die am schlechtesten lipidlösliche Substanz. (Nach Brodie, B. B.: The importance of dissocia-
tion constant and lipid-solubility in influencing the passage of drugs into the cerebrospinal
fluid. J. Pharmacol. Exper. Therap. *130*, 20–25 (1960), Fig. 1)

berechenbar aufgrund der Dissoziationskonstanten unter Berücksichtigung des
Plasma-pH von 7,4) ein wichtiger Faktor, weil praktisch nur die nicht ionisierte
(lipidlösliche) Form die Blut/Hirn- bzw. Blut/Liquor-Schranke durchdringen
kann. Da jedoch der pH-Wert nur um ± 0,5 von der Norm abweichen kann, ist
dieser Faktor nur für Substanzen wichtig, deren pK-Wert um 7,4 liegt.

3. Plasmaeiweißbindung

Der an Plasmaproteine gebundene Anteil einer Substanz kann nicht in das
ZNS übertreten. Ganz allgemein gilt bekanntlich, daß der an Plasmaproteine
gebundene Anteil pharmakologisch (und toxikologisch) inaktiv ist (wichtig z. B.
bei den Chemotherapeutika) und den Intravasalraum nicht verlassen kann (daher
auch verlangsamte renale Elimination derartiger Substanzen); ebenso von allgemeiner Bedeutung sind die Stärke der Bindung (abhängig von der Anzahl der
Bindungsstellen und von der Affinität der Substanz zu diesen), die Konkurrenz
um die Bindungsstellen am Protein beim Vorhandensein mehrerer Substanzen
und eine eventuell daraus resultierende Verdrängung einer Substanz durch eine
andere, usw.

4. Molekülgröße

Bei nicht lipidlöslichen Substanzen ist die Molekülgröße ein entscheidender Faktor: kleine Ionen (z. B. Cl⁻) oder kleine Moleküle von Nicht-Elektrolyten (z. B. Harnstoff) können *relativ* gut in das ZNS eindringen, größere Ionen oder Moleküle hingegen nicht (entsprechend dem geringen Durchmesser der Membranporen im Bereich der Schranken). Obwohl Inulin und Sucrose in gleicher Weise für die Bestimmung des Extrazellularraumes des Gesamtorganismus verwendet werden können, kann Sucrose, wenn auch nur sehr langsam, in das ZNS eindringen, Inulin hingegen nicht, da das Inulinmolekül mehr als dreimal größer ist als das Sucrosemolekül.

Einige *praktische Beispiele* sollen die Wichtigkeit der genannten Faktoren demonstrieren:
– Physostigmin zeigt zentrale Wirkungen, Neostigmin hingegen nicht; Scopolamin zeigt zentrale Wirkungen, N-Butylscopolamin hingegen nicht. Neostigmin und N-Butylscopolamin sind quartäre Ammoniumverbindungen und als solche gut wasser-, aber nicht lipidlöslich.
– Die bei einer Barbituratvergiftung vorliegende (respiratorische) Acidose verstärkt die zentrale Barbituratwirkung. Durch die Acidose wird die Dissoziation der Barbiturate (schwache Säuren !) zurückgedrängt; die Barbiturate liegen daher vermehrt in ihrer nicht dissoziierten Form vor, die besser in das ZNS (und in die Zellen) eindringt (und schlechter renal eliminiert wird !). Dieser Faktor wirkt sich allerdings nur bei Barbituraten aus, deren pK-Wert in der Nähe des physiologischen pH liegt (z. B. pK von Phenobarbital 7,3); in diesen Fällen ist auch Alkalisierung bei Vergiftungen sinnvoll.
– Anilin kann wegen seiner guten Lipidlöslichkeit durch die intakte Haut resorbiert werden und in das ZNS eindringen, daher findet sich bei der Anilinvergiftung eine zentrale Symptomatik in Form von Rauschzuständen (außerdem Methämoglobinämie); das gleiche gilt für viele organische Lösungsmittel.
– Penicillin ist an sich ein Kampfgift (vermutlich wegen der GABA-antagonistischen Wirkungskomponente), dringt aber normalerweise, weil es schlecht lipidlöslich ist, nicht in das ZNS ein. Krämpfe können aber auftreten bei extrem hohem Blutspiegel (etwa als Folge eines Nierenschadens) und/oder bei entzündlichen Veränderungen im Bereich des ZNS, die die Permeabilität der Schranken erhöhen.
– Bei Kleinkindern können verschiedene Medikamente einen Kernikterus auslösen, wenn durch diese Substanzen Bilirubin, das gut lipidlöslich ist, aus der Plasmaproteinbindung verdrängt wird (außerdem ist bei Kleinkindern in der Leber weniger Glukuronsäuretransferase vorhanden, weswegen Bilirubin weniger in die wasserlösliche, renal ausscheidbare Form übergeführt wird).

Verteilung im ZNS

Die *initiale Verteilung* einer Substanz im ZNS ist von der Durchblutung abhängig, daher finden sich initial in der grauen Substanz höhere Konzentrationen als in der weißen; nach einiger Zeit tritt Konzentrationsausgleich ein.

Die über die Blut/Hirn- und/oder Blut/Liquor-Schranke eingedrungene Substanz erreicht die extrazelluläre Flüssigkeit des Gehirns bzw. den Liquor (dazwischen existiert keine Barriere!) und von dort die Zellen (s. Abb. 5), in die die Substanzen wegen ihrer guten Lipidlöslichkeit eindringen können (aber nicht müssen).

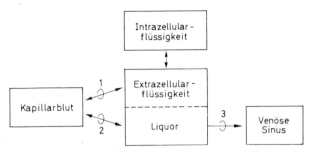

Abb. 5. Verteilung von Substanzen im ZNS. Die Pfeile deuten mögliche Substanzbewegungen an. *1* Blut/Hirn-Schranke; *2* Blut/Liquor-Schranke; *3* Subarachnoidalzotten

Der *Abtransport* der Substanzen erfolgt, ebenso wie deren Eindringen, durch Diffusion oder durch aktive Transportmechanismen; zusätzlich spielt Filtration eine Rolle (s. unten). Wenn der Abtransport schneller erfolgt als das Eindringen, können niemals nennenswerte Konzentrationen im ZNS erreicht werden. Der Übertritt in das Blut erfolgt entweder (wie das Eindringen und den gleichen Gesetzmäßigkeiten folgend) an der Blut/Hirn- und/oder Blut/Liquor-Schranke, vor allem aber, der Liquorströmung folgend, durch Filtration, an den Arachnoidalzotten in die venösen Sinus (der hydrostatische Druck ist im Liquor höher als in den venösen Sinus).

Obwohl nach Abklingen der initialen, durchblutungsabhängigen Phase der Verteilung innerhalb des ZNS ein Konzentrationsausgleich angestrebt wird, sind doch die beobachteten pharmakologischen Wirkungen fast immer ganz bestimmten, allerdings oft nicht bekannten Angriffspunkten zuzuschreiben. Prinzipiell sind zwei Möglichkeiten denkbar:

1. Die Substanz erreicht zwar im gesamten ZNS die gleiche Konzentration, die pharmakologische Wirkung ist aber durch die Wirkung auf einen ganz bestimmten Hirnteil bedingt. Dieser Sachverhalt dürfte z. B. bei den Narkotika zutreffen.

2. Aufgrund besonderer Affinitäten, z. B. infolge Vorhandenseins von Rezeptoren, erfolgt eine Anreicherung in einem ganz bestimmten Hirnteil. Dieser Sachverhalt wurde z. B. für Nikotin nachgewiesen.

Es gibt auch paradoxe Situationen: 6-Aminonicotinsäureamid, ein Antimetabolit des Nicotinsäureamids, erreicht zwar im Hypothalamus die höchsten Konzentrationen, doch sind bestimmte neurologische Ausfallserscheinungen durch eine Wirkung dieser Substanz auf bestimmte Neuronen des Rückenmarks bedingt, wo nur relativ niedrige Konzentrationen erreicht werden[1].

---

[1] Lison, H.: Untersuchungen zur Differenzierung der durch 6-Aminonicotinamid, einem Antimetaboliten des Nicotinamids, hervorgerufenen zentralnervösen Funktionsstörungen. Naunyn-Schmiedeberg's Arch. Pharmak. *267*, 155–169 (1970).

Literatur

Goldstein, A., Aronow, L., Kalman, S. M.: Principles of drug action. New York, Evanston, and London: Harper & Row. 1969.

Rall, D. P.: Drug entry into brain and cerebrospinal fluid. In: Fundamentals of drug metabolism and drug disposition (La Du, B. N., Mandel, H. G., Way, E. L., eds.), pp. 76–87. Baltimore: The Williams & Wilkins Company. 1971.

Scheler, W.: Grundlagen der Allgemeinen Pharmakologie. Jena: VEB Gustav Fischer Verlag. 1969.

1.3 Experimentelle Untersuchungsmethoden

Die üblicherweise für die experimentelle Untersuchung psychotroper Substanzen verwendeten Methoden lassen sich den folgenden vier Gruppen zuordnen: Pharmakologische Methoden, biochemische Methoden, elektrophysiologische Methoden und Methoden zur Feststellung von Verhaltensänderungen. Typische Beispiele für die ersten drei Gruppen sind:

Pharmakologische Methoden

Muskelrelaxierende Wirkung: Drehstab oder schräggestelltes Gitter (je stärker diese Wirkung ist, desto kürzer können sich Mäuse am Drehstab bzw. Gitter halten);

Analgetische Wirkung: Test mit heißer Platte (Verlängerung der Reaktionszeit);

Antikonvulsive Wirkung: Schutzwirkung gegenüber elektrisch oder durch Krampfgifte ausgelösten Krämpfen;

Hypnotisch-narkotische Wirkung: Bestimmung der Schlafdauer, meist gemessen an der Dauer der Seitenlage;

Zentral erregende oder dämpfende Wirkungen: Bestimmung der lokomotorischen Aktivität von Mäusen im Lichtschrankenkäfig (durch Bewegung der Tiere werden Lichtstrahlen unterbrochen und die Unterbrechungen elektronisch gezählt);

Bestimmung der Beeinflussung der Körpertemperatur;

Untersuchung der Wechselwirkung mit anderen Substanzen: häufig verwendet werden z. B. Reserpin oder Tetrabenazin (z. B. Aufhebung der Tetrabenazin-Ptosis der Maus durch Antidepressiva), Apomorphin (zur Erfassung einer DA-Rezeptoren blockierenden Wirkung), Barbiturate und Alkohol u. a.;

Bestimmung der akuten und chronischen Toxizität usw.

Biochemische Methoden

Biochemische Methoden ermöglichen vor allem die Erfassung von Substanzwirkungen auf zentrale Transmittersysteme. Untersucht werden damit z. B. die durch psychotrope Substanzen induzierten Veränderungen bezüglich

- Konzentration von Transmittersubstanzen, ihrer Vorstufen und Abbauprodukte,
- Umsatz von Transmittersubstanzen,
- Produktion von cAMP oder cGMP (als Hinweis auf Rezeptorenwirkungen),
- Enzymaktivitäten u. dgl.

Untersuchungen der Wechselwirkungen mit anderen Substanzen haben die gleiche Bedeutung wie bei den pharmakologischen Methoden.

Radioaktiv markierte Agonisten oder Antagonisten können für autoradiographische Untersuchungen oder dazu verwendet werden, um Rezeptoren nachzuweisen oder Wechselwirkungen am Rezeptor zu erfassen.

Im Endeffekt erlauben biochemische Methoden Aussagen über molekularbiologische Wirkungen psychotroper Substanzen (wie Rezeptorerregung oder -blockade, Förderung oder Hemmung der Transmittersynthese oder des Transmitterabbaues usw.).

Elektrophysiologische Methoden

In diese Gruppe gehören alle Untersuchungen über die Wirkung psychotroper Substanzen
- auf die elektrobiologische Aktivität (EEG) verschiedener Hirnteile
und
- auf die elektrische Tätigkeit (Entladungsfrequenz und -muster, Ionenströme durch die Membran) einzelner Neurone.

In beiden Fällen kann sowohl die Beeinflussung der „spontanen" Tätigkeit, wie auch der durch Reize induzierten Tätigkeit (z. B. evozierte Potentiale, EEG-Weckreaktion usw.) untersucht werden. EEG-Untersuchungen eignen sich besonders zur Erfassung zentral dämpfender und erregender sowie konvulsiver Wirkungen.

Mit Hilfe mikroelektrophoretischer Applikation (Mehrfachmikroelektroden) können Substanzen an einzelne Nevenzellen appliziert und gleichzeitig deren Aktivitäten (Aktionspotentiale) abgeleitet werden.

Methoden zur Feststellung von Verhaltensänderungen

Die Literatur über die mit diesen Methoden durchgeführten Untersuchungen ist vielfältig und uneinheitlich, wohl vor allem deswegen, weil sie in das Arbeitsgebiet von Medizinern, Psychologen und Verhaltensforschern fallen, die sich nicht unbedingt der gleichen Arbeitsmethoden und Terminologie bedienen. Insbesondere muß aber berücksichtigt werden, daß zur Erfassung von Verhaltensweisen
- Methoden der Verhaltensforschung (Ethologie), d. h. Untersuchungen an Tieren, die sich frei in ihrem Lebensraum befinden („Freilandforschung")
oder
- Methoden des sogenannten „Behaviorismus", d. s. Untersuchungen unter standardisierten Laborbedingungen (z. B. die verschiedenen Formen der bedingten Reaktionen)

angewendet werden können. Bisher haben die letztgenannten Untersuchungs-
methoden in der Neuropharmakologie – sicherlich nicht ganz zu Recht – das
absolute Übergewicht.

Im einfachsten Fall werden bei Untersuchungen dieser Gruppe Veränderungen des „spontanen"[1] Verhaltens zu erfassen versucht. Im allgemeinen
läßt sich auf diese Weise gegebenenfalls relativ einfach das Auftreten einer
Katalepsie, einer Bewegungsstereotypie, eines Tremors, einer Rigidität usw.
feststellen.

---

[1] Die Definition von „spontan" ist schwierig, das gilt nicht nur für „spontane" Verhaltensweisen, sondern z. B. auch für das „spontane" EEG. Im allgemeinen versteht man darunter
nur durch endogene Einflüsse bedingt, nicht-reaktiv; exogene Einflüsse können jedoch
kaum mit Sicherheit ausgeschlossen werden.

2 Spezieller Teil

2.1 Lokalanästhetika

Vorbemerkungen

An allen erregbaren Zellen werden durch einen aktiven, Energie verbrauchenden Transport („gekoppelte Natrium-Kalium-Pumpe") Konzentrationsgradienten für bestimmte Ionen zwischen intra- und extrazellulär aufrechterhalten; insbesondere ist der $[K^+]/[Na^+]$-Quotient intrazellulär hoch, extrazellulär niedrig. Diese Ionenverteilung bewirkt in Verbindung mit einer unterschiedlichen Permeabilität der Membran für verschiedene Ionen — die Membran ist im Ruhezustand insbesondere für K^+ relativ gut durchlässig — entsprechend der Nernstschen Gleichung eine Potentialdifferenz zwischen intra- und extrazellulär, wobei das Ruhemembranpotential annähernd dem Kaliumgleichgewichtspotential entspricht ($E_K = -90$ mV). Veränderungen der Permeabilität der Membran für bestimmte Ionen haben eine Erniedrigung (Depolarisation) oder Erhohung (Hyperpolarisation) der Potentialdifferenz zur Folge. Erreicht die Depolarisation einen bestimmten Schwellenwert, kommt es zur Ausbildung eines fortgeleiteten Aktionspotentials (Na^+-Einstrom, gefolgt von K^+-Ausstrom).

Membranstabilisierende Substanzen setzen die Membranpermeabilität herab. Lokalanästhetika sind der Prototyp für membranstabilisierende Substanzen; zahlreiche andere Substanzen wirken ähnlich, so z. B. einige Toxine (wie Tetrodotoxin und Saxitoxin), einige quarternäre Ammoniumverbindungen, Chininsalze u.v.a. Die meisten dieser Substanzen haben nur experimentelle Bedeutung, die erwähnten Toxine werden im Anhang zu den Lokalanästhetika besprochen.

Lokalanästhetika werden zur Schmerzausschaltung lokal an Nerven appliziert; die Lokalanästhesie stellt eine Alternative zur Allgemeinnarkose dar. Darüber hinaus werden Lokalanästhetika aber auch zu anderen Zwecken verwendet (s. unten).

Chemie und Einteilung

Formelübersicht Lokalanästhetika

Ester

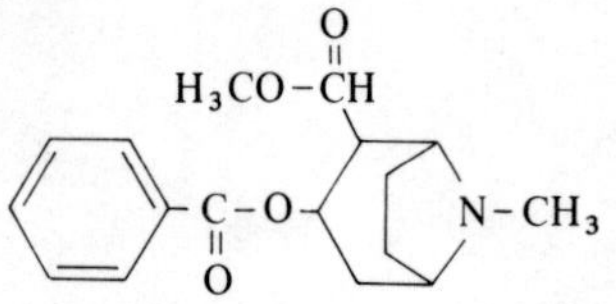

$$H_3CO-\overset{\overset{\displaystyle O}{\|}}{CH}$$

Cocain

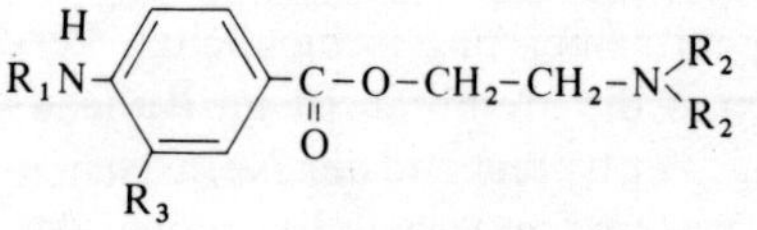

	R_1	R_2	R_3
Procain	$-H$	$-C_2H_5$	$-H$
Oxybuprocain	$-H$	$-C_2H_5$	$-O-(CH_2)_3-CH_3$
Tetracain	$-(CH_2)_3-CH_3$	$-CH_3$	$-H$

$R_1N-\underset{R_3}{\diagdown}-\overset{\displaystyle}{C}-O-CH_2-CH_2-N\diagup^{R_2}_{R_2}$

Säureanilide

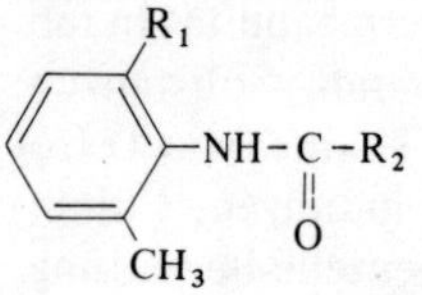

	R_1	R_2
Lidocain	$-CH_3$	$-CH_2-N(C_2H_5)_2$
Tolycain	$-COO.CH_3$	$-CH_2-N(C_2H_5)_2$
Butanilicain	$-Cl$	$-CH_2-NH-(CH_2)_3-CH_3$
Mepivacain	$-CH_3$	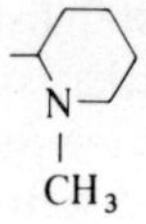 Piperidin-$N-CH_3$
Bupivacain	$-CH_3$	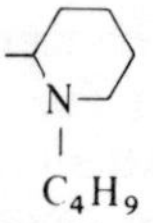 Piperidin-$N-C_4H_9$

Andere (atypische Struktur)

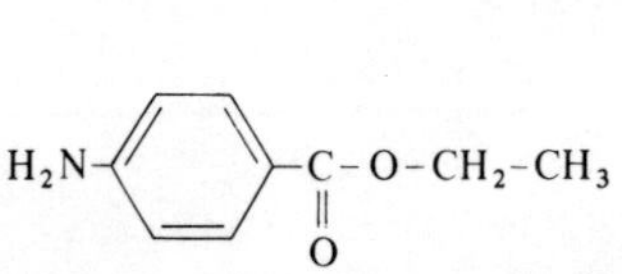

$$H_2N-\overset{}{}-\underset{\displaystyle O}{\overset{\displaystyle}{C}}-O-CH_2-CH_3$$

Ethoform

$$-CH_2-OH$$

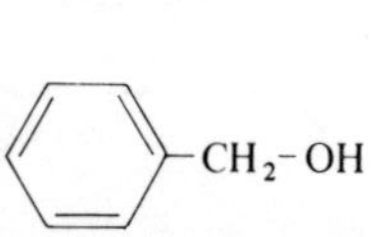

Benzylalkohol

Die meisten Lokalanästhetika sind Basen und haben eine gemeinsame chemische Grundstruktur (nachfolgend als „typische Struktur" bezeichnet), nämlich:

Lipophiler aromatischer Rest   —   Zwischenkette   —   hydrophiler Rest
(im allgemeinen Aminogruppe).

Eine Unterteilung wird meist aufgrund der Struktur der Zwischenkette vor-
genommen:
1   Lokalanästhetika mit typischer Struktur
1.1 Basische Ester (meist Ester der Benzoesäure oder der p-Aminobenzoesäure),
     z. B. Cocain, Procain, Oxybuprocain, Tetracain
1.2 Basische Säureamide und Säureanilide, z. B. Lidocain, Mepivacain, Bupi-
     vacain, Cinchocain, Butanilicain, Tolycain
1.3 Andere: Basische Äther, Ketone usw.
2   Lokalanästhetika mit atypischer Struktur, z. B. Ethoform, Benzylalkohol[1].

Da die H_1-*Antihistaminika* formal den Lokalanästhetika mit typischer Struktur ähneln, haben viele von ihnen eine ausgeprägte lokalanästhetische Wirkung
und wurden auch gelegentlich (z. B. beim Vorliegen einer Allergie gegen die
typischen Lokalanästhetika) für diesen Zweck verwendet.

Procainamid steht chemisch dem Procain nahe (Säureamid anstatt Ester),
ist peroral wirksam und hat eine nur geringe lokalanästhetische Wirksamkeit;
es wird gelegentlich als chinidinartig wirkendes Antiarrhythmikum bei bestimmten Herzrhythmusstörungen verwendet.

Wirkungsspektrum der Lokalanästhetika (Prototyp: Procain)

Pharmakologische Einzelwirkungen

1. Bei lokaler Applikation:
     Aufhebung der Erregung bzw. der Erregungsleitung am Nerven (Leitungs-
anästhesie) oder an Nervenendigungen und Rezeptoren (Infiltrations- und Oberflächenanästhesie).
     Bei der Leitungsanästhesie werden zuerst die Schmerzfasern, dann, der Reihe
nach, Fasern, die für Weiterleitung von Empfindungen für Temperatur, Berüh-
rung und Tiefensensibilität verantwortlich sind, blockiert. Reihenfolge im
wesentlichen, aber nicht ausschließlich durch Faserdurchmesser bedingt
(Schmerzfasern gehören zu den dünnsten Fasern, nämlich Aδ und C).

2. Bei systemischer Applikation:
     Da Lokalanästhetika auf alle erregbaren Membranen wirken, entfalten sie
eine Vielzahl von Allgemeinwirkungen.
     Wichtig sind in diesem Zusammenhang:
Blockade der Rezeptoren („Endoanästhesie" bzw. „Endorezeptorenanästhesie"),
     wobei tonische und phasische Rezeptoren unterschiedlich beeinflußt werden.
     Ferner:
Blockade der synaptischen Erregungsübertragung an vegetativen Ganglien, wobei
     parasympathische Ganglien empfindlicher sind als sympathische;
spasmolytische Wirkung an der glatten Muskulatur;
komplexe Beeinflussung der Herztätigkeit und des Kreislaufs;

---

[1] Offenbar gehört auch *Eugenol* (Allyl-guajacol) in diese Gruppe; es ist im Nelkenöl (offiz.
     als Oleum [oder Aetheroleum] Caryophylli, aus der Nelkenwurz, Eugenia caryophyllata)
     enthalten und wirkt auch antiseptisch. In der Volksmedizin wird Nelkenöl lokal bei Zahn-
     schmerzen, in der Zahnmedizin als Öl oder Eugenol in Kombination mit Zinkoxid für
     provisorische Füllungen von Zahnkavitäten verwendet. Das i. v. Kurznarkotikum
     Propanidid ist ein Eugenolderivat.

zentrale Wirkungen, und zwar analgetische, sedierende, antikonvulsive, konvulsive und andere Wirkungskomponenten.

Es gibt auch Hinweise auf antiphlogistische und die Kapillarpermeabilität beeinflussende Wirkungskomponenten der Lokalanästhetika.

Molekularbiologische Wirkungen

Membranstabilisierung, und zwar wird die Permeabilität der Membran für Na^+, aber auch für andere Ionen reduziert (für den lokalanästhetischen Effekt würde die Hemmung des Na^+-Einstromes genügen).

Als Folge der Membranstabilisierung wird das Ruhemembranpotential nicht oder nur geringfügig verändert, während Depolarisationen und Hyperpolarisationen gehemmt werden; am Nerven wird die Fortleitung eines Aktionspotentials über die blockierte Stelle verhindert (dieser Effekt kann durch einen Katelektrotonus, d. h. durch eine erzwungene Depolarisation aufgehoben werden).

Hypothesen zum Wirkungsmechanismus (vgl. auch Abb. 6):

1 – Bindung an einen an der Membraninnenseite am Na^+-Kanal oder in der Nähe desselben lokalisierten Rezeptor;

2 – Eindringen in die Membran, gefolgt von einer Membranausdehnung, wodurch sekundär die Membranpermeabilität herabgesetzt würde;

3 – Verschiedene andere Hypothesen, z. B. „Oberflächenladungshypothese": Lokalanästhetika (mit typischer Struktur) reichern sich an der Grenzfläche Membran/umgebendes wäßriges Medium an, wobei der lipophile aromatische Rest in die Membran „eintaucht" und die geladene Aminogruppe nach außen gerichtet ist; dadurch würden die negativen Ladungen an der Membranaußenseite neutralisiert und als weitere Folge Depolarisationen erschwert werden.

Wechselwirkungen mit anderen Substanzen

Die *Allgemeintoxizität* der Lokalanästhetika (insbesondere am ZNS und kardial) wird durch Barbiturate und andere Hypnotika sowie durch Benzodiazepinderivate herabgesetzt; ebenso soll Procain + Coffein weniger toxisch sein als Procain allein (daher Anwendung derartiger Kombinationspräparate zur „Neuraltherapie" s. unten). Opiate und Neuroleptika steigern die Toxizität der Lokalanästhetika. Die Wechselwirkungen zwischen Lokalanästhetika und Narkotika sind komplex und wesentlich von der Art des Narkotikums abhängig.

Die *lokalanästhetische Wirkung* der Lokalanästhetika wird durch Calciumsalze verstärkt (Ca^{2+} wirkt ebenfalls membranstabilisierend).

Nebenwirkungen

Abgesehen von Überempfindlichkeitsreaktionen treten Nebenwirkungen nur dann auf, wenn zu große Mengen eines Lokalanästhetikums in den allgemeinen Kreislauf gelangen.

Einer Phase der Erregung (Muskelzuckungen, Krämpfe) folgt eine Phase der Lähmung (einschließlich Atemlähmung). Neben dem ZNS ist vor allem das Herz betroffen: Lokalanästhetika wirken negativ chronotrop, inotrop, dromotrop und bathmotrop.

Weitere Hinweise zur Wirkung

Die Lokalanästhetika mit typischer Struktur sind schwache Basen; abhängig vom pH und vom pK_a-Wert der Verbindung liegt sie zum Teil als wasserlösliches, dissoziiertes, geladenes Salz ($R \equiv N^+H$), zum Teil als lipidlösliche, undissoziierte, ungeladene Base ($R \equiv N$) vor:

$$R \equiv N^+H \rightleftharpoons R \equiv N + H^+.$$

Da der pK_a-Wert der Lokalanästhetika ca. 7,5 bis 9 (z. B. 7,6 für Mepivacain, aber 8,9 für Procain) beträgt, liegen beim physiologischen pH von 7,4 jedenfalls weniger als 50% der Gesamtmenge in Form der Base vor.

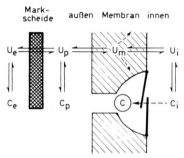

Abb. 6. Wechselwirkung zwischen einem Lokalanästhetikum und einem Na^+-Kanal. Das Diagramm zeigt die Verteilung der basischen (*U*) und der kationischen (*C*) Form des Lokalanästhetikummoleküls in einem myelinisierten Nerven. *e* Konzentration in der externen Badeflüssigkeit, *p* in der unmittelbaren Nachbarschaft der Membran, *m* in der Membran, *i* im Axoplasma (intrazellulär). Zwei Wirkungsmechanismen sind dargestellt (strichliert): (1) Ausbreitung der basischen, undissoziierten Form (U_m) in der Membran, und (2) Wechselwirkung der kationischen Form (C_i) mit einem Rezeptor an der Innenseite des Na^+-Kanals. (Nach Ritchie, J. M.: Mechanism of action of local anaesthetic agents and biotoxins. Brit. J. Anaesth. *47*, 191–198 (1975), Fig. 7)

Nur die basische Form kann (wegen ihrer Lipidlöslichkeit)
1. biologische Barrieren durchdringen und
2. in die Membran eindringen (wodurch diese anschwillt usw., s. oben!).

Nur die kationische Form kann
1. injiziert werden (wegen ihrer Wasserlöslichkeit) und
2. an den Rezeptor gebunden werden (s. oben) (daher nimmt die lokalanästhetische Wirkung bei pH-Abnahme zu). Die Reihenfolge der erwähnten Vorgänge ist in Abb. 6 schematisch dargestellt.

Die Wirkung der Lokalanästhetika auf die Membran – Blockade der Ionenkanäle – ist zum Teil auch von deren Zustand bzw. „Vorgeschichte" abhängig („use-dependent" Hemmung der Leitfähigkeit für Na^+-Ionen); sie ist stärker, wenn eine Depolarisation vorliegt, da offenbar bevorzugt offene Na^+-Kanäle blockiert (und auch wieder freigegeben) werden[1] (ähnliche Befunde liegen

---

[1] Courtney, K. R.: Mechanism of frequency-dependent inhibition of sodium currents in frog myelinated nerve by the lidocaine derivative GEA 968. J. Pharmacol. exper. Therap. *195*, 225–236 (1975).

übrigens auch für die Wirkung von d-Tubocurarinchlorid und anderen Muskelrelaxantien an der motorischen Endplatte vor).

Lokalanästhetika mit atypischer Struktur, z. B. Ethoform, sind zur Salz-
bildung nicht befähigt. Sie können daher nicht in wäßriger Lösung injiziert
werden (daher Anwendung z. B. in Salbenform für die Oberflächenanästhesie)
und auch nicht an den Rezeptor gebunden werden. Ihre Wirkung beruht daher
vermutlich ausschließlich auf den oben sub 2) genannten Mechanismus.

Für die Lokalanästhesie werden häufig *Vasokonstringentien* zugesetzt,
und zwar Noradrenalin und/oder Adrenalin, in der Zahnheilkunde auch
Corbadrin. Diese Zusätze sollen die Resorption der Lokalanästhetika verzögern
und damit 1. die Lokalanästhesie verlängern und 2. die Gefahr von Allgemeinwirkungen reduzieren. Da aber auch die Zusätze allmählich resorbiert werden,
ist deren unterschiedliche Wirkung z. B. auf die Herzfrequenz zu beachten. Die
Allgemeintoxizität einer Kombination Lokalanästhetikum + Sympathomimetikum ist größer als die des Lokalanästhetikums allein, weswegen wiederholt
versucht wurde, den Zusatz wegzulassen, was bei bestimmten Lokalanästhetika
(z. B. Mepivacain) auch möglich ist. Der Zusatz von Adrenalin oder Noradrenalin
liegt bei 1:200.000, die Gesamtmenge sollte 0,25 bis 0,5 mg nicht übersteigen.
Vereinzelt wurde versucht, die erwähnten Vasokonstringentien durch Vaso-
pressinabkömmlinge zu ersetzen.

Unterschiede zwischen den einzelnen Präparaten

Cocain ist das einzige natürlich vorkommende Lokalanästhetikum, es ist das
Alkaloid aus den Blättern der Kokastaude (Erythroxylon coca). Es unterscheidet
sich von allen anderen Lokalanästhetika 1. durch seine zentrale Wirkung (Suchtgift!) und 2. durch seine adrenerge Wirkungskomponente[1]. Es wird, wenn überhaupt, nur für die Oberflächenanästhesie im Bereich des Kopfes verwendet. Die
Bestimmungen des Suchtgiftgesetzes sind zu beachten!

Procain (seit 1905) kann als das klassische synthetische Lokalanästhetikum
gelten, wurde aber später (seit 1948) durch *Lidocain* weitgehend verdrängt.
Lidocain ist als Säureamid besser beständig, erheblich länger und auch stärker
wirksam als Procain und darüber hinaus auch zur Oberflächenanästhesie geeignet.

Aus der Gruppe der Säureanilide sind zwei weitere Lokalanästhetika wichtig:
Mepivacain, das bezüglich Wirkungsdauer mit Lidocain vergleichbar ist, schlechter
als dieses diffundiert und für Leitungsanästhesien, vor allem auch in der Zahnheilkunde, verwendet wird, und *Bupivacain*, das sich durch eine extrem lange
Wirkungsdauer auszeichnet und vor allem für rückenmarksnahe Leitungsanästhesien (extradurale Anästhesien und Spinalanästhesien), auch in der Geburtshilfe,
geeignet ist. Eine Neuentwicklung ist *Dichlorprocain*, das extrem schnell wirkt
und z. B. mit Bupivacain kombiniert werden kann.

Ester (wie Procain) besitzen im allgemeinen eine kurze Wirkungsdauer, da
sie im Organismus durch verschiedene Esterasen, u. a. auch durch die unspezi-

---

[1] Cocain hemmt die (aktive) Rückaufnahme von NA in die adrenerge Nervenendigung.
Diese Wirkung ist für Cocain so charakteristisch, daß sie als „cocainartig" bezeichnet wird,
sie ist aber nicht spezifisch für Cocain. So gehört z. B. eine cocainartige Wirkung zum
Wirkungsspektrum der trizyklischen Antidepressiva (s. d.).

fische Cholinesterase, wenn auch mit unterschiedlicher Geschwindigkeit, abgebaut werden. Jedoch ist die Wirkungsdauer der Lokalanästhetika am Ort der Wirkung von der Eliminationsgeschwindigkeit unabhängig.

Im übrigen unterscheiden sich die verschiedenen synthetischen Lokalanästhetika (mit typischer Struktur) voneinander nur in quantitativer Beziehung z. B. bezüglich ihrer Wirkungsstärke, Pharmakokinetik, Lipidlöslichkeit, Verträglichkeit usw.

Arten der Lokalanästhesie

Man unterscheidet Oberflächen-, Infiltrations- und Leitungsanästhesie.
Oberflächenanästhesie: an Haut und Schleimhäuten (lokale Applikation ohne Injektion); dafür geeignet sind auch Lokalanästhetika vom Ethoform-Typ.
Infiltrationsanästhesie: Um- und Unterspritzung des zu anästhesierenden Gebietes.
Leitungsanästhesie: Lokalanästhesie im Bereich des versorgenden Nerven; es sind dafür höhere Konzentrationen erforderlich als zur Infiltrationsanästhesie. Zahlreiche Sonderformen wie z. B. Spinalanästhesie, wobei das Lokalanästhetikum in den Liquorraum injiziert wird (einzige Lokalanästhesie, bei der das spezifische Gewicht der injizierten Lösung von Bedeutung ist!) und zu der auch die Lumbalanästhesie (Einstich im Bereich zwischen L1 und L4) zu rechnen ist (für Operationen an den unteren Extremitäten, Beckenorganen usw.). Weitere wichtige Sonderformen sind die extraduralen Leitungsanästhesien (Peridural- und Kaudalanästhesie) sowie die Paravertebralanästhesie. Diese Formen werden auch als „rückenmarksnahe Verfahren" bezeichnet.

Dosierungsrichtlinien

50 ml einer 1%igen Lösung sind toxischer als 100 ml einer 0,5%igen Lösung, daher ist nicht nur die absolute Menge, sondern auch die Konzentration wichtig! Die Toxizität eines Lokalanästhetikums nimmt mit dem Quadrat seiner Konzentration zu; wenn z. B. 50 ml einer 1%igen Lösung verabreicht werden dürfen, beträgt die zulässige Menge bei einer 2%igen Lösung $50/2^2 = 12,5$ ml.
Dosierungsbeispiel für Lidocain:
Infiltrationsanästhesie 0,25—0,5%, meist mit Adrenalinzusatz, maximal 0,2 ohne bzw. 0,5 mit Adrenalinzusatz; Leitungsanästhesie: meist 1%, meist mit Adrenalinzusatz, bis ca. 50 ml; Zahnmedizin: 1—2% mit Adrenalinzusatz, 1—2 ml; Oberflächenanästhesie 2—4%, bis ca. 4 ml.

Literaturangaben über die zulässigen Maximaldosen schwanken beträchtlich, so z. B. für Procain von 0,2 bis 5,0!

Indikationen

1. Lokale Applikation: Lokalanästhesie
   zur Schmerzausschaltung bei chirurgischen Eingriffen;
   zur Schmerzausschaltung bei schmerzhaften Prozessen, z. B. Brandwunden. Haemorrhoiden usw.;
   aus anderen Gründen, z. B. Ethoform peroral bei Erbrechen, zur Anästhesie des Rachens bei pharyngitischem Reizhusten usw.

2. I. v. Applikation:
bei ventrikulären Herzrhythmusstörungen (Lidocain);
als Antikonvulsiva, z. B. Lidocain + Phenytoin beim Status epilepticus;
Endoanästhesie bei Schockzuständen, zur „vegetativen Dämpfung" u. a.

Nicht allgemein anerkannt, von der Schulmedizin größtenteils abgelehnt, sind Verfahren, die unter den Begriffen „Therapie mit Procain", „Heilanästhesie" oder „Neuraltherapie" zusammengefaßt werden: Segmentale Therapie (z. B. segmentale paravertebrale Spinalanästhesie bei Koliken, Lungenödem, Ulcus usw.), Reflexzonentherapie (Unterbrechung kutoviszeraler Reflexe), zur Fokusdiagnose („Sekundenphänomen") u.a. Noch umstrittener, weil objektiv niemals nachgewiesen, ist die Wirksamkeit von Procain (eventuell in Kombination mit Haematoporphyrin) bei Altersbeschwerden.

Präparate

Procain: Novanaest®-purum-Amp. (0,5%, 1%, 2%, 4%), – „S"-Amp. 1%, 2% und 4% (mit Adrenalinzusatz), -Vasofren®-Amp. 1% (mit Corbadrin-Zusatz).
Lidocain: Xylocain®-Injektionslösung 0,5% (oder 1%, 2%) ohne Vasokonstriktor, Xylocain®-Ephedrin-Injektionslösung 0,5% (oder 1%, 2%).
Mepivacain: Scandicain®-Amp. 0,5% (oder 1%, 2%).
Tolycain: Baycain® „blau" (oder „gelb" oder „grün") – Carpule (3% mit Zusatz von Adrenalin + Noradrenalin bzw. Adrenalin bzw. Noradrenalin) – für Anwendung in der Zahnheilkunde.
Butanilicain: Hostacain® forte-Amp. (3% mit Noradrenalinzusatz), Hostacain® forte „S"-Amp. (3% mit Adrenalinzusatz).
Bupivacain: Carbostesin® 0,25% (oder 0,5%)-Amp., Carbostesin-Adrenalin 0,25 (oder 0,5%)-Amp.

Literatur

Lokalanästhesie und Lokalanästhetika (Killian, H., Hrsg.). 2. neubearb. u. erweiterte Aufl. Stuttgart: G. Thieme. 1973.
Proceedings of a Symposium of Local Anaesthesia Edinburgh, 1974 (Scott, D. B., ed.). In: Brit. J. Anaesth. *47*, Suppl. Ed., 1975.

2.1.1 Anhang

2.1.1.1 Tetrodotoxin und Saxitoxin

Tetrodotoxin (TTX)

Chemie

TTX ist chemisch kompliziert strukturiert (s. Formel), geringfügige chemische Modifikationen führen zum Verlust der Wirkung, die positiv geladene Guanidingruppe scheint für die molekularbiologische Wirkung wesentlich zu sein.

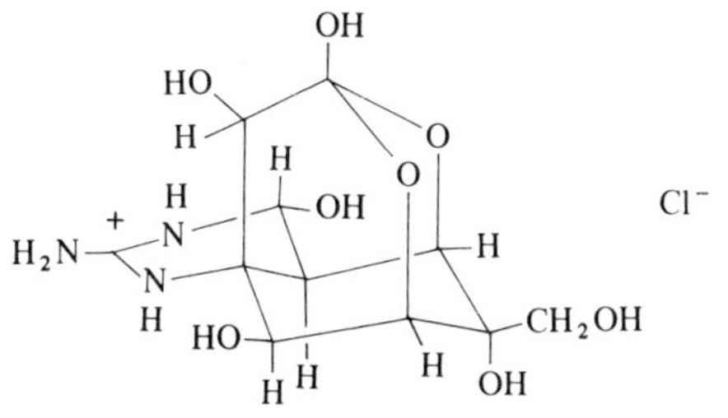

$$\text{Tetrodotoxin}$$

Tetrodotoxin

Vorkommen:

TTX kommt in zahlreichen Fischen der Unterordnung Gymnodontes und in Amphibien der Familie Salamandridae (darunter auch in europäischen Arten wie Triturus vulgaris [Streifenmolch] und Triturus alpestris [Bergmolch]) vor. Am wichtigsten ist das Vorkommen in Organen − vor allem Ovar und Leber − des Fugu-, Puffer- oder Kugelfisches, Sphaeroides rubripes und S. porphyreus, der in Japan als Delikatesse gilt (in Japan ist die Zubereitung des Fisches − Entfernen der gifthältigen Organe − nur in bestimmten Restaurants mit einer besonderen staatlichen Lizenz gestattet).

Wirkung:

Die Wirkung von TTX ist hochspezifisch: TTX blockiert die Na^+-Kanäle an ihrer Außenseite am Nerven und am Muskel; Na^+-Einstrom und damit Depolarisation werden verhindert[1]. *Unbeeinflußt* bleiben insbesondere: der aktive Ionentransport, die K^+-Kanäle (auch nach hohen TTX-Dosen − Unterschied gegenüber den Lokalanästhetika !) und die (chemische) Erregungsübertragung an Synapsen und an der motorischen Endplatte. Kariovaskuläre (z. B. Hypotonie) und zentralnervöse Wirkungen wurden behauptet, sind aber unwahrscheinlich, insbesondere letztere, da TTX kaum in das ZNS eindringt. Die Wirkung von TTX auf die Na^+-Kanäle ist so spezifisch, daß sich mit Hilfe von radioaktiv markiertem TTX die Anzahl der Na^+-Kanäle an einer bestimmten Struktur erfassen läßt.

Vergiftung:

TTX gehört zu den giftigsten proteinfreien Toxinen. Die Vergiftung beginnt mit Sensibilitätsstörungen an Lippen, Zunge und Fingerspitzen, gefolgt von Schwäche und Sensibilitätsstörungen an den Extremitäten bis zu einer generalisierten Muskelschwäche. Todesursache ist Atemlähmung (als Folge der peripheren Lähmung der Atemmuskulatur), künstliche Beatmung ist die einzig mögliche, aber wirksame Therapie.

Saxitoxin (STX)

Chemie:

Gewisse Ähnlichkeiten mit TTX, zwei Guanidingruppen anstatt einer.

---

[1] Es gibt auch Substanzen, die spezifisch die K^+-Kanäle blockieren, z. B. Tetraäthylammonium.

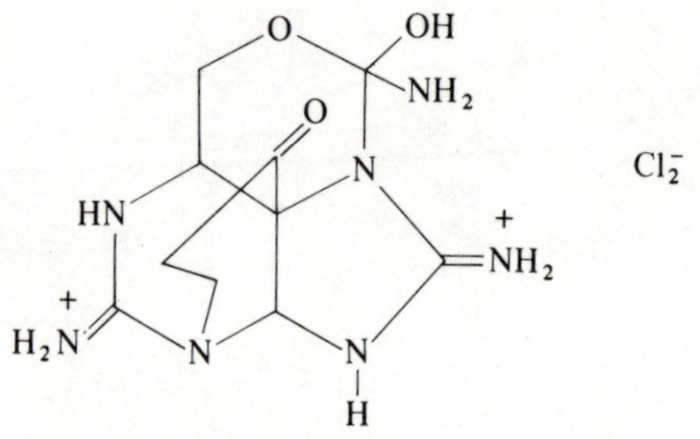

$$Cl_2^-$$

Saxitoxin

Vorkommen:

STX kommt in Plankton, und zwar in Dinoflagellatenarten, insbesondere in Gonyaulax catanella, vor, die sich bei günstigen Temperatur- und Lichtbedingungen so vermehrt, daß es zu einer Rotverfärbung der Meeresoberfläche kommt. Meerestiere, die sich von diesem Plankton ernähren (vorwiegend handelt es sich um Muscheln) sind für den Menschen erheblich toxisch. Eine derartige Muschel kann eine Giftmenge enthalten, die bis zu 50 Menschen töten könnte.

Wirkung und Vergiftung:

Wie TTX. Die STX-Vergiftung wurde früher als „paralytische Form der Muschelvergiftung" bezeichnet.

2.1.1.2 Aconitin und verwandte Substanzen

Genauso wie es periphere Muskelrelaxantien gibt, die entweder stabilisierend (kompetitive Verdrängung von ACh, Prototyp: d-Tubocurarinchlorid) oder depolarisierend (Prototyp: Dekamethonium) wirken, kann auch die Membran der Nerven entweder im Sinne einer Stabilisierung (Lokalanästhetika, TTX usw.) oder im Sinne einer Depolarisation beeinflußt werden. Zu den Substanzen mit der letztgenannten Wirkung gehören insbesondere:

> *Aconitin,* Alkaloid aus Aconitum napellus (blauer oder echter Eisenhut);
> *Veratridin* und andere Veratrumalkaloide, aus verschiedenen Pflanzen, u. a. auch aus dem einheimischen Veratrum album (weißer Germer);
> *Batrachotoxin*, eine der giftigsten Substanzen, aus der Haut des kolumbianischen Frosches Phyllobates bicolor.

Alle diese Substanzen bewirken, wenn sie mit Schmerzfasern in Kontakt kommen, Schmerz bzw. eine „Anaesthesia dolorosa", d. i. Schmerz, gefolgt von Anästhesie (vgl. die Wirkung depolarisierender Muskelrelaxantien auf den Muskel: Zuckungen, gefolgt von Lähmung). Alle diese Substanzen öffnen die Na^+-Kanäle und wirken dadurch depolarisierend; ihre Wirkung kann durch TTX oder STX aufgehoben werden, obschon der molekularbiologische Angriffspunkt von TTX und STX einerseits und von den depolarisierenden Substanzen andererseits verschieden ist.

Aconitin und Veratrumalkaloide haben eine, wenn auch nur geringe therapeutische Bedeutung: Aconitin bei Neuralgien, Veratrumalkaloide als Antihypertonika (da es durch Stimulierung bestimmter Rezeptoren zur Auflösung vagaler Kreislaufreflexe kommt).

Aconitinvergiftung

2 mg können tödlich sein! Die Vergiftung beginnt mit Parästhesien an Zunge, Mund und Haut, gefolgt von Gefühllosigkeit. Ferner: Nausea, Erbrechen und Diarrhoen; intensives Kältegefühl; allgemeine Muskelschwäche; ausgeprägte kardiale Wirkung, und zwar zunächst Bradykardie (Stimulierung des Vaguszentrums), gefolgt von Arrhythmien (direkte Herzwirkung). Todesursache: Herzstillstand oder Atemlähmung.

Behandlung: Warmhalten, Magenspülung, Atropin (1 mg s. c.), gegebenenfalls künstliche Beatmung.

Literatur

Evans, M. H.: Tetrodotoxin, saxitoxin, and related substances: Their applications in neurobiology. Int. Rev. Neurobiol. *15*, 83–166 (1962).

Kao, C. Y.: Tetrodotoxin, saxitoxin and their significance in the study of excitation phenomena. Pharmacol. Rev. *18*, 997–1049 (1966).

Ritchie, J. M., Rogart, R. B.: The binding of saxitoxin and tetrodotoxin to excitable tissue. Rev. Physiol. Biochem. Pharmacol. *79*, 1–50 (1977).

2.2 Narkotika

Synonyma: Narkosemittel, engl.: an(a)esthetics (der englische Terminus „narcotic analgesics" ist synonym mit dem deutschen Begriff „Opiate"!).

Vorbemerkungen

Unter Narkose versteht man im allgemeinen eine vorübergehende Ausschaltung des Bewußtseins und der Schmerzempfindung, vergesellschaftet mit Relaxation und Reflexdämpfung, bei Aufrechterhaltung der lebenswichtigen Funktionen wie Atmung und Kreislauf. Diese Definition ist jedoch nicht zufriedenstellend, da einerseits auch Einzeller „narkotisiert" werden können und andererseits eine komplette Analgesie bei eingeschränktem, aber nicht aufgehobenem Bewußtsein meist auch als Narkose bezeichnet wird.

Zur Narkose im klinischen Sinn gehören auch die Prämedikation (Narkosevorbereitung) und die Induktion (Narkoseeinleitung), die beide im Anschluß an die Narkotika besprochen werden.

Chemie und Einteilung

Formelübersicht Narkotika

Inhalationsnarkotika

Flüssigkeiten

   Äther

$C_2H_5-O-C_2H_5$ $CH_2=CH-O-CH=CH_2$
Diäthyläther   Divinyläther

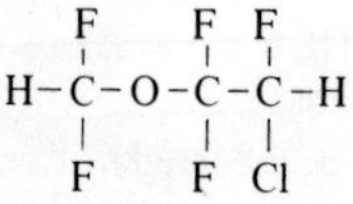

Enfluran 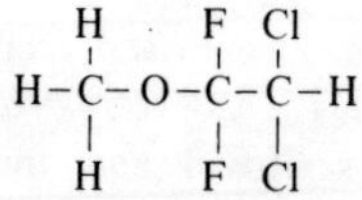   Methoxyfluran

   Halogenierte Alkane

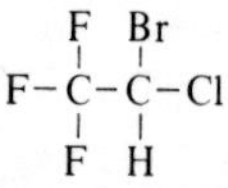

Halothan

Gas

   $N\equiv N=O$ Distickstoffoxid

Injektionsnarkotika

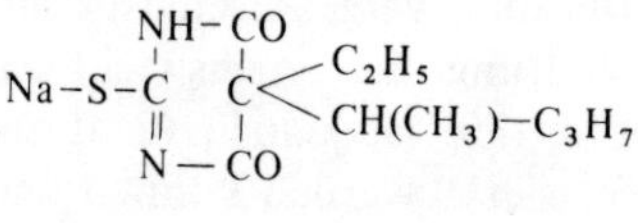

Thiopental Natrium 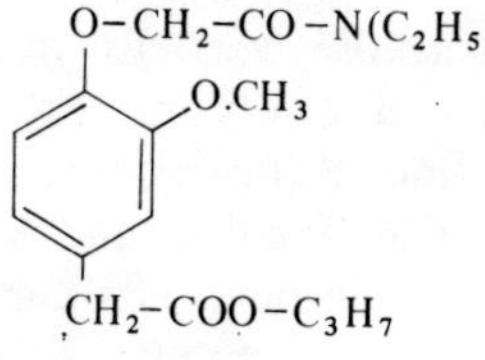   Propanidid

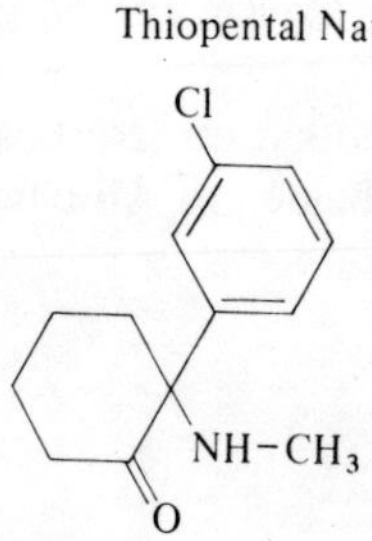

Ketamin 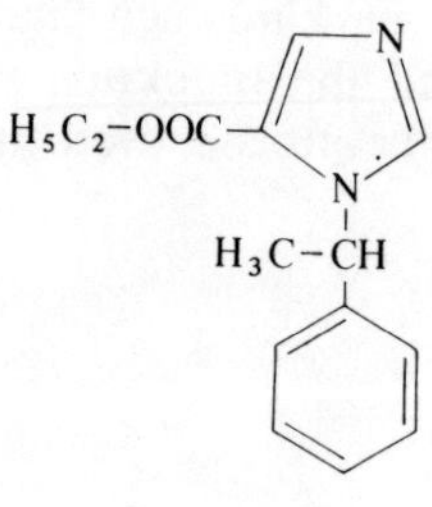   Etomidat

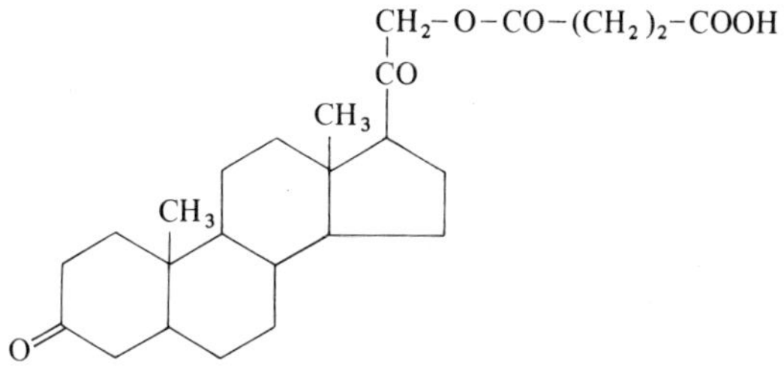

CH$_2$-O-CO-(CH$_2$)$_2$-COOH
|
CO

CH$_3$

CH$_3$

O

Hydroxydion

HO-(CH$_2$)$_3$-COOH

γ-Hydroxybuttersäure

Einteilung am zweckmäßigsten nach der Applikationsart in Inhalations-narkotika (oder: volatile Narkotika)[1], intravenöse Narkotika (richtiger: Injektionsnarkotika, da z. B. Ketamin auch i. m. injiziert werden kann) und rektale Narkotika[2].

1 Inhalationsnarkotika
1.1 Äther, z. B. Diäthyläther, Divinyläther, Methoxyfluran, Enfluran
1.2 Halogenierte Alkane, z. B. Halothan
1.3 Distickstoffoxid (Stickoxydul, N$_2$O), Cyclopropan u. a.
2 Injektionsnarkotika
2.1 Barbitursäurederivate, z. B. Thiopental, Methohexital
2.2 Propanidid
2.3 Ketamin
2.4 Benzodiazepinderivate, z. B. Diazepam
2.5 Verschiedene andere, wie z. B. γ-Hydroxybuttersäure, Etomidat, einige Substanzen mit Steroidstruktur (z. B. Hydroxydion) u. a.
3 Rektale Narkotika: im wesentlichen nur Barbiturate, aber auch Äther in Öl, Chloralhydrat, Paraldehyd u. a. Praktisch nur bei Kindern bis zum Alter von 5 Jahren.

2.2.1 Inhalationsnarkotika

Vorbemerkungen

Die Gesamtfläche der Alveolen beträgt fast 100 m^2, daher erfolgt die Aufnahme (durch Diffusion) durch die Alveolarmembran außerordentlich schnell, vergleichbar mit einer i. v. Injektion (wichtig auch für Vergiftungen durch giftige Gase!).

---

[1] Unterteilung in Gas- und Dampfnarkotika nicht korrekt, da in der physikalischen Literatur unter einem Dampf ein Gas verstanden wird, das mit seiner Mutterflüssigkeit im dynamischen Gleichgewicht steht. Von den unter 1 angeführten Inhalationsnarkotika sind bei 18°C nur Distickstoffoxid und Cyclopropan gasförmig.

[2] Der Vollständigkeit halber sei erwähnt, daß es auch eine Elektronarkose gibt, die allerdings kaum praktische Bedeutung hat.

Für die *Pharmakokinetik* der Narkose sind die Narkotikumkonzentrationen in der Inhalationsluft, in der Alveolarluft, im Blut, im Gehirn und gegebenenfalls auch in anderen Organen von besonderer Bedeutung.

Beim *Narkosebeginn* wird Narkotikum eingeatmet, während die Narkotikumkonzentration in Alveolarluft, Blut und Gehirn noch Null beträgt.

Im *Gleichgewichtszustand,* der theoretisch nie, praktisch jedoch nach kürzerer oder längerer Zeit erreicht wird, ist der Partialdruck des Narkotikums in der Inhalationsluft identisch mit jenem in der Alveolarluft und die Konzentration des Narkotikums im Blut identisch mit jener im gesamten Körperwasser und auch annähernd identisch mit jener im Gehirn. Die Beziehung zwischen Partialdruck in Inspirations- und Alveolarluft und der Konzentration im Blut (und Gehirn) ist durch die Blutlöslichkeit des Narkotikums bzw. durch seinen Blut/Gas-Verteilungskoeffizienten gegeben, der für die verschiedenen Narkotika innerhalb weiter Grenzen schwanken kann (vgl. Tab. 1).

Tabelle 1

Narkotikum	Blutlöslichkeit bei 37–38°C	Öl/Wasser-Verteilungs- koeffizient	MAK-Wert[1]	mg/ml Blut bei III/2–3[2]	Siedepunkt °C
Diäthyläther	15	3,2	1,92	1,5	35
Methoxyfluran	12	400	0,16		105
Halothan	2,3	220	0,75	0,21	50
Enfluran	1,8	120	1,68		57
Divinyläther	1,5	41		0,18	28
N₂O	0,47	3,2	105	1,3	−88

Als *Einleitungsphase (Anflutung)* bezeichnet man die Zeit vom Narkosebeginn bis zum Erreichen des Gleichgewichtszustandes. Während dieser Phase steigt der Partialdruck des Narkotikums in der Alveolarluft allmählich an (bis er gleich groß ist wie der Partialdruck in der Inspirationsluft) und ebenso die Konzentration des Narkotikums in Blut und Gehirn (und in den anderen Organen). Die Dauer der Einleitungsphase hängt von mehreren Faktoren ab, insbesondere jedoch einerseits vom verwendeten Narkotikum (nämlich von dessen Blutlöslichkeit[3]), andererseits vom Patienten (nämlich von dessen Ventilation, Herzleistung,

---

[1] Nach Eger, E. I., II: Anesthetic uptake and action. Baltimore, Maryland: The Williams & Wilkins Company. 1974. MAK = minimale alveolare Konzentration zur Aufrechterhaltung einer bestimmten, unter standardisierten Bedingungen ermittelten, oberflächlichen Narkosetiefe; ausgedrückt in % des atmosphärischen Druckes.

[2] Nach Goldstein, A., Aronow, L., Kalman, S. M.: Principles of drug action. New York, Evanston, and London: Harper & Row Publishers. 1969. Konzentration im Blut (in mg/ml) im Toleranzstadium, Planum 2–3.

[3] Nach dem Henry-Daltonschen Absorptionsgesetz ist die Löslichkeit eines Gases in einer Flüssigkeit vom Partialdruck des Gases über der Lösung abhängig. $H = p/n$, wobei H = Henrysche Konstante, p = Partialdruck, n = Mole des Gases in der Lösung (gilt für hinreichend verdünnte Lösungen). H ist abhängig von den Eigenschaften des Gases, seiner Löslichkeit und der Temperatur.

eventuellen pathologischen Veränderungen). Prinzipiell wichtig ist zunächst, daß der alveolare Partialdruck durch die pulmonale (richtiger: alveolare) Ventilation in Richtung einer Erhöhung, hingegen durch die Aufnahme durch das Blut (Abtransport) in Richtung einer Erniedrigung („Auswaschung") beeinflußt wird. Das Blut nimmt umso mehr Narkotikum auf, je besser blutlöslich es ist.

Die Einleitungsphase ist jedenfalls umso kürzer
— je geringer die Blutlöslichkeit des Narkotikums,
— je größer die Ventilation und
— je größer die Herzleistung des Patienten sind.

Allerdings ist der relative Einfluß von Ventilation und Herzleistung auf die Geschwindigkeit, mit der annähernd der Gleichgewichtszustand erreicht wird, sehr wesentlich vom Narkotikum bzw. von seiner Blutlöslichkeit abhängig (Abb. 7):

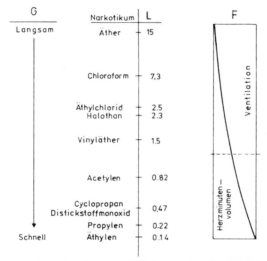

Abb. 7. Beziehung zwischen der Geschwindigkeit, mit der das Fließgleichgewicht erreicht wird (*G*), der Blutlöslichkeit (*L*) und des bezüglich *G* limitierenden Faktors (Herzminutenvolumen bzw. Ventilation) für verschiedene Narkotika. (Nach Goldstein, A., Aronow, L., Kalman, S. M.: Principles of Drug Action, Fig. 4–16. New York, Evanston, and London: Hoeber Medical Division; Harper & Row. 1969)

Bei gut blutlöslichen Narkotika ist die Ventilation der limitierende Faktor (weil in der Lunge eine völlige „Auswaschung" stattfindet), bei schlecht blutlöslichen Narkotika hingegen die Herzleistung (weil in diesem Fall das Blut sehr schnell abgesättigt ist). Umgekehrt ist bei gegebener Ventilation und Herzleistung die Blutlöslichkeit der wichtigste Faktor: je besser blutlöslich ein Narkotikum, desto länger dauert die Einleitungsphase. Selbstverständlich wird die Einleitungszeit auch durch pathologische Veränderungen an Lunge und/oder Kreislauf entscheidend beeinflußt; erwähnt sei lediglich, daß z. B. eine Veränderung der Dicke der Alveolarmembran die Diffusionsstrecke und damit die Diffusionsgeschwindigkeit verändert.

Für die Aufnahme der Narkotika in die einzelnen Organe sind im wesentlichen die gleichen Faktoren wie die oben genannten verantwortlich, nämlich insbesondere Löslichkeit des Narkotikums in dem betreffenden Organ, sowie Durchblutung und Volumen des betreffenden Organes. Zunahme jedes einzelnen dieser Faktoren beschleunigt die Aufnahme aus dem Blut (analog zur „Auswaschung" in der Lunge). Die Durchblutung ist dabei insbesondere für die initiale Verteilung von ausschlaggebender Bedeutung (s. S. 12), weswegen auch in dem sehr gut durchbluteten Gehirn schnell hohe Konzentrationen erreicht werden. Alle Narkotika sind gut lipidlöslich, daher ist die Aufnahme in das Fettgewebe von besonderer Bedeutung: da das Fettgewebe schlecht durchblutet ist, nimmt es das Narkotikum nur sehr langsam auf, kann aber, insbesondere wenn es voluminös ist, im Gleichgewichtszustand erhebliche Mengen speichern.

Für die *Abklingphase* (*Abflutung*) sind im wesentlichen die gleichen Faktoren von Bedeutung wie für die Einleitungsphase, nur gewissermaßen in umgekehrter Reihenfolge. Wichtig ist dabei z. B., daß aus den eben angeführten Gründen das Fettgewebe noch längere Zeit beträchtliche Mengen Narkotikum gespeichert enthalten kann.

Bei der *praktischen Durchführung der Narkose* ist eine kurze Einleitungs- und Abklingzeit aus verschiedenen Gründen erwünscht. Aus dem Gesagten ergibt sich, daß bei gut blutlöslichen Narkotika, da Herzleistung und Ventilation kaum beeinflußt werden können, ein schneller Narkoseeintritt nur durch die Anwendung *initial* hoher Partialdrucke in der Inspirationsluft erreicht werden kann; sie müssen umso höher sein, je besser blutlöslich das Narkotikum ist, und sie müssen zeitgerecht reduziert werden, wenn das gewünschte Narkosestadium erreicht ist.

Die einzelnen Inhalationsnarkotika unterscheiden sich nicht nur bezüglich ihrer Löslichkeit in verschiedenen Medien, sondern auch bezüglich ihrer *narkotischen Wirksamkeit* (vgl. Tab. 1); diese kann auf verschiedene Weise ermittelt werden, zwei Möglichkeiten – MAK-Wert[1] und Blutkonzentration bei bestimmten Narkosetiefen – sind in Tab. 1 angeführt. Zwischen narkotischer Wirksamkeit und Fettlöslichkeit besteht ein bestimmter Zusammenhang (s. Narkosetheorien). Die narkotische Wirksamkeit hat *keinen* Einfluß auf die Geschwindigkeit von An- und Abflutung, aber sie bestimmt die Höhe der zur Aufrechterhaltung einer gewünschten Narkosetiefe in der Inspirationsluft erforderlichen Konzentration.

Prototyp der Inhalationsnarkotika ist der Diäthyläther; die größte praktische Bedeutung haben allerdings Halothan und Distickstoffoxid.

Diäthyläther (Narkoseäther, Aether ad narcosim, im folgenden kurz als Äther bezeichnet) zersetzt sich bei Luft- und Lichtzutritt unter Entstehung giftiger Peroxide und muß daher entsprechend aufbewahrt werden. Äther ist brennbar und bildet in einem weiten Konzentrationsbereich mit Luft oder Sauerstoff explosible Gemische (wesentlicher Nachteil).

Äther wirkt relativ stark narkotisch; eine tiefe Narkose kann ohne Hypoxie erreicht werden. Zur Einleitung werden (wegen der guten Blutlöslichkeit!) bis zu 24%, zur Aufrechterhaltung eines oberflächlichen Toleranzstadiums (im Gleichgewichtszustand) ca. 5% verwendet.

---

[1] Erklärung s. Tab. 1. Cave Verwechslung mit dem MAK-Wert der Toxikologie (= maximale Arbeitsplatzkonzentration von verschiedenen Gasen).

Wirkungsspektrum von Äther

Komplexe pharmakologische Wirkungen:
Abhängig vom Blutspiegel Erregung bzw. Narkose[1], s. Narkosestadien.

Pharmakologische Einzelwirkungen:
Analgetische Wirkung[2]
Curareartige Muskelrelaxation
Negativ inotrope Wirkung, jedoch antagonisiert durch sympathomimetische Wirkung
Periphere Gefäßerweiterung
Bis in das Toleranzstadium (s. unten) Stimulierung der Atmung.

Molekularbiologische Wirkungen:
Siehe Narkosetheorien.

Wechselwirkungen mit anderen Substanzen:
Verstärkung der narkotischen und/oder analgetischen Wirkung durch verschiedene zentral dämpfend wirkende Substanzen (s. Prämedikation)
Verstärkung der muskelrelaxierenden Wirkung von peripheren Muskelrelaxantien vom Curaretyp.

Nebenwirkungen[3]:
Schleimhautreizende Wirkung
Laryngospasmus
unter Umständen gefährlicher Blutdruckabfall
Postoperativ Erbrechen.

---

[1] Der Übergang vom Wachzustand zum narkotischen Zustand (und umgekehrt) ist prinzipiell vom Übergang vom Wachzustand in den Schlaf (und umgekehrt) verschieden. Bei zunehmender Narkosetiefe kommt es zu einer zunehmenden Funktionsminderung des ZNS, die in psychiatrischer Terminologie als Funktionspsychose bezeichnet wird; ihre zunehmenden Schweregrade sind: leichtes, mittelschweres und schweres Durchgangssyndrom – Bewußtseinstrübung – Bewußtlosigkeit (Koma bzw. Narkose). In diesem Zusammenhang muß allerdings berücksichtigt werden, daß viele Pharmaka nicht nur eine Funktionspsychose auslösen, sondern auch hypnotisch wirken. Bei der Narkose sollte jedoch nicht von „Einschlafen" und „Aufwachen" gesprochen werden. (Flügel, K. A., Wieck, H. H.: Neuropsychiatrische Aspekte der Neuroleptanalgesie. In: Die Neuroleptanalgesie (Rügheimer, E., Heitmann, D., Eds.) Stuttgart: Thieme. 1975).

[2] Analgetische und narkotische Wirkungsstärke sind voneinander unabhängig; es gibt Narkotika, die – wie Äther – stark, und andere, die – wie Halothan – nicht oder kaum analgetisch wirken.

[3] Die Toxizität der Inhalationsnarkotika (insbesondere Hepato- und/oder Nephrotoxizität sowie möglicherweise auch teratogene Wirkung) beruht im wesentlichen auf der Bildung von Metaboliten, die entweder mit Gewebsmakromolekülen kovalente Bindungen eingehen oder als Haptene wirken können (im letztgenannten Fall käme es bei neuerlicher Verabreichung zu Überempfindlichkeits- bzw. Immunreaktionen). Die Toxizität vieler Inhalationsnarkotika wird daher durch Barbiturate erhöht, durch Substanzen vom Typ des Disulfiram hingegen reduziert; Barbiturate verursachen in der Leber eine Enzyminduktion (daher vermehrter Metabolismus der Narkotika, vgl. auch S. 52), Substanzen wie Disulfiram haben den gegenteiligen Effekt (Cohen, E. N., Toxicity of inhalation anaesthetic agents. Brit. J. Anaesth. *50*, 665–675 (1978)).

Vor- und Nachteile von Äther:

Vorteile: niedriger Preis, Atmungsanregung, große Narkosebreite. Äther ist das
einzige wirksame Mononarkotikum (ohne Muskelrelaxantien für abdominelle
Eingriffe tauglich). Gute Blutlöslichkeit hat zwar langsamen Narkoseeintritt
zur Folge, erlaubt aber keine schnellen Änderungen der Narkosetiefe (Dosie-
rungsfehler werden ausgeglichen). Die zunehmende Atemdepression im
III. Stadium kann sich angeblich als „Selbststeuerung" auswirken.

Nachteile: die oben angeführten Nebenwirkungen, der langsame Eintritt und das
langsame Abklingen der Narkose, vor allem aber das Entstehen explosibler
Gemische.

Narkosestadien

Nach Guedel werden bei der Äthernarkose vier Stadien (mit einer weiteren
Unterteilung des III. Stadiums) unterschieden, und zwar:

I. Stadium (analgetisches Stadium)

vom Narkosebeginn bis zum Bewußtseinsverlust. Somnolenz, Analgesie und
retrograde Amnesie.

II. Stadium (Exzitationsstadium)

vom Bewußtseinsverlust bis zum Auftreten einer sogenannten „automati-
schen" oder „maschinenartigen" Atmung. Starke motorische Unruhe, Sympathi-
kuserregung (Hypertonie, Tachykardie, Mydriasis usw.), unregelmäßige Atmung,
Bulbusbewegungen, starke Steigerung der Sekretion (Schweiß, Tränensekretion
usw.), Brechreiz.

III. Stadium (Toleranzstadium oder chirurgisches Stadium)

vom Einsetzen der „maschinenartigen" Atmung bis zum Atemstillstand.
Keinerlei Reaktion auf operative Eingriffe. Zunehmende Erschlaffung der quergestreiften Muskulatur, zunehmendes Verschwinden bestimmter Reflexe, im
tiefen Toleranzstadium allmähliche Reduktion der pulmonalen Ventilation
(wobei zuletzt die thorakale Atmung vor der diaphragmal-abdominalen Atmung
sistiert); Haut rot und gut durchblutet, zuletzt blaß und naßkalt; Pupillen mittel-
weit, zuletzt weit. Für klinische Zwecke weitere Unterteilung dieses Stadiums in
Planum 1 bis 4, im wesentlichen beurteilt aufgrund des Verschwindens verschiedener Reflexe (z. B. des reflektorischen Glottisschlusses beim Übergang von
Planum 2 in Planum 3) und der Atmung (z. B. völliges Sistieren der Thorax-
atmung beim Übergang von Planum 3 in Planum 4).

IV. Stadium (asphyktisches Stadium)

Asphyxie[1], weite und reaktionslose Pupillen, Haut kalt und zyanotisch,
drohender Herzstillstand, Reanimation noch möglich. Das IV. Stadium wird
erreicht, wenn (im Gleichgewichtszustand) in der Inspirationsluft mehr als 11%
Äther enthalten sind (obschon zu Beginn der Narkose, insbesondere zur Ver-
kürzung des Exzitationsstadiums, vorübergehend Ätherkonzentrationen bis
über 20% angewendet werden!)

Beim Abklingen der Narkose werden die einzelnen Stadien in umgekehrter
Richtung wieder durchlaufen.

---

[1] Asphyxie = Atemstillstand infolge einer (zentralen) Atemlähmung; Apnoe = vorüber-
gehendes Sistieren der Spontanatmung als Folge einer vorhergehenden Hyperventilation
(Abatmung von CO_2 — respiratorische Alkalose).

Unterschiede zwischen den einzelnen Präparaten

Die verschiedenen Inhalationsnarkotika unterscheiden sich — abgesehen von unterschiedlicher Blut- und Fettlöslichkeit, narkotischer Wirkungsstärke usw. — bezüglich bestimmter Wirkungskomponenten nicht unwesentlich voneinander.

Divinyläther ist, wie Äther, brennbar und explosibel.

Ca. 4mal stärker narkotisch wirksam als Äther, ansonsten diesem ähnlich (geringfügige Schleimhautreizung, analgetisch wirksam, gelegentlich Krämpfe), hepato- und nephrotoxisch. Wegen dieser Nebenwirkungen, der Brennbarkeit und der geringen Narkosebreite kaum mehr verwendet.

Methoxyfluran. Nicht brennbar. Mit Methoxyfluran ist sozusagen „gerade noch" eine Narkose möglich: wegen des hohen Siedepunktes (über 100°C!) besitzt Methoxyfluran einen niedrigen Dampfdruck, und bei Raumtemperatur und atmosphärischem Druck können maximal 3 Vol.% in der Inspirationsluft erreicht werden, die für die Einleitung notwendig sind[1] (für die Aufrechterhaltung der Narkose 0,6–0,8 Vol.%). Methoxyfluran besitzt unter allen gebräuchlichen Inhalationsnarkotika die beste Fettlöslichkeit und — nach Äther — die beste Blutlöslichkeit, daher langsame An- und Abflutung.

Analgetisch und muskelrelaxierend wirksam (Verstärkung der Wirkung curareartiger Muskelrelaxantien); Dämpfung der Atmung und hemmende Wirkung auf das Herz-Kreislaufsystem ähnlich wie Halothan, aber schwächer.

Nephrotoxische Wirkung, bedingt durch beim Metabolismus des Narkotikums entstehende anorganische F^--Ionen, die auf verschiedene Weise nephrotoxisch wirken könnten (Interferenz mit Na^+-Transport in den Tubuli, Enzymhemmung u. a.); umstrittene hepatotoxische Wirkung, vermutlich auf den gleichen Mechanismen wie bei Halothan basierend (offenbar führt auch frühere Zufuhr von Halothan zu einer Überempfindlichkeit gegenüber Methoxyfluran und umgekehrt). Wegen der nephrotoxischen Wirkung und der langsamen Anflutung praktisch obsolet.

Enfluran. Nicht brennbar, chemisch dem Methoxyfluran (Äther!), wirkungsmäßig eher dem Halothan nahestehend. Stark narkotisch wirksam, Konzentrationen von 0,5% (in Kombination mit N_2O/O_2) bis 3% genügen zur Aufrechterhaltung der Narkose. Schlechter blutlöslich als Halothan, daher schnellerer Wirkungseintritt und schnelleres Abklingen der Narkose.

Muskelrelaxation und Verstärkung der Wirkung curareartiger Muskelrelaxantien; Atemdepression; Sensibilisierung des Reizleitungssystems (jedoch viel geringer als bei Halothan). Inhalationsnarkotikum mit der stärksten Kreislaufwirkung (negativ inotrope Wirkung, Vasodilatation, Blutdruckabfall).

Enfluran besitzt zentral erregende Wirkungskomponenten (motorische Erregung in tiefer Narkose, Krampfstromabläufe im EEG nachweisbar, selten auch motorische Krämpfe).

Hauptvorteil von Enfluran dürfte seine extrem geringe Metabolisierung sein, daher keine Parenchymschäden.

---

[1] Mit narkotisch wirksamen Flüssigkeiten ist eine Narkose nur möglich, wenn der für die Narkose(einleitung) erforderliche Partialdruck gleich oder niedriger ist als der Dampfdruck (bei Raumtemperatur und atmosphärischem Druck)!

Halothan. Nicht brennbar, zusammen mit N_2O wichtigstes Inhalationsnarkoti-
    kum. Ca. 4mal stärker narkotisch wirksam als Äther, daher genügen für die
    Einleitung 1,5–3%, für die Aufrechterhaltung der Narkose 0,5–1,2 Vol.%.
Nur schwache analgetische Wirkung, keine Muskelrelaxation, aber Verstärkung der Wirkung curareartiger Muskelrelaxantien, keine Schleimhautreizung.
Hemmende Wirkung auf Atmung und Kreislauf (insbesondere Hypotonie und
Bradykardie-Reduktion des Sympathikotonus bei Erhöhung des Parasympathi-
kotonus sowie Senkung des peripheren Widerstandes), daneben negativ inotrope
Wirkung und Sensibilisierung des Reizleitungssystems für CA; bronchodilatatorische Wirkung (günstig bei Asthma bronchiale); tokolytische Wirkung (wichtig
bei Anwendung in der Geburtshilfe).
    Viel diskutiert wird die hepatotoxische Wirkung, eventuell auch als Gefahr
für Ärzte und Personal im Operationsraum, verantwortlich dafür sind vermutlich
hochreaktive Metaboliten (etwa $CF_3 - CO - Cl$) oder freie Radikale, die in der
Leber kovalente Bindungen mit Makromolekülen eingehen können, vielleicht
auch als Haptene wirken; daher wurde die „Halothan-Hepatitis", die mit Fieber,
Arthralgie, Eosinophilie und Lymphopenie einhergeht, auch als Überempfind-
lichkeitsreaktion (zelluläre Immunität vom Spättyp) gedeutet. Eine potentiell
letale Komplikation ist die maligne Hyperthermie, die jedoch auch durch andere
Substanzen (wie Muskelrelaxantien, Phenothiazinderivate, Atropin) ausgelöst
werden kann und mit Azidose und hohen Serumwerten an Kreatinphophokinase,
Phosphat und K^+ einhergeht. Ätiologie unbekannt, genetische Faktoren mögen
eine Rolle spielen. Zur Behandlung wird Dantrolen (ein peripheres Muskelrelaxans mit direkt muskulärem Angriffspunkt) empfohlen.

Distickstoffoxid, N_2O (Synonyma: Stickstoff(I)-oxid, Stickoxydul, „Lachgas")[1],
    farbloses Gas, unterhält die Verbrennung. Aufbewahrt in Druckflaschen
    (40–70 atü), daher zeigt das Manometer, solange noch flüssiges N_2O in der
    Flasche ist, nur den (temperaturabhängigen) Dampfdruck an! N_2O ist
    extrem schlecht blutlöslich, daher sehr schnelle An- und Abflutung; bei der
    Abflutung kann, wenn nicht N_2O/O_2 vorübergehend durch reinen O_2 er-
    setzt wird, eine sogenannte Diffusionshypoxie auftreten (Alveolen sind un-
    mittelbar nach dem Absetzen von N_2O/O_2 vorwiegend mit N_2O und daher
    mit zu wenig O_2 gefüllt).
Wichtigstes Inhalationsnarkotikum! N_2O wirkt stark analgetisch (und
amnestisch), aber nur schwach narkotisch, und ist praktisch frei von Nebenwirkungen[2]. Selbst 100% N_2O würden nicht genügen, um das Toleranzstadium zu
erreichen (vgl. Tab. 1), praktisch können aber maximal 80%, besser nur 70%

---

[1] N_2O ist mesomer mit den Grenzstrukturen $\langle N=N=O \rangle \leftrightarrow |N \equiv N - \overline{O}|$. Es sind acht ver-
    schiedene Stickstoffoxide bekannt. Toxikologisch wichtig sind Stickstoffoxid (NO),
    Stickstoffdioxid (NO_2) und das (unbeständige) Distickstofftrioxid (N_2O_3), die, in Form
    eines Gemisches, als „nitrose Gase" bezeichnet werden (im wesentlichen bewirken sie bei
    Einatmung ein toxisches Lungenödem).

[2] Es gibt einige Hinweise dafür, daß verschiedene Inhalationsnarkotika, darunter auch N_2O,
    karzinogen wirken könnten; im Fall des N_2O wäre dies einer Umwandlung in NO_2^- in der
    Leber und nachfolgender Bildung von Alkylnitrosaminen zuzuschreiben. Auch andere
    Nebenwirkungen wurden diskutiert; kritische Beurteilung schwierig, da N_2O praktisch
    bei jeder Narkose als Basisgas verwendet wird.

oder noch weniger, in Kombination mit O_2 verabreicht werden; jede gewünschte Narkosetiefe könnte bei Überdruck (Erhöhung des N_2O-Partialdruckes!) erreicht werden, was möglich, aber nicht praktikabel ist. Daher wird N_2O/O_2 meist mit Halothan kombiniert, eine ideale Kombination, da Halothan zwar stark narkotisch, aber nur schwach analgetisch wirkt.

N_2O-Konzentrationen von 30–50% verursachen eine weitgehende Einschränkung des Bewußtseins (aber keine Bewußtlosigkeit), starke Analgesie und Amnesie, lebhafte Traumerlebnisse, die meist nicht als unangenehm empfunden werden (daher: „Lachgas"), sowie Parästhesien; durch Konzentrationen über 45% wird ein Zustand mit weiterer zentraler Dämpfung und zunehmender Analgesie und Amnesie ausgelöst, der auch als „Amnalgesie" bezeichnet wird.

Im angloamerikanischen Raum 50% N_2O + 50% O_2 als „dental gas" in Flaschen; als Langzeitanalgetikum wegen Knochenmarksdepression und peripherer Neuropathien unbrauchbar.

Die narkotische Wirksamkeit des N_2O kann durch eine entsprechende Prämedikation erheblich, seine analgetische Wirkung durch Verabreichung starker Analgetika (etwa Fentanyl, s.d.) weiter verstärkt werden.

Cyclopropan, $\begin{array}{c} CH_2-CH_2 \\ \diagdown\quad\diagup \\ CH_2 \end{array}$, ist ein weiteres, bei Zimmertemperatur und atmo-

sphärischem Druck gasförmiges Inhalationsnarkotikum; ist mit O_2 und Luft in bestimmten Mischungsverhältnissen explosiv und im übrigen teuer, obsolet.

Stärker narkotisch wirksam als N_2O, für das Analgesiestadium genügen 3–7 Vol.%, für das Toleranzstadium 15–25 Vol.%, An- und Abflutung erfolgen schnell. Nebenwirkungen sind Atemdepression; Bradykardie, Herzarrhythmien und Sensibilisierung des Myokards für CA; Blutdruck unverändert oder etwas gesteigert; postnarkotisch Nausea und Erbrechen. Hauptnachteil von C_3H_6 ist die Explosionsgefahr.

Aus rein theoretischen Gründen ist interessant, daß auch *Edelgase* narkotisch wirken können, meist allerdings nur bei Anwendung entsprechend hoher Partialdrucke, wie aus Tab. 2 hervorgeht. Allein die Tatsache, daß es eine Edelgasnarkose gibt, läßt vermuten, daß die Narkose rein physikalisch „erklärt" werden kann (s. Narkosetheorien).

Tabelle 2[1]

Narkotikum	Narkotisch wirksamer Partialdruck in ATA
Halothan	0,008
Diäthyläther	0,02
Xenon	0,75
Distickstoffoxid	1,0
Krypton	2,9
Stickstoff	29
Neon	88
Helium	> 261

[1] Nach Hills, B. A., Ray, D. E.: inert gas narcosis. Pharmacology and Therapeutics, Part B *3*, 99–111 (1977).

Bemerkungen zur praktischen Durchführung der Inhalationsnarkose

Das Inhalationsnarkotikum kann, zusammen mit Luft oder Sauerstoff, über eine Gesichtsmaske oder über einen endotrachealen Tubus zugeführt werden.

Apparatenarkosen unter Verwendung von Narkosegeräten, in denen die Gemischbildung (z. B. N_2O/O_2/Halothan) erfolgt; flüssige Inhalationsnarkotika müssen in den gasförmigen Aggregatzustand übergeführt werden, und zwar in den „Verdampfern" oder „Verdunstern"[1]. Ventile verschiedenster Bauart regeln die Richtung des Gasstromes im System. Es gibt mehrere verschiedene Narkosesysteme (offene, halboffene, halbgeschlossene und geschlossene), die sich im wesentlichen dadurch unterscheiden, ob und gegebenenfalls wieviel Exspirationsgemisch wieder zurückgeführt wird; bei Rückführung des Exspirationsgemisches muß die exspirierte Kohlensäure durch einen CO_2-Absorber entfernt werden.

Beatmung im Rahmen einer Inhalationsnarkose kann aus verschiedenen Gründen erforderlich sein. Jede künstliche Beatmung ist unphysiologisch, da während der Inspiration das Gas unter Druck (bei der natürlichen Atmung durch Sog!) zugeführt wird. Für die Beatmung verwendet man Respiratoren, die als „Assistoren" und/oder „Controler" arbeiten können. Die Assistoren unterstützen eine noch vorhandene, wenn auch insuffiziente, Eigenatmung („assistierende Beatmung"); eine „kontrollierte Beatmung" ist bei einem völligen Ausfall der Spontanatmung notwendig (z. B. unter der Wirkung von Muskelrelaxantien).

Narkosetheorien

Narkosetheorien versuchen die Narkose zu „erklären" oder – genauer gesagt – Angriffspunkt und Wirkungsmechanismus der Narkotika zu definieren.

Angriffspunkt

Es ist selbstverständlich, daß nur solche Substanzen narkotisch wirken können, die, um in das ZNS eindringen zu können, genügend fettlöslich sind; eine gewisse Wasserlöslichkeit ist allerdings auch Voraussetzung, da sie ansonsten nicht zum ZNS transportiert werden könnten.

Wahrscheinlich beeinflussen alle Narkotika die Funktion aller Anteile des ZNS; trotzdem könnte die Beeinflussung eines bestimmten Anteiles für die Narkose verantwortlich sein. Viel diskutiert wurde in diesem Zusammenhang das *aszendierende retikuläre System*[2], obschon eine Dämpfung dieses Systems keine für Narkotika spezifische Wirkung darstellt.

---

[1] Richtiger: „Verdunster", da eine Flüssigkeit beim Siedepunkt verdampft, bei niedrigeren Temperaturen hingegen verdunstet.

[2] Das aszendierende retikuläre System ist im Hirnstamm lokalisiert, besteht aus vielen kurzen Neuronen (und daher entsprechend vielen Synapsen!), wird über Kollateralen der langen, aufsteigenden Bahnen erregt, und beeinflußt seinerseits über diffuse Projektionssysteme praktisch das gesamte Gehirn. Jede sensible oder sensorische Erregung bewirkt daher über die erwähnten Kollateralen eine Miterregung des aszendierenden retikulären Systems, die sich ihrerseits in einer im EEG und am Verhalten erkennbaren sogenannten „Weckreaktion" (engl. „arousal reaction") äußert. Läsionen im Bereich des aszendierenden retikulären Systems verhindern die Weckreaktion und bewirken Bewußtlosigkeit. Alle Narkotika, Hypnotika, Tranquilizer sowie die meisten Neuroleptika dämpfen das aszendierende retikuläre System und heben in entsprechend hoher Dosierung die Weckreaktion auf. Anticholinergika heben die EEG-Weckreaktion auf, lassen aber die Verhaltensweckreaktion weitgehend unbeeinflußt („Dissoziation").

Narkotika haben zahlreiche *physikalische Eigenschaften*, die eine gute Korrelation[1] zur narkotischen Wirkungsstärke (also etwa zum MAK-Wert) zeigen, so z. B.

Öl/Wasser-Verteilungskoeffizient,

Hydratdissoziationsdruck,

Siedepunkt,

van der Waalssche Konstanten,

Beeinflussung der Oberflächenspannung des Wassers usw.

Einige dieser Größen — Siedepunkt und eine der beiden van der Waalschen Konstanten („a") — sagen zwar etwas über die Kohäsionskraft (Anziehungskraft zwischen gleichartigen Molekülen), aber nicht unbedingt etwas über die Wechselwirkung mit andersartigen Molekülen (im vorliegenden Fall zwischen Narkotikum und bestimmten Molekülen des ZNS) aus. Die Korrelation zwischen narko-

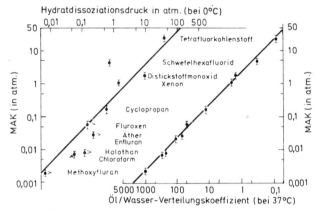

Abb. 8. Mögliche Korrelation zwischen dem MAK-Wert verschiedener Narkotika (bei Hunden) und dem Hydratdissoziationsdruck (oben links) oder der Lipidlöslichkeit (unten rechts). Beim Vorliegen einer Korrelation müßte der Quotient MAK/Hydratdissoziationsdruck bzw. das Produkt MAK × Lipidlöslichkeit eine Konstante sein und die experimentell gefundenen Werte müßten entlang der gezeichneten Geraden liegen. Ähnliche Korrelationen wurden auch bei Verwendung der MAK-Werte für Menschen, Mäuse und andere Spezies gefunden. (Nach Eger, E. I., II.: Anesthetic Uptake and Action, Figs. 3, 5. Baltimore, Maryland: The Williams & Wilkins Company. 1974)

tischer Wirksamkeit und Öl/Wasser-Verteilungskoeffizient bzw. Hydratdissoziationsdruck (Abb. 8) bietet die Grundlage für zwei große Gruppen von *physikalisch-chemischen Theorien*:

1. Öl/Wasser-Verteilungskoeffizient (Lipidlöslichkeitshypothese[2]): „Eine Narkose tritt ein, wenn eine chemisch indifferente Substanz in der Zelle eine bestimmte molare Konzentration erreicht hat" (Meyer[3]). Diese Hypothese wurde verschiedentlich modifiziert:

---

[1] Eine Korrelation läßt zwar einen kausalen Zusammenhang vermuten, beweist ihn aber nicht!

[2] Lipide: Fette + Lipoide; Lipoide: Sterine, Phosphatide, Cerebroside und Ganglioside.

[3] Meyer, K. H.: Contribution to the theory of narcosis. Trans. Faraday Soc. *33*, 1062–1064 (1937).

a) Bedeutung des für die Bestimmung der Lipidlöslichkeit verwendeten Lösungsmittels (Abhängigkeit vom „Löslichkeitsparameter");

b) möglicherweise zusätzliche Bedeutung der Molekülgröße des Narkotikums.

Jedenfalls weist diese Korrelation darauf hin, daß für die Narkose eine Wechselwirkung zwischen dem Narkotikum und einer hydrophoben Struktur wesentlich sein könnte.

Hydrophobe Strukturen:

a) Lipide (etwa als Bestandteil der Zellmembran) oder

b) hydrophobe Anteile von Proteinen; eine Narkotikum/Protein-Wechselwirkung könnte zu einer Konformationsänderung des Proteins führen, mit sekundärer Beeinflussung der Lipidmatrix.

2. Hydratdissoziationsdruck: Diese Korrelation (obwohl weniger eindeutig als Korrelation mit Lipidlöslichkeit) deutet auf eine Narkotikum/Wasser-Wechselwirkung hin, und zwar entweder Wasser (Bildung von Hydraten) oder hydrophile Strukturen (z. B. in Proteinen).

Das Gehirn besteht aus Wasser (78%), Lipiden (12%) und Protein (8%). Narkose könnte somit die Folge einer Wechselwirkung des Narkotikums mit jedem dieser Strukturelemente sein, obzwar der Wechselwirkung mit einer Lipidstruktur offenbar die größte Bedeutung zukommt.

Wirkungsmechanismus

Der Wirkungsmechanismus der Narkotika ist umstritten und letzten Endes ungeklärt. Die wesentlichste Frage ist, ob es eine sogenannte „Einheitshypothese" über diesen Wirkungsmechanismus gibt oder nicht.

Narkotika dürften durch Beeinträchtigung der Funktion bestimmter zentraler Synapsen narkotisch wirken. Narkotika bewirken im allgemeinen und in unterschiedlichem Ausmaß

– eine Hemmung der Erregungsübertragung an erregenden Synapsen durch einen prä- und/oder postsynaptischen Angriffspunkt (d. h. Hemmung der Transmitterfreisetzung bzw. Verhinderung der postsynaptischen Depolarisation),

– eine Förderung der prä- und/oder postsynaptischen Hemmung und

– eine Hemmung der axonalen Erregungsleitung, jedoch erst in wesentlichen höheren Konzentrationen.

Die Hemmung der Erregungsübertragung an erregenden Synapsen mit einem postsynaptischen Angriffspunkt gilt heute noch am ehesten als wahrscheinlichster (einheitlicher) Wirkungsmechanismus der Narkotika, da viele experimentelle Befunde dafür sprechen. Umstritten ist allerdings die Frage, ob diese Wirkung durch eine unspezifische Beeinflussung der postsynaptischen Membran (etwa Hemmung des Na^+-Einstromes durch Anschwellen der Membran, durch direkte Blockade der Na^+-Kanäle, durch Konformationsänderungen von Proteinen in der Membran usw.) zustandekommt oder durch eine Interferenz mit postsynaptischen Rezeptoren.

Zahlreiche Untersuchungen – insbesondere solche, die sich nicht auf Inhalationsnarkotika beschränken – weisen jedoch darauf hin, daß die einzelnen Narkotika die Erregungsübertragung an verschiedenen Synapsentypen in sehr unterschiedlicher Weise beeinflussen. Ein einheitlicher Wirkungsmechanismus, wie er von den verschiedenen „Narkosetheorien" postuliert wird, könnte daher eher unwahrscheinlich sein. Es wurde sogar argumentiert[1], daß es vielleicht „ebensoviele Wirkungsmechanismen wie Narkotika gibt".

2.2.2 Injektionsnarkotika

Die meisten Hypnotika wirken narkotisch, wenn sie, in eine injizierbare Form gebracht, in genügend hoher Dosis parenteral zugeführt werden. Prinzipiell könnte man durch Injektion eines lange wirkenden Präparates eine entsprechend lange Narkose auslösen, die jedoch nicht steuerbar wäre. Aus diesem Grund werden heute praktisch nur kurz wirksame Injektionsnarkotika verwendet, und zwar entweder
    1. für die intravenöse Kurznarkose oder
    2. für die Einleitung (Induktion) einer Inhalationsnarkose.
Ähnlich wie die Hypnotika gehören auch die Injektionsnarkotika chemisch ganz verschiedenen Gruppen an und lassen keine gemeinsame Grundstruktur erkennen.

Aus der Reihe der *Barbiturate* wurden mehrere Präparate in Form ihrer Natriumsalze als Injektionsnarkotika verwendet, am wichtigsten sind jedoch Thiopental und Methohexital, beide in Form der Natriumsalze. *Thiopental* wirkt bei i. v. Zufuhr schnell (innerhalb von 30 sec) und – wegen der Umverteilung – kurz, der Bewußtseinsverlust tritt ohne vorherige Exzitation ein. Thiopental wirkt nicht analgetisch (zu niedrige Dosen haben eine antianalgetische Wirkung!) und nicht muskelrelaxierend. Nebenwirkungen: Broncho- und Laryngospasmus bei der Induktion, Blutdruckabfall, Atemdepression. Dosis: 100–300 mg i.v. (100 mg/10 sec). *Methohexital* hat ähnliche Wirkungen und Nebenwirkungen wie Thiopental, ist jedoch stärker wirksam als dieses. Es wirkt kürzer als Thiopental, aber länger als Propanidid. Seine Lipidlöslichkeit ist geringer als die des Thiopental, weswegen eine Speicherung im Fettgewebe bzw. eine Umverteilung in das Fettgewebe eine nur untergeordnete Rolle spielt; daher sind auch die Nachwirkungen geringer als bei Thiopental. Dosis: 30–120 mg i.v. (eventuell auch i.m.). Weitere Angaben über die Wirkung der Barbiturate s. S. 51.

Propanidid, ein Eugenolderivat, wird als Ester durch verschiedene Esterasen rasch abgebaut, und hat eine Wirkungsdauer von ca. 5 min. Wirkt ebenfalls weder analgetisch, noch muskelrelaxierend. Initial können motorische Unruhe, Singultus, Hyperventilation (später gefolgt von Hypoventilation, eventuell auch Apnoe) auftreten; meist kommt es zu Hypotonie und Tachykardie; beim Erwachen gelegentlich Nausea und Erbrechen. Allergische Reaktionen und Histaminfreisetzung kommen vereinzelt vor und sind möglicherweise durch das Lösungsmittel bedingt (Propanidid ist nicht wasserlöslich). Die Propanididnarkose wird subjektiv als nicht unangenehm empfunden, Hauptvorteil ist jedoch das völlige Fehlen von Nachwirkungen (die Patienten sind nach 30 min wieder „straßenfähig"). Dosis: ca. 0,5 i.v.

---

[1] Richards, C. D.: The action of anaesthetics on synaptic transmission. Gen. Pharmac. *9*, 287–293 (1978).

Etomidat, ein Imidazolderivat und ebenfalls ein Ester, ist ein neueres i.v. Kurznarkotikum und kann als Alternative zu Thiopental bzw. Propanidid gelten. Der Wirkungseintritt ist schnell, die Erholung komplikationslos. Etomidat verursacht nur minimale kardiovaskuläre und respiratorische Veränderungen und bewirkt keine Histaminfreisetzung; gelegentlich treten myoklonische Muskelzuckungen auf. Das Präparat dürfte eine größere therapeutische Breite als Thiopental und Propanidid haben.

Ketamin steht chemisch dem *Phencyclidin*[1] nahe. Zum Unterschied von Thiopental und Propanidid kann Ketamin nicht als Kurznarkotikum bezeichnet werden; die Patienten sind zwar nach 5–10 min wieder ansprechbar, aber ihre komplette Wiederherstellung nimmt mehrere Stunden in Anspruch. Ketamin verursacht eine sogenannte „dissoziative Anaesthesie" (gegensätzliche Beeinflussung verschiedener Hirnteile), charakterisiert durch ausgeprägte Analgesie, Amnesie, Katalepsie (als Ausdruck einer neuroleptischen Wirkungskomponente) und oberflächliche Narkose. Keine Muskelrelaxation. Die Atmung wird kaum beeinflußt. Während der ganzen Narkose besteht erhöhter Muskeltonus und motorische Unruhe, die Schutzreflexe sind erhalten oder gesteigert. Blutdruck, Liquordruck und intraokulärer Druck sind gesteigert (daher Kontraindikationen: Hypertonie, Glaukom, erhöhter Liquordruck); die Hypertonie ist mit Tachykardie vergesellschaftet (sympathomimetische Wirkungskomponente; selten Hypotonie und Bradykardie). Beim Aufwachen treten häufig psychotomimetische Effekte, verbunden mit Halluzinationen iterativen Charakters auf (daher Kontraindikation: psychotische Zustände). Kinder und alte Menschen sind gegenüber der psychotomimetischen Wirkung unempfindlich. Die analgetische Wirkung überdauert die narkotische Wirkung. Die psychotomimetische Wirkung kann durch Benzodiazepine aufgehoben werden, daher beliebte Kombination z. B. Ketamin + Diazepam. Der Hauptvorteil von Ketamin ist dessen große therapeutische Breite (wegen der nur geringfügigen atemdepressiven Wirkung). Dosis: 1–2 mg/kg, zweckmäßig kombiniert mit 0,2 mg/kg Diazepam i.v.; bei länger dauernden Eingriffen etwa alle 10 min 0,5 mg/kg Ketamin und 0,1 mg/kg Diazepam. In weit subnarkotischen Dosen (0,3–0,5 mg/kg i.v.) ist Ketamin als Zusatzanalgetikum ohne Atemdepression z. B. bei Regionalanästhesien brauchbar.

Ketamin kann auch i.m. injiziert werden (wichtig z. B. auch in der Veterinärmedizin).

Benzodiazepinderivate (s. S. 66) besitzen Eigenschaften, die sie für die Anwendung in der anästhesiologischen Praxis geeignet machen: hypnotisch-narkotische, anxiolytische und amnestische Wirkung sowie Verstärkung der analgetischen Wirkung anderer Substanzen. Einige Benzodiazepine wie Diazepam, vor allem aber Flunitrazepam, werden zwar nicht für eine i.v. Narkose, wohl aber für andere Zwecke verwendet, wie z. B. allein oder in Kombination mit Opiaten (z. B. Fentanyl) zur Einleitung einer N_2O-Narkose, oder in Kombination mit Ketamin (s. oben). Zum Unterschied von den bisher erwähnten Injektionsnarkotika beträgt die Einschlafzeit einige Minuten. Die Dosis von Flunitrazepam liegt bei 1–3 mg langsam i.v., bei vorheriger N_2O/O_2-Applikation noch weniger.

[1] Phencyclidin wäre ein gutes i.v. Narkotikum (geringe Toxizität, minimale kardiorespiratorische Depression), ist jedoch ausgeprägt psychotomimetisch wirksam (s. S. 107)..

Einige *Steroidhormone* (z. B. Progesteron) haben in extrem hoher Dosierung eine hypnotisch-narkotische Wirkung, zwischen narkotischer und endokriner Aktivität besteht jedoch kein Zusammenhang. Die bisher verwendeten *Steroidnarkotika* leiten sich von Pregnan ab (Steroid mit 21 C-Atomen; auch Gestagene und NNR-Hormone sind Pregnanderivate). Ein vorübergehend verwendetes Präparat war *Hydroxydion* (21-Hydroxy-5 β-pregnan-3,20-dion), das aber Nachteile hatte (langsamer Wirkungseintritt, Venenreizung bzw. Thrombophlebitis); ein neueres Präparat dieser Gruppe ist *Alphadion* (Alphaxalon = 3α-Hydroxy-5α-pregnan-11,20-dion, zusammen mit dessen Acetoxyester), das relativ schnell und kurz (1 1/2 bzw. 30 min) wirkt, verschiedene Vorteile hat, aber auch nicht frei von Nebenwirkungen ist (Muskelbewegungen und -zuckungen, Tremor, eventuell Krämpfe, Blutdruckabfall, sowie allergische Reaktionen, vermutlich bedingt durch das organische Lösungsmittel).

Die restlichen einleitend genannten Injektionsnarkotika sind zwar aus theoretischen Gründen interessant — so wurde z. B. die γ-*Hydroxybuttersäure* aufgrund der Annahme entwickelt, daß sie möglicherweise wie der inhibitorische Transmitter GABA wirkt, aber zum Unterschied von diesem in das ZNS eindringen könnte — haben aber kaum praktische Bedeutung.

2.2.3 Rektale Narkotika

Verschiedene Narkotika eignen sich für die rektale Applikation (z. B. Äther in Öl, Cloralhydrat, Paraldehyd und das „Basisnarkotikum" Tribromäthanol). Heute werden dafür ausschließlich kurz wirkende Barbiturate verwendet, in erster Linie Thiopental, und zwar zur Einleitung einer Inhalationsnarkose anstatt der i.v.-Injektion, wenn diese aus irgendwelchen Gründen nicht durchgeführt werden kann oder soll (meist bei Kindern bis zu 5 Jahren). Zufuhr in einer Dosierung von 20–40 mg/kg in Form von Lösungen, Suspensionen oder Supp.; die Wirkung tritt nach 5–15 min ein und hält etwa eine Stunde lang an.

Präparate

Inhalationsnarkotika

Diäthyläther ist als „Aether ad narcosim" offizinell; er kommt in Flaschen (Inhalt: 100 g Äther), die mit schwarzem Papier umhüllt sind, in den Handel. Angebrochene Flaschen dürfen nicht weiterverwendet werden.

Halothan: Fluothan®-Inhalationsnarkotikum (250 ml); Halothan „Hoechst"-Inhalationsanaestheticum (250 ml)

Enfluran: Ethrane® zur Inhalationsnarkose (250 ml)

Methoxyfluran: Penthrane® zur Inhalationsnarkose (125 ml).

Injektionsnarkotika

Thiopental-Natrium: Pentothal®-Natrium-Durchstichfläschchen (0,5 und 1,0); Thiopental-Trockenampullen (0,5 und 1,0)

Methohexital-Natrium: Brietal®-Trockenampulle (0,5)

Propanidid: Epontol®-Amp. (0,5)

Ketamin: Ketalar®-Durchstichflasche 10 mg/ml bzw. 50 mg/ml (20 bzw. 10 ml)

Flunitrazepam: Rohypnol® „Roche" 2 mg-Konzentrat zur Injektionsbereitung (2 mg/ml).

Literatur

Cohen, E. N.: Toxicity of inhalation anaesthetic agents. Brit. J. Anaesth. *50*, 665–675 (1978).
Eger, E. I, II: Anaesthetic uptake and action. Baltimore, Maryland: The Williams & Wilkins Company. 1974.
Goldstein, A., Aronow, L., Kalman, S. M.: Principles of drug action. New York, Evanston and London: Harper & Row Publ. 1969.
Hills, B. A., Ray, D. E.: Inert gas narcosis. Pharmacol. & Therap., Part B *3*, 99–111 (1977).
Lehrbuch der Anaesthesiologie und Wiederbelebung, 2. Aufl. (Frey, R., Hügin, W., Mayrhofer, O., eds.). Berlin-Heidelberg-New York: Springer. 1971.

2.2.4 Prämedikation und Induktion

Für die *Prämedikation* oder (Narkose-)Vorbereitung werden Substanzen verwendet, die
– zentral dämpfend, analgetisch und anxiolytisch,
– anticholinerg,
– sowie möglichst auch antiemetisch und (H_1-)histaminantagonistisch
wirken.

Die zentrale Dämpfung im Rahmen der Prämedikation ermöglicht eine Einsparung an Narkotikum bzw. eine Narkose mit Narkotika, die an sich nur schwach narkotisch wirken, wie z. B. N_2O. Durch Anticholinergika wird eine Ausschaltung vagaler Reflexe und eine Hemmung der Sekretion erreicht, jedoch ist die Zweckmäßigkeit dieser Medikation umstritten.

Die Prämedikation beginnt nach Möglichkeit am Abend vor der Operation; es werden dafür im allgemeinen Barbiturate (z. B. Phenobarbital oder Pentobarbital) oder Benzodiazepinderivate (z. B. Diazepam) verwendet.

Die eigentliche Prämedikation beginnt 30–60 min vor dem Narkosebeginn. Klassische Prämedikation:

Morphin oder Pethidin + Atropin oder Scopolamin.

Die Mischung wird i.m. oder s.c. verabreicht; die Dosierung hängt vom Alter des Patienten und von anderen Bedingungen ab (Atropin bzw. Scopolamin in Dezimilligrammdosen, Morphin ca. 10 mg, Pethidin ca. 75 mg).

In neuerer Zeit werden für die Prämedikation verschiedene Mischungen, vor allem aber zusätzlich Neuroleptika – insbesondere Promethazin – verwendet, z. B.

Pethidin + Atropin + Promethazin,

oder auch, z. B. für Kinder,

Pethidin + Atropin + Chlorprothixen.

Promethazin vereinigt in sich neuroleptische, histaminantagonistische, antiemetische und anticholinerge Wirkungskomponenten, und ist daher eine für die Prämedikation ideale Substanz.

Auch Flunitrazepam (2 mg/kg i.m.) kann für die Prämedikation verwendet werden, als Standardmethode gilt heute jedoch die Neuroleptanalgesie (s. unten).

Für die *Induktion* oder (Narkose-)Einleitung können prinzipiell alle Injektionsnarkotika (s.d.) verwendet werden; sie werden i.v. zugeführt. Beliebt sind: Thiopental-Natrium oder Methohexital-Natrium,
Etomidat,
eventuell Ketamin
und — zunehmend häufiger verwendet — Benzodiazepinderivate mit starker narkotischer Wirkung, das sind Diazepam und Flunitrazepam.

Die Benzodiazepine können mit Fentanyl kombiniert werden; wenn diese Mischung auch für die Aufrechterhaltung der Narkose verwendet wird, ergibt sich daraus eine Alternativmethode zur sogenannten Neuroleptanalgesie (s. unten).

Sonderformen

Begriffe bzw. Verfahren wie „Neuroplegie" (unter Verwendung des sogenannten cocktail lytique = Chlorpromazin + Promethazin + Pethidin), „potenzierte Narkose" usw. haben heute nur mehr historische Bedeutung. Wichtig sind hingegen:

1. Neuroleptanalgesie

Dieser Begriff hat einen Bedeutungswandel durchgemacht; ursprünglich wollte man durch Verabreichung einer Mischung von Opiat + Neuroleptikum (z. B. „Ataranalgesie": Pethidin + Pecazin + Amiphenazol) eine komplette Schmerzausschaltung ohne eigentliche Narkose erzielen, heute versteht man darunter im wesentlichen den Zustand nach Verabreichung einer Opiat-Neuroleptikum-Mischung, endotrachealer Intubation (mit kontrollierter Beatmung) und oberflächlicher N_2O-Narkose.

Als Opiat wird fast ausschließlich Fentanyl, als Neuroleptikum meist Droperidol verwendet; Fentanyl wirkt schnell und kurz (ca. 30 min) sowie extrem stark analgetisch (die atemlähmende Wirkung ist wegen der künstlichen Beatmung, die emetische Wirkung wegen der gleichzeitigen Gabe von Droperidol bedeutungslos); Droperidol bewirkt als Neuroleptikum eine psychische Indifferenz, wirkt relativ kurz (ca. 2 bis 5 Stunden) und hat relativ wenige Nebenwirkungen (z. B. auf das extrapyramidal-motorische System).

Bemerkungen zur praktischen Durchführung der Neuroleptanalgesie in ihrer klassischen Form:
Prämedikation: Droperidol + Atropin i.m.
Einleitung: Droperidol + Fentanyl i.v., Intubation nach N_2O und Muskelrelaxans (z. B. Suxamethonium)
Aufrechterhaltung: N_2O/O_2 (ca. 75:25), bei nachlassender Analgesie jeweils Fentanyl i.v., wenn nötig Muskelrelaxans (z. B. Pancuronium).

Heute werden allerdings vorwiegend verschiedene Varianten der klassischen Form der Neuroleptanalgesie angewendet, wie z. B. Kombination von Droperidol + Fentanyl mit Ketamin, Zufuhr der Droperidol-Fentanyl-Mischung als i.v. Tropfinfusion, u.v.a. Wichtige Variante: Ersatz von Droperidol durch Diazepam („Valium-Kombinationsnarkose") (s. oben), unter anderem dann, wenn eine Kontraindikation für Droperidol besteht (z. B. erhöhte Krampf-anfälligkeit).

2. Künstliche Hypothermie

wenn durch Herabsetzung der Körpertemperatur der Sauerstoffbedarf reduziert werden soll, z. B. in der Gehirnchirurgie oder bei Operationen am offenen Kreislauf. Die Hypothermie wird durch pharmakologische Ausschaltung der Temperaturregulation (durch Neuroleptika) und Abkühlung des Körpers (Eisbeutel, Besprühen mit verdünntem Alkohol, extrakorporale Blutstromküh-lung usw.) erreicht.

Die Spontanatmung sistiert bei 17–25°C, die Herztätigkeit bei 15–17°C, dementsprechend ist künstliche Beatmung bzw. eine Herz-Lungen-Maschine erforderlich. Die Körpertemperatur kann maximal bis auf etwa 10°C abgesenkt werden; dabei beträgt der Sauerstoffverbrauch nur mehr 10% der Norm.

Diese Methodik hat jedoch nur geringe praktische Bedeutung.

3. Künstliche Hypotonie

Wichtig bei diffusen Blutungen (z. B. in der Kieferchirurgie) oder bei engem Operationsgebiet (z. B. HNO).

Als Inhalationsnarkotikum ist dafür Halothan (oder noch besser Enfluran) geeignet, eventuell kombiniert mit Hyperventilation. Blutdrucksenkung durch Dihydralazin oder Natriumnitroprussid (in Form von Infusionen) gut steuer-bar), früher durch Ganglienblocker.

Literatur

Lehrbuch der Anaesthesiologie und Wiederbelebung (Frey, R., Hügin, W., Mayrhofer, O., eds.),
    2. Aufl. Berlin-Heidelberg-New York: Springer. 1971.
Die Neuroleptanalgesie (Rügheimer, E., Heitmann, D., eds.). Stuttgart: G. Thieme. 1975.

2.3 Hypnotika

Synonyma: Schlafmittel.

Chemisch heterogene Gruppe von Substanzen mit der gemeinsamen Eigen-schaft, Schlaf zu erzeugen und/oder den Schlafeintritt zu erleichtern. Unter-teilung nach der Wirkungsdauer in Einschlaf- und Durchschlafmittel; Versuche einer Unterteilung nach dem Angriffspunkt, etwa in Hirnstamm- und Hirn-rindenmittel, auch derzeit noch nicht befriedigend.

Vorbemerkungen

Es gibt zwei Schlaf-Typen:
    1. REM-Schlaf (abgeleitet von „Rapid Eye Movements"; Synonyma: para-doxer Schlaf, desynchronisierter Schlaf, rhombencephaler Schlaf) und
    2. NREM-Schlaf (abgeleitet von „non-REM-Schlaf"; Synonyma: „slow wave

sleep", telencephaler Schlaf), je nach Schlaftiefe in mehrere (im allgemeinen vier) Stadien unterteilbar: Leichtschlaf (Stadium I), mitteltiefer Schlaf (II) und Tiefschlaf (III und IV).

Die beiden Schlaftypen treten zyklisch auf: auf einen initialen NREM-Schlaf folgt ein REM-Schlaf usw.; Zyklusdauer beim Erwachsenen etwa 80—90 min. Bei Schlafbeginn überwiegend tiefere Stadien des NREM-Schlafes als bei längerer Schlafdauer. Der Mensch verbringt etwa 50% der Gesamtschlafzeit im Stadium II des NREM-Schlafes.

Ausmaß des REM-Schlafes (in % der Gesamtschlafdauer) im Tierreich: Fische und Reptilien 0%; Vögel 1—2%; bei den Säugetieren: Raubiere 15—30%, gejagte Tiere 4—6%. Bei Tier und Mensch darüber hinaus Abhängigkeit von zahlreichen anderen Faktoren wie Körpergewicht oder Lebensalter (z. B. beim Säugling 50%, beim Erwachsenen im Alter von 50—70 Jahren 15%).

Charakteristika der beiden Schlaftypen:

NREM-Schlaf: Im EEG, abhängig von der Schlaftiefe, im wesentlichen hohe, langsame Wellen — im Tiefschlaf vorwiegend Deltawellen — nachweisbar.

REM-Schlaf: EEG niedrig und hochfrequent („desynchronisiert"), ähnlich wie im Wachzustand (daher: „paradoxer" Schlaf), zusätzlich die sogenannten ponto-geniculato-occipitalen Potentiale („PGO-Wellen"). Rhythmische Augenbewegungen, binokulär synchron; Träume; Tonusverlust der Nackenmuskulatur; Schwelle für Weckreize höher als im NREM-Schlaf.

Entzug des REM-Schlafes soll sich gravierender auswirken als Entzug des NREM-Schlafes. Praktisch alle Substanzen, die den Schlaf beeinflussen (Hypnotika, Tranquilizer, Antidepressiva, Alkohol usw.) reduzieren jedoch die REM-Schlafdauer !

Biochemie des Schlafes

Für Einleitung bzw. Aufrechterhaltung des Wachzustandes bzw. jeder der beiden Schlaftypen werden noradrenerge, serotoninerge und cholinerge Projektionssysteme verantwortlich gemacht[1]. Serotoninerge Neurone dürften für Einleitung und Aufrechterhaltung des NREM-Schlafes sowie für Einleitung des REM-Schlafes verantwortlich sein, noradrenerge Neurone für Aufrechterhaltung des REM-Schlafes. Cholinerge und catecholaminerge (noradrenerge und dopaminerge) Neurone dürften an der Aufrechterhaltung des Wachzustandes, serotoninerge und cholinerge Neurone an den tonischen und phasischen Erscheinungen des REM-Schlafes beteiligt sein.

Alle Versuche, Schlaf auf „physiologische" Weise auszulösen, etwa durch Verabreichung der 5-HT-Vorstufen Tryptophan oder 5-HTP, haben bisher zu widersprüchlichen, vorwiegend negativen Ergebnissen geführt[2].

---

[1] Das serotoninerge System des ZNS hat in den medianen Raphekernen des Hirnstammes, das wichtigste noradrenerge System im Locus coeruleus seinen Ursprung (vgl. S. 4).

[2] In der Vergangenheit sind wiederholt endogene, Schlaf erzeugende Substanzen beschrieben worden, so z. B. Nonapeptide („Delta Sleep Inducing Peptide", Arginin-Vasotocin) oder ein „Faktor S", die theoretisch als „physiologische Schlafmittel" verwendet werden könnten, doch ist ihre Existenz bzw. physiologische Bedeutung nach wie vor umstritten.

Chemie und Einteilung

Zweckmäßige Einteilung in Barbiturate und Nicht-Barbiturate, obzwar viele Nicht-Barbiturate chemisch und wirkungsmäßig den Barbituraten nahe stehen.

1   Barbiturate (Diureide), und zwar Oxy- und Thiobarbiturate (letztere allerdings nur als Kurznarkotika verwendet)
2   Nicht-Barbiturate
2.1 Chloralhydrat und Paraldehyd
2.2 Alkohole, besonders tertiäre Alkohole, z. B. Methylpentynol
2.3 Carbaminsäureester von Alkoholen, z. B. Ethinamat
2.4 Monoureide, z. B. Carbromal
2.5 Piperidindione, z. B. Methyprylon
2.6 2,3-substituierte Chinazolone, z. B. Methaqualon
2.7 Benzodiazepine, z. B. Nitrazepam
2.8 Clomethiazol

In den letzten Jahren haben die hypnotisch wirksamen Benzodiazepine alle anderen Hypnotika weitgehend verdrängt.

2.3.1 Barbiturate

Alte Schlafmittel: *Barbital* wurde 1903, *Phenobarbital* 1912 in die Therapie eingeführt.

Chemie

Formelübersicht Barbiturate

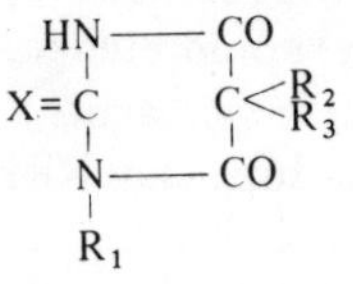

$$\begin{array}{c} HN\!-\!\!-\!\!-CO \\ | \qquad\quad | \\ X\!=\!C \qquad C\!<\!\!\begin{array}{l}R_2\\R_3\end{array} \\ | \qquad\quad | \\ N\!-\!\!-\!\!-CO \\ | \\ R_1 \end{array}$$

	X	R_1	R_2	R_3
Barbital	=O	–H	$-C_2H_5$	$-C_2H_5$
Phenobarbital	=O	–H	$-C_2H_5$	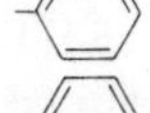 ⬡
Methylphenobarbital	=O	$-CH_3$	$-C_2H_5$	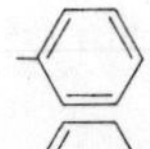 ⬡
Cyclobarbital	=O	–H	$-C_2H_5$	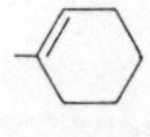 ⬡
Pentobarbital	=O	–H	$-C_2H_5$	$-CH(CH_3)\cdot CH_2\cdot CH_2\cdot CH_3$
Hexobarbital	=O	$-CH_3$	$-CH_3$	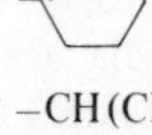 ⬡
Thiopental	=S	–H	$-C_2H_5$	$-CH(CH_3)\cdot CH_2\cdot CH_2\cdot CH_3$

Barbitursäure kann als Kondensationsprodukt von Harnstoff (bei den Thiobarbituraten: von Thioharnstoff) und Malonsäure aufgefaßt werden. Barbitursäure ist eine Säure, weil H abdissoziieren kann; daher auch Möglichkeit zur Bildung tautomerer Formen (Keto- und Enolform). Bei saurem pH wird die Dissoziation zurückgedrängt; nicht dissoziierte Form wird aus dem Magen gut resorbiert, dringt gut in das ZNS ein und wird renal schlecht eliminiert. Na-Salze der Barbiturate sind wasserlöslich (Verwendung für i.v. Injektion).

Alle hypnotisch wirksamen Barbiturate tragen an C_5 zwei Substituenten; das Barbiturat mit den kürzesten Substituenten ist die Diäthylbarbitursäure (Barbital); einer der Substituenten kann aromatisch sein wie bei der Phenyläthylbarbitursäure (Phenobarbital); meist handelt es sich um gesättigte oder ungesättigte, gelegentlich auch verzweigte Alkylreste. Hypnotisch wirksame Barbiturate können, aber müssen nicht N-methyliert sein.

Geringfügige chemische Modifikation ergibt konvulsiv wirksame Präparate, z. B. durch Einführung einer zusätzlichen Methylgruppe in die Seitenkette des hypnotisch wirksamen Pentobarbital.

Wirkungsspektrum

Komplexe pharmakologische Wirkungen

Unspezifische zentral dämpfende Wirkung
Dosis-abhängig Sedation—Schlaf—Narkose
Der Schlaf unterscheidet sich vom natürlichen Schlaf durch das Fehlen der zyklischen Veränderungen, somit auch durch das Fehlen der REM-Perioden (traumloser Schlaf)
Anxiolytische Wirkung

Pharmakologische Einzelwirkungen

Atemdepressive Wirkung: nach hohen Barbituratdosen (Vergiftung) bleibt zuletzt als einziger, die Atmung aufrechterhaltender Mechansimus die hypoxisch bedingte Erregung der Chemorezeptoren in Aorta und Carotissinus erhalten.
Keine analgetische Wirkung, sondern Algesie, d. h. Verstärkung bestehender Schmerzen (daher gegebenenfalls Kombination mit Analgetika!), geringfügige antitussive Wirkung.
Antikonvulsive Wirkung: in narkotischen Dosen bei allen Barbituraten, in nicht-narkotischen Dosen nur bei solchen, die an C_5 einen Phenylrest tragen, das sind Phenobarbital und N-Methyl-Phenobarbital (Anwendung als Antiepileptika!).
Herabsetzung der Reaktivität der Hirngefäße gegenüber der gefäßerweiternden Wirkung von CO_2; klinisch bedeutungslos, da durch die gleichzeitig vorhandene Erhöhung von pCO_2 weitgehend kompensiert.
Hemmung zahlreicher biologischer Funktionen wie z. B. am Nerven, am quergestreiften Muskel (Curare-artig), am glatten Muskel (spasmolytisch; die Verringerung von Tonus und Amplituden der Darmtätigkeit dürfte jedoch peripher und zentral bedingt sein!), am Herzmuskel usw.; Herabsetzung des O_2-Verbrauches. Das ZNS ist gegenüber der Barbituratwirkung besonders empfindlich, daher steht bei der klinischen Anwendung die zentrale Wirkung im Vordergrund.

Bevorzugte Beeinflussung bestimmter zentraler Strukturen:
Früher weitverbreitete Meinung, daß Barbiturate spezifisch das aszendierende
retikuläre System hemmen, ist heute offenbar nicht mehr haltbar; Barbiturate
beeinflussen – ebenso wie die „typischen" Narkotika – unspezifisch das gesamte
ZNS.

Molekularbiologische Wirkungen
Siehe Narkosetheorien (S. 40).

Wechselwirkungen mit anderen Substanzen
Prinzipiell Verstärkung der Wirkung anderer zentral dämpfender Substanzen und
Antagonismus gegenüber zentral erregenden Substanzen.

Zahlreiche Wechselwirkungen infolge der durch Barbiturate ausgelösten
Enzyminduktion[1]. Dadurch werden die Barbiturate selbst, aber auch andere
Substanzen (z. B. Antikoagulantien vom Cumarin-Typ, orale Kontrazeptiva,
Phenytoin, Griseofulvin u. a.) schneller abgebaut. Wegen der vermehrten Syn-
these von ∂-Aminolävulinsäure-Synthetase (die ∂-Aminolävulinsäure aus
Succinyl-CoA und Glycin bildet) sind Barbiturate bei bestehender Porphyrie
(Hämsynthese bleibt auf der Stufe von Porphyrobilinogen, Korpoporphyrin
und Uroporphyrin stehen) kontraindiziert.

Die Enzym-induzierende Wirkung der Barbiturate ist bei Icterus gravis
neonatorum therapeutisch ausgenützt worden: Bilirubin wird infolge vermehrter Bildung von Glucuronyltransferase vermehrt an Glucuronsäure
gebunden; in dieser Form ist Bilirubin besser wasserlöslich, kann daher nicht
mehr in das ZNS eindringen, wohl aber renal eliminiert werden.

Andererseits wird der enzymatische Abbau der Barbiturate durch verschiedene Substanzen gehemmt, z. B. durch Iproniazid, Nialamid, Isoproterenol,
Disulfiram, Phenoxybenzamin u. a.

Antacida reduzieren die intestinale Resorption von Phenobarbital.

Nebenwirkungen
Relativ selten. Paradoxe Reaktionen (Erregung anstatt zentraler Dämpfung)
können vorkommen, insbesondere bei bestehenden Schmerzen (Indikation für
Kombination mit Analgetika).
Allergische Reaktionen sind selten.
Porphyrie ist eine Kontraindikation (s. oben).
Bei chronischer Verabreichung Gefahr der Ausbildung einer Abhängigkeit!

Unterschiede zwischen den einzelnen Präparaten

Die Unterschiede betreffen im wesentlichen die Geschwindigkeit des Wir-
kungseintrittes und die Wirkungsdauer. Der wichtigste einzelne dafür verantwortliche Faktor ist die Lipidlöslichkeit der undissoziierten Form, die innerhalb
weiter Grenzen schwanken kann (Thiopental ist z. B. fast 600mal besser lipidlöslich als Barbital) und im allgemeinen mit zunehmender Länge der Substituenten an C_5, bei N-Methylierung und beim Übergang von Oxy- zu Thiobarbituraten

---

[1] Vermehrte Synthese mikrosomaler Enzyme im endoplasmatischen Retikulum der Leber-
zellen. Dieser Effekt ist nicht spezifisch für Barbiturate!

zunimmt. Gut lipidlösliche Barbiturate dringen gut in das ZNS ein, werden vorwiegend in der Leber enzymatisch abgebaut und unterliegen einer Um- oder Rückverteilung (d. i. Abtransport vom ZNS in die quergestreifte Muskulatur und – später – in das Fettgewebe); sie wirken daher schnell und kurz. Schlecht lipidlösliche Barbiturate dringen schlecht in das ZNS ein und werden fast ausschließlich oder zumindest teilweise in unveränderter Form renal eliminiert; sie wirken daher langsam und lang.

Extrem gut lipidlöslich, (bei i.v. Injektion) extrem schnell und kurz wirkt *Thiopental Natrium*.

Schlecht lipidlöslich, langsam und (zu) lang wirken *Phenobarbital* und insbesondere *Barbital*.

Präparate vom Typ des *Cyclobarbital* oder *Pentobarbital* nehmen eine Mittelstellung ein.

Indikationen

Als Hypnotika (Durchschnittsdosis: 0,2), und zwar in Abhängigkeit von der Wirkungsdauer als Ein- oder Durchschlafmittel. Typisches Beispiel für Einschlafmittel Hexobarbital, für Durchschlafmittel Cyclobarbital. Phenobarbital, besonders aber Barbital, wirken zu lang.

Einige Barbiturate, vorwiegend Phenobarbital, werden in niedriger Dosierung (0,015–0,02) als Sedativa verwendet (s.d.).

Barbiturate können, kombiniert mit Analgetika, in den sogenannten „Mischpulvern" enthalten sein. Sie sind bei Schmerzen indiziert und bestehen aus einem Analgetikum (z. B. Paracetamol oder Propyphenazon) und einer oder mehreren der folgenden Komponenten: Barbiturat, Codein, Coffein.

Phenobarbital und Methyl-Phenobarbital sind Antiepileptika (Grand mal-Mittel, s. Antiepileptika).

Alle i.v. injizierbaren Barbiturate (Natriumsalze) können generell als Antikonvulsiva gegeben werden, z. B. bei Tetanus, Eklampsie, Cocain-, Lokalanaesthetika-, Strychnin-, Pikrotoxin- und anderen Krämpfen.

Präparate

Phenobarbital: Agrypnal®-Tabl. (0,1, 0,3), Agrypnaletten®-Tabl. (0,015).
Cyclobarbital: Cyclobarbital®-Tabl. (0,2).
Pentobarbital Natrium: Nembutal®-Natrium-Kapseln (0,03, 0,05, 0,1), -Supp. (0,06, 0,12), -Lösung pro inj. (0,05/ml).

2.3.2 Barbiturat-freie Hypnotika

Mehrere Barbiturat-freie Hypnotika sind zwar de facto keine Barbiturate, stehen diesen jedoch chemisch und wirkungsmäßig sehr nahe; das gilt insbesondere für die Monoureide und die Piperidindione. Verschiedene Wirkungsmechanismen der einzelnen Gruppen der Barbiturat-freien Hypnotika sind wahrscheinlich, aber nicht bewiesen. Gemeinsam ist allen – ebenso wie den Barbituraten — das Fehlen einer analgetischen Wirkung (bei Schmerzen verabreicht können viele von ihnen zu deliranten Zuständen führen); die antikonvulsive Wirkung ist bei den einzelnen Gruppen unterschiedlich ausgeprägt.

Formelübersicht Barbiturat-freie Hypnotika

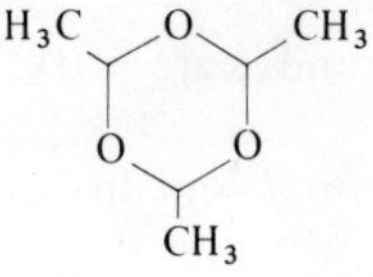

Paraldehyd 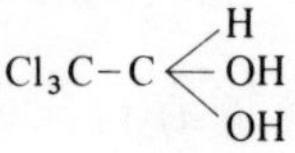   Chloralhydrat 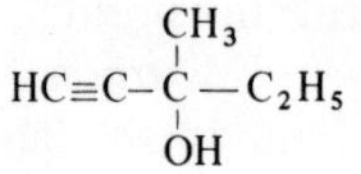   Methylpentynol

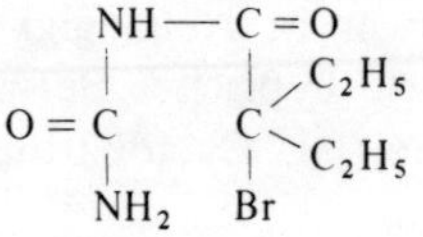

Carbromal 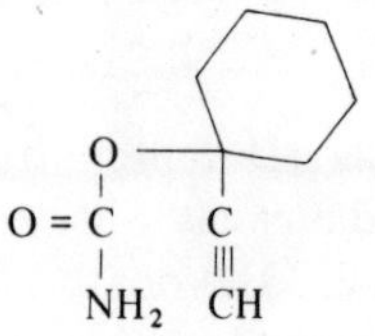   Ethinamat

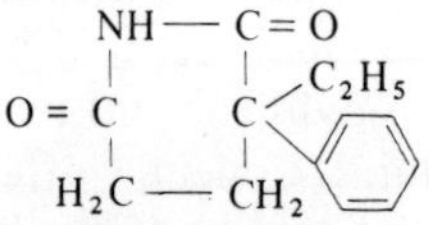

Glutethimid 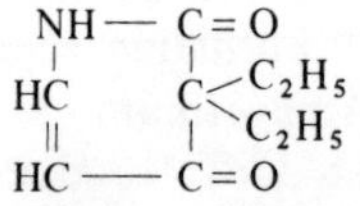   Pyrithyldion

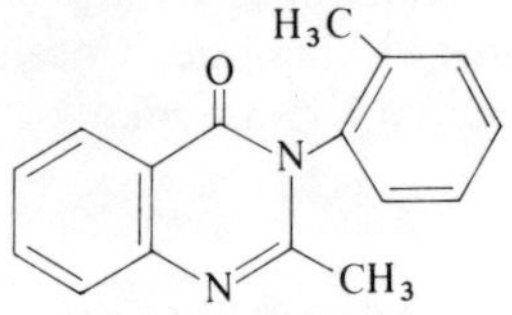

Methaqualon 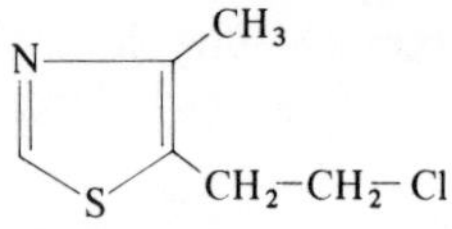   Clomethiazol

Formeln für Nitrazepam und Flunitrazepam siehe Formelübersicht Tranquilizer.

Chloralhydrat

ist das älteste Schlafmittel; es wurde 1869 in die Therapie eingeführt. Es wird im Organismus zu Trichloräthanol abgebaut, das vermutlich vorwiegend für die Wirkung verantwortlich ist. Nachteile sind unangenehmer Geschmack und schleimhautreizende Wirkung; beides kann vermieden werden durch Verabreichung in Kapseln bzw. in Form von *Chloralodol* (2-Methyl-2-hydroxy-4-(2,2,2-trichlor-1-hydroxyäthoxy)-pentan), das im Magen-Darmtrakt Chloralhydrat abspaltet. Chloralhydrat soll keinen Einfluß auf den REM-Schlaf haben; es hat eine gute antikonvulsive Wirkung, daher Verwendung als Hypnotikum und Antikonvulsivum.

Paraldehyd

  ist ein Polymerisationsprodukt aus drei Molekülen Acetaldehyd[1]. Instabile Flüssigkeit, die sich bei Luft- und Lichtzutritt zu Acetaldehyd zersetzt. Nachteile sind, wie bei Chloralhydrat, unangenehmer Geschmack und schleimhautreizende Wirkung, und zusätzlich starker, unangenehmer Geruch, der sich auch der Ausatemluft mitteilt. Wirkungseintritt nach ca. 10 min. Wirkt ebenfalls hypnotisch und antikonvulsiv, Anwendung bei Erregungszuständen (Abstinenzsyndrom) und verschiedenen Krampfzuständen in Einzeldosen von ca. 4 ml oral oder rektal.

Alkohole

  Äthanol (s.d.) wirkt hypnotisch-narkotisch; Halogenierung verstärkt diese Wirkung (vgl. Trichloräthanol als Abbauprodukt von Chloralhydrat sowie Tribromäthanol, ein früher verwendetes rektales Basisnarkotikum).

  Methylpentynol, ein tertiärer ungesättigter Alkohol (3-Methyl-pentin-3-ol), ist schwach hypnotisch wirksam, daher vorwiegend als Sedativum verwendet.

Monoureide

  Harnstoffderivate, bei denen ein H durch einen bromierten Säurerest ersetzt ist. Beispiele: *Carbromal* (Bromdiäthylacetylharnstoff), *Bromisoval* (α-Bromisovalerylharnstoff).

  Schwache, schnell und kurz wirkende, *relativ* ungefährliche Schlafmittel, vielleicht ebenfalls besser als Sedativa zu bezeichnen. Trotzdem sind Todesfälle bei Suizidversuchen bekannt geworden.

Carbamate

  Derivate der Carbaminsäure $CO\diagdown_{\ OH}^{\nearrow NH_2}$. Auch der klassische Tranquilizer,

Meprobamat (s.d.), ist ein Carbamat!

  Urethan (Äthylurethan, Äthylester der Carbaminsäure) ist bei Tieren ein ideales Narkotikum, beim Menschen jedoch wegen Schädigung des Knochenmarks zu gefährlich. Früher wurde es vorübergehend dieser Wirkung wegen zur Leukämiebehandlung verwendet.

  Ethinamat (1-Äthinyl-cyclohexyl-carbamat) ist als Hypnotikum in Verwendung; seine Wirkung dürfte mit jener der kurzwirksamen Barbiturate vergleichbar sein.

Piperidindione (Glutarimide)

  Strukturell und wirkungsmäßig den Barbituraten sehr ähnlich (Piperidindionring statt Pyrimidintrionring), bezüglich der Seitenketten entspricht *Glutethimid* dem Phenobarbital, *Pyrithyldion* dem Barbital und *Methyprylon* dem Metharbital. Sie wirken ähnlich wie kurz bis mittellang wirksame

---

[1] Metaldehyd, ein Kondensationsprodukt aus vier Molekülen Acetaldehyd, wird als Trockenspiritus („Meta"-Brennstofftabl.) und auch zur Schneckenbekämpfung verwendet. Toxikologisch wichtig. Metaldehyd wirkt nicht hypnotisch, sondern zentral erregend (tonischklonische Krämpfe).

Barbiturate, nämlich dosisabhängig sedativ—hypnotisch—narkotisch, und außerdem antikonvulsiv; angewendet werden sie als Sedativa und Hypnotika.

Um 1956 wurde *Thalidomid*, ein Glutarimid, in die Therapie eingeführt; es hatte — wie sich zu spät herausstellte — eine teratogene Wirkung, vermutlich weil ein Metabolit dieser Substanz ein Folsäureantagonist war[1].

Methaqualon

Chinazolonderivate haben ganz allgemein vielfältige pharmakologische Wirkungen: hypnotische, antikonvulsive, antipyretische, antiphlogistische, diuretische, bronchodilatatorische, chemotherapeutische, blutdrucksenkende usw. Methaqualon ist ein Chinazolonderivat, bei dem die hypnotische Wirkung im Vordergrund steht; darüber hinaus wirkt es antitussiv, lokalanaesthetisch, spasmolytisch, hemmend auf polysynaptische Reflexe. Es kommt häufig in Form von Spezialitäten in den Handel, in denen es mit H_1-Antihistaminika kombiniert ist.

Benzodiazepinderivate

Alle Benzodiazepinderivate haben eine zentral dämpfende Wirkungskomponente, die meisten werden als Tranquilizer verwendet (s.d.). Bei einigen Benzodiazepinderivaten scheint die hypnotische Wirkungskomponente so stark zu überwiegen, daß sie praktisch ausschließlich als Hypnotika verwendet werden; das gilt insbesondere für *Nitrazepam* und *Flunitrazepam*. Die Behauptung, daß es bei dem durch diese Präparate induzierten Schlaf zu keiner Reduktion der REM-Perioden käme, ist nicht unwidersprochen geblieben. Wie alle Benzodiazepinderivate haben auch Nitrazepam und Flunitrazepam zusätzlich anxiolytische, amnestiche, antikonvulsive und zentral muskelrelaxierende Wirkungen. Die genannten Präparate sind derzeit die wirksamsten Hypnotika, die Dosierung liegt im Milligramm-Bereich.

Noch wichtiger ist die Tatsache, daß ihre therapeutische Breite jene aller anderen Hypnotika übertrifft, jedenfalls verlaufen Suizidversuche mit diesen Präparaten praktisch niemals letal. Nitrazepam und Flunitrazepam haben in den letzten Jahren alle anderen Hypnotika weitgehend verdrängt. Über das Wirkungsspektrum der Benzodiazepinderivate s. S. 66.

Auch andere Tranquilizer, z. B. *Meprobamat*, haben eine ausgeprägte hypnotische Wirkungskomponente und werden daher gelegentlich als Hypnotika verwendet.

Clomethiazol

Das Molekül des Thiamin (= Vitamin B_1) besteht aus einem Thiazol- und Pyrimidinteil (einzig bekanntes Vorkommen des Thiazolringes in der Natur).

---

[1] Prinzipiell können Mißbildungen nur dann entstehen, wenn die dafür verantwortliche Substanz während der Embryo- bzw. Organogenese (d. i. zwischen der 3. Woche und dem 3. Monat der Schwangerschaft) eingenommen wird. Das im übrigen ausgezeichnet verträgliche Thalidomid wirkte bei Einnahme in der Zeit zwischen dem 20. und 35. Schwangerschaftstag teratogen. Art der Mißbildung abhängig vom Zeitpunkt der Einnahme, z. B. vorwiegend Phokomelie (Hände und/oder Füße schließen unmittelbar an Schultern bzw. Rumpf an) bei Einnahme zwischen dem 24. und 27. Schwangerschaftstag. Weltweit dürfte es etwa 10.000 Fälle mit Thalidomid-Mißbildungen gegeben haben; das Präparat wurde 1961 aus dem Handel gezogen.

Thiamin soll verschiedene, von der Vitaminwirkung unabhängige Wirkungen haben, über die sehr widersprüchliche Angaben vorliegen (z. B. analgetische Wirkung?).

Clomethiazol ist der Thiazolanteil von Thiamin mit einer chlorierten Seitenkette. Es wirkt dosisabhängig sedativ–hypnotisch–narkotisch, außerdem antikonvulsiv, antiemetisch, temperatursenkend, spasmolytisch sowie antagonistisch gegenüber Krampfgiften und gegenüber Substanzen, die Agitation oder Motilitätssteigerungen auslösen (Amphetamin oder Aminodipropionitril). Das Präparat wird (selten) als Sedativum oder Hypnotikum, eventuell auch als i.v. Narkotikum verwendet. Wichtiger ist seine Anwendung bei Delirium tremens, Status epilepticus und anderen Krampf- bzw. Erregungszuständen. Ein Nachteil bei der i.v. Applikation ist die geringe Löslichkeit (0,8%).

Wie die Barbiturate, so können auch alle anderen Hypnotika bei chronischem Gebrauch (oder Mißbrauch!) zu Abhängigkeit („Sucht") führen. Innerhalb der Gruppe der Barbiturat-freien Hypnotika scheint das Abhängigkeitsrisiko bei Methaqualon besonders hoch zu sein.

Präparate

Paraldehyd ist als Paraldehydus offizinell. EMD 5,0! TMD 10,0!
Methylpentynol: Pentadorm®-Kapseln (0,2)
Carbromal: Bracethyl®-Tabl. (0,5)
Glutethimid: Doriden®-Tabl. (0,25)
Pyrithyldion: Persedon®-Tabl. (0,2)
Methaqualon: Mozambin®-Tabl. (0,2); Somnotropon®-Tabl. (0,15); Toquilone®-Tabl. (0,2)
Nitrazepam: Mogadon® „Roche"-Tabl. (5 mg)
Flunitrazepam: Rohypnol®-Tabl. (2 mg)
Clomethiazol: Distraneurin®-Tabl. (0,5), -Lösung zur Infusion (500 ml, 8 mg/ml).

Literatur

Dement, W., Holman, R. B., Guilleminault, C.: Neurochemical and neuropharmacological foundations of the sleep disorders. Psychopharmacol. Comm. *2*, 77–90 (1976).
Monnier, M., Bremer, F., Gaillard, J. M., Hediger, H., Horne, J. A., Parmeggiani, P. I., Passouant, P., Rossi, G. F.: Biology of sleep. An interdisciplinary survey. Experientia *36*, 1–27 (1980).
Way, W. L., Trevor, A. J.: Sedative-Hypnotics. Anaesthesiology *34*, 170–182 (1971).

2.3.3 Anhang: Äthanol

Äthanol (Äthylalkohol) entsteht durch alkoholische Gärung[1] unter Einwirkung der in Hefepilzen vorkommenden Zymase aus Trauben- oder Fruchtzucker; Zwischenprodukte sind dabei Glyzerinaldehyd, Brenztraubensäure und

---

[1] Gärung = durch Enzyme (Mikroorganismen) verursachte Spaltung von organischen Verbindungen; neben der alkoholischen Gärung gibt es u. a. auch eine Milchsäure-, Essigsäure- und Buttersäuregärung (Essigsäuregärung zur Gewinnung von Essig aus Wein!).

Acetaldehyd. Die alkoholische Gärung stoppt bei einer Alkoholkonzentration von 15%, höher konzentrierte alkoholische Getränke werden durch Destillation gewonnen. Der Alkoholgehalt der alkoholischen Getränke liegt zwischen 2% (Mindestkonzentration im Bier) und 40−50% (in Schnäpsen).

Wäre Äthanol ein Medikament, müßte er als Hypnotikum-Narkotikum bezeichnet werden, am ehesten vielleicht vergleichbar mit Diäthyläther (ausgeprägtes Exzitationsstadium, analgetische Wirkungskomponente, Stimulierung der Atmung). Äthanol unterscheidet sich jedoch grundsätzlich von allen Inhalationsnarkotika, da nur 5−15% unverändert (durch Nieren und Lunge) ausgeschieden werden. De facto spielt Äthanol als Medikament eine untergeordnete Rolle, etwa 70%ig als Desinfektionsmittel.

Bei der akuten Alkoholwirkung stehen psychische Erscheinungen im Vordergrund, bei chronischer Alkoholeinwirkung (s.d.) kommen verschiedene Organschädigungen dazu. Äthanol wirkt im wesentlichen dosisabhängig erregendsedierend mit dem rein subjektiven Gefühl einer Steigerung der physischen und psychischen Fähigkeiten, die objektiv nur dann vorhanden ist, wenn diese Fähigkeiten im nicht-alkoholisierten Zustand einer psychischen Hemmung unterliegen. Die dosisabhängigen Symptome sind in der nachfolgenden Tabelle[1] zusammengestellt.

Blutspiegel in Promille	Symptome
0,1−0,5	keine Beeinflussung
0,5−1,0	Beeinflussung der Tiefenschärfe und Dunkeladaption sowie eventuell psychotechnischer Tests. Euphorie.
1,0−1,5	Euphorie, Enthemmung, verlängerte Reaktionszeit. Gerade diese Konzentrationen führen zu den meisten Verkehrsunfällen.
1,5−2,0	mittelschwere Intoxikation: Reaktionszeit stark verlängert, Enthemmung, leichte Gleichgewichts- und Koordinationsstörungen
2,0−2,5	starker Rauschzustand, Gleichgewichts- und Koordinationsstörungen jetzt noch mehr hervortretend
2,5−3,0	vor allem Lähmungserscheinungen, grobe Gleichgewichts- und Koordinationsstörungen, Schwerbesinnlichkeit, Bewußtseinstrübungen
3,5−4,0	tiefes, eventuell tödliches Koma

Im übrigen hat Äthanol, wie bereits erwähnt, eine analgetische und atemstimulierende Wirkung; außerdem kommt es zu einer Anregung der Magensaftsekretion, zu einer verstärkten Diurese und zu einer Beeinflussung des Kreislaufs (Gefäßerweiterung in der Peripherie [Folge: Wärmeverlust, Hypothermie] und Gefäßkontraktion im Splanchnikusgebiet); in der Leber wird die Fettsynthese

---

[1] Nach Moeschlin, S.: Klinik und Therapie der Vergiftungen, 5. Aufl. Stuttgart: G. Thieme. 1972.

stimuliert. Ferner treten Stoffwechselveränderungen auf, wichtig insbesondere eine ⟨ initiale Hyperglykämie, gefolgt von einer Hypoglykämie.

Pharmakokinetik und Metabolismus

Äthanol verteilt sich schnell im gesamten Körperwasser (das sind ca. 63% des Körpergewichtes); daher ist der Äthanolblutspiegel (in mg%) = zugeführte Alkoholmenge (in g)/Körpergewicht (in kg) × 0,63. Äthanol wird zum Unterschied von fast allen anderen Substanzen nach einer Reaktion nullter Ordnung eliminiert[1], d. h. pro Zeiteinheit fällt der Äthanolblutspiegel um einen konstanten Betrag — nämlich ca. um 0,15‰ — ab (die Frage nach der Halbwertzeit von Äthanol ist daher sinnlos!).

Äthanol wird (wie andere Alkohole) im Organismus oxydiert, und zwar im wesentlichen zuerst durch die Alkoholdehydrogenase zu Acetaldehyd und dann durch die Aldehyddehydrogenase zu Essigsäure. Beide Enzyme sind NAD-abhängig; Essigsäure wird als Acetyl-Coenzym A im Tricarbonsäurezyklus zu CO_2 oxydiert. Andere Abbauwege (Oxydation durch die Katalase und durch ein mikrosomales äthanoloxydierendes System) haben nur eine untergeordnete Bedeutung.

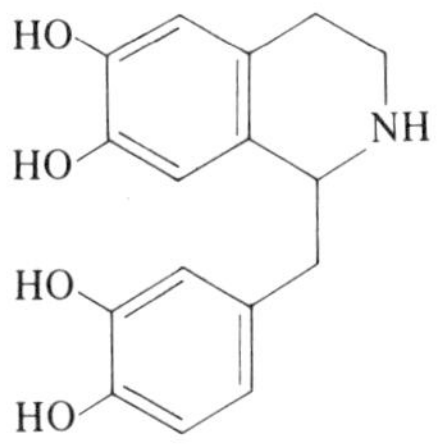

Tetrahydropapaverolin 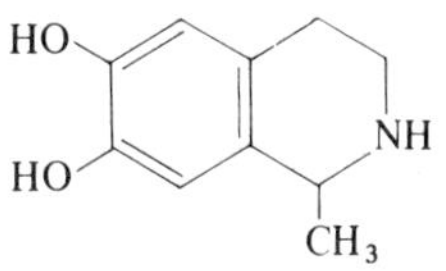   Salsolinol

Viel diskutiert wird in neuerer Zeit die Entstehung anderer psychotroper Substanzen nach Alkoholzufuhr: Infolge kompetitiver Hemmung der Aldehyddehydrogenase entsteht aus Dopamin und 3,4-Dihydroxyphenylacetaldehyd (= unter Einwirkung der MAO entstandener Dopaminmetabolit) als Kondensationsprodukt *Tetrahydropapaverolin* (= 1,2,3,4-Tetrahydro-6,7-dihydroxy-1-(3'-4'-dihydroxybenzyl)-isochinolin), das in Papaver somniferum eine Vorstufe von Morphin ist. Ein anderes Tetrahydroisochinolin, *Salsolinol* (= 1-Methyl-6,7-dihydroxy-1,2,3,4-tetrahydroisochinolin) entsteht durch Reaktion von Dopamin mit dem dem Äthanolabbau entstammenden Acetaldehyd.

Der Äthanolabbau kann nicht beschleunigt, jedoch verzögert bzw. modifiziert werden (s. unten).

---

[1] $y = y_0 - k \cdot t$ (Gleichung einer Geraden!); ansonsten — bei fast allen anderen Substanzen $y = y_0 \cdot e^{-kt}$ (logarithmiert: $\ln y = \ln y_0 - kt$, somit in dieser Form Gleichung einer Geraden!), wobei y = Blutspiegel zur Zeit t, y_0 = Anfangsblutspiegel, k = Eliminationskonstante, e = Basis des natürlichen Logarithmus. Eine Elimination nach einer Reaktion nullter Ordnung findet dann statt, wenn ein Enzym im Sättigungsbereich arbeitet (Alkohol wird üblicherweise viel höher „dosiert" als fast alle Medikamente).

Wechselwirkungen mit anderen Substanzen

1. Gegenseitige Wirkungsverstärkung von Äthanol und praktisch allen zentral dämpfend wirkenden Substanzen (größte praktische Bedeutung: Tranquilizer);

2. Herabsetzung der Alkoholtoleranz bei zahlreichen gewerblichen Vergiftungen (z. B. Hg- und Pb-Vergiftungen);

3. Disulfiram (Tetraäthylthiuramdisulfid) führt zu einer Alkoholunverträglichkeit. Wirkungsmechanismus: vermutlich — allerdings sicher nicht ausschließlich — Hemmung der Aldehyddehydrogenase, wodurch es nach Alkoholzufuhr zu einer Zunahme von Acetaldehyd kommt (Symptome: Gefäßerweiterung, Hypotonie, Tachykardie, Erbrechen, Dyspnoe und Hyperpnoe). Anwendung zur Unterstützung der Alkoholentwöhnung (Patient und Angehörige müssen entsprechend informiert werden! Vorsichtiger Trinkversuch in Gegenwart des Arztes!).

Ähnlich wie Disulfiram wirken: Kalkstickstoff[1]; die Inhaltsstoffe des Faltentintlings (Coprinus atramentarius), der, ohne gleichzeitigen Alkoholgenuß, ein tadellos verträglicher Speisepilz ist; Metronidazol, ein Chemotherapeutikum bei Trichomonaden und Amoeben, verursacht bei Alkoholgenuß neben einer Disulfiram-artigen Wirkung auch einen metallischen Geschmack; ferner n-Butylaldoxim (Zusatz zu Druckereifarben), Tolbutamid, Pethidin u. a. Von den genannten Substanzen wird außer Disulfiram gelegentlich nur Kalkstickstoff oder Metronidazol zur Unterstützung der Entwöhnung verwendet.

4. Einige andere Wechselwirkungen, z. B. verstärkt Äthanol die Methämoglobinämie bei Vergiftungen mit Methämoglobinbildnern vom Anilin-Typ („blauer Montag") und kann — ebenso wie Tyramin — bei gleichzeitiger Behandlung mit MAO-Hemmern hypertone Krisen auslösen.

Therapie der akuten Äthanolvergiftung

Symptomatisch. Die Lävulosetherapie — i.v. Injektion oder Infusion — soll zu einem beschleunigten Äthanolabbau führen, ist jedoch umstritten.

Alkoholnachweis (forensisch wichtig!)

beruht — sowohl im Blut als auch in der Exspirationsluft — auf der Reduktion von Kaliumbichromat in Gegenwart von Schwefelsäure (Nachweis nach Widmark):

$$2 K_2Cr_2O_7 + 8 H_2SO_4 = 2 K_2SO_4 + 2 Cr_2(SO_4)_3 + 8 H_2O + 3 O_2$$
$$3 C_2H_5OH + 3 O_2 = 3 CH_3COOH + 3 H_2O$$

Im Prinzip handelt es sich darum, daß Cr^{6+} (gelb) durch Äthanol zu Cr^{3+} (grün) reduziert wird, daher auch Grünfärbung des „Röhrchens" bei positivem Ausfall des polizeilichen Testes (der Ballon der Testvorrichtung dient dazu, eine genau definierte Menge Exspirationsluft analysieren zu können).

Der Test ist nicht spezifisch; andere reduzierende Substanzen (z. B. Inhaltsstoffe von Äpfeln, die kurz vor der Untersuchung der Exspirationsluft gegessen wurden) liefern falsche positive Resultate. Weitgehend spezifisch ist der Nachweis mit Hilfe der Alkoholdehydrogenase.

---

[1] Kalkstickstoff, in der Landwirtschaft als Düngemittel verwendet, wird im Organismus in Cyanamid $CN (NH_2)$ umgewandelt, verantwortlich für Gefäßerweiterung im Gesicht und am Oberkörper (ähnlich Amylnitritvergiftung) bei der „Kalkstickstoffkrankheit".

Literatur

Wartburg, J. P. von: Biochemie der Alkoholintoxikation und des Alkoholismus. In: Sucht und Mißbrauch (Steinbrecher, W., Solms, H., eds.), 2. Aufl. Stuttgart: G. Thieme. 1975.

Moeschlin, S.: Klinik und Therapie der Vergiftungen, 5. Aufl. Stuttgart: G. Thieme. 1972.

2.4 Sedativa

Synonyma: Hypno-Sedativa, Beruhigungsmittel.

Kleine, seit dem Erscheinen der Tranquilizer fast in Vergessenheit geratene Gruppe von Präparaten, die sich in drei Untergruppen aufteilen läßt:

1. Hypnotika in niedriger Dosierung (z. B. Phenobarbital, 15 mg) oder an sich schwach wirksame Hypnotika (z. B. Methylpentynol).

2. Bromide, wirken sedierend und antikonvulsiv (daher früher Anwendung als Antiepileptika); bei chronischer Anwendung Gefahr einer Vergiftung (Bromismus).

3. Pflanzliche Sedativa

Mehrere Pflanzen sollen über sedierend wirksame Inhaltsstoffe verfügen. Typische Beispiele sind: Valeriana officinalis (Baldrian), Humulus lupulus (Hopfen) und Passiflora incarnata (Passionsblume).

Präparate

Phenobarbital: Agrypnaletten®-Tabl. (15 mg)

Bromide: Natriumbromid, Kaliumbromid und Ammoniumbromid sind offizinell (übliche Einzeldosen um 1,0).

Pflanzliche Sedativa: Tinctura Valerianae und Tinctura Valerianae aetherae (Baldriantropfen) sind offizinell.

Im übrigen sind zahlreiche Kombinationspräparate im Handel; typisches Beispiel: Bellergal®-Dragees (Phenobarbital 0,02 + Ergotamintartrat 0,3 mg + Bellafolin 0,1 mg).

2.5 Psychopharmaka

Unter der Bezeichnung Psychopharmaka (engl: psychotropic drugs) werden die Arzneimittelgruppen

Tranquilizer,

Neuroleptika,

Antidepressiva,

Psychostimulantien und

Halluzinogene

zusammengefaßt. Neuroleptika und Antidepressiva dienen vorwiegend, aber nicht ausschließlich, zur (symptomatischen) Behandlung von Psychosen; Halluzinogene sind keine Medikamente, werden aber erwähnt, weil sie einerseits zur Erzeugung sogenannter Modellpsychosen verwendet werden können und andererseits ein gewisses Mißbrauchspotential haben.

Psychopharmaka sind eine relativ junge Gruppe von Substanzen: Chlorpromazin – das erste Neuroleptikum – wurde 1952, Reserpin 1953, Mepro-

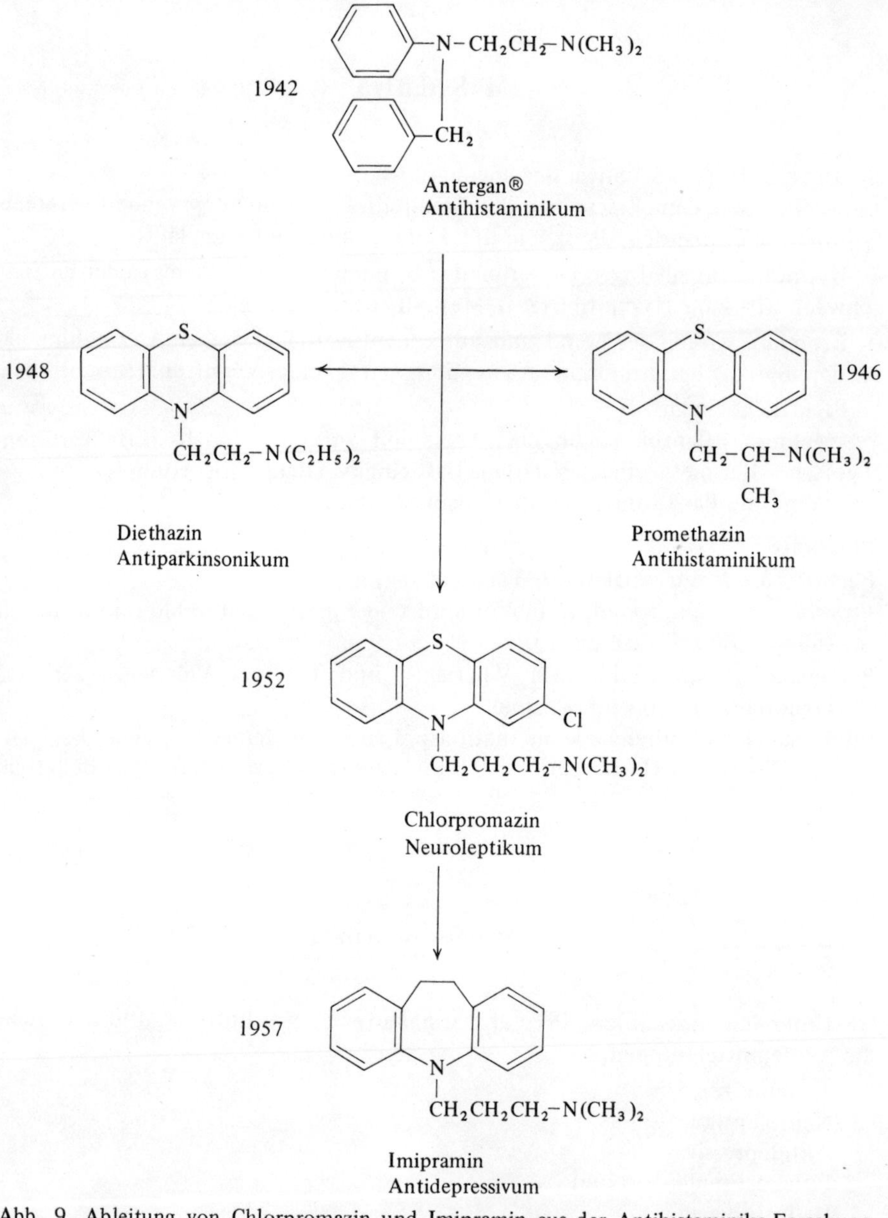

1942

$-N-CH_2CH_2-N(CH_3)_2$

$-CH_2$

Antergan®
Antihistaminikum

1948

$CH_2CH_2-N(C_2H_5)_2$

Diethazin
Antiparkinsonikum

1946

$CH_2-CH-N(CH_3)_2$
CH_3

Promethazin
Antihistaminikum

1952

Cl

$CH_2CH_2CH_2-N(CH_3)_2$

Chlorpromazin
Neuroleptikum

1957

$CH_2CH_2CH_2-N(CH_3)_2$

Imipramin
Antidepressivum

Abb. 9. Ableitung von Chlorpromazin und Imipramin aus der Antihistaminika-Forschung. (Nach Schmutz, J.: Absicht und Zufall in der Arzneimittelforschung, dargelegt am Beispiel der trizyklischen Psychopharmaka. Pharmaceut. Acta Helv. *48*, 117–132 (1973), Abb. 1)

bamat – der erste Tranquilizer – 1954 und Imipramin – das erste trizyklische Antidepressivum – 1957 in die Therapie eingeführt (Abb. 9). Andererseits sind Halluzinogene zum Teil schon in prähistorischer Zeit für rituelle Zwecke verwendet worden.

Mit Psychopharmaka werden in erster Linie Zielsymptome (Beispiele: Angst, Depression), also bestimmte Symptome oder Syndrome unabhängig von ihrer nosologischen Zugehörigkeit behandelt, und erst in zweiter Linie bestimmte Krankheiten (Beispiel: Schizophrenie). In diesem Zusammenhang darf nicht vergessen werden, daß in vielen Fällen andere therapeutische Maßnahmen (z. B. Psychotherapie) wichtiger sein können als eine Behandlung mit Psychopharmaka. Psychopharmaka spielen im übrigen nicht nur in der klinischen Praxis, sondern auch in der experimentellen Forschung eine bedeutende Rolle.

Für die klinische Wirkung der Psychopharmaka sind übrigens nicht nur deren pharmakologische Eigenschaften, sondern auch die Persönlichkeitsmerkmale des Patienten sowie die situativen Bedingungen zum Zeitpunkt der Verabreichung von entscheidender Bedeutung.

2.5.1 Tranquilizer

Synonyma: Tranquillizer (engl. Schreibweise; amerikanische Schreibweise mit -1-), Tranquillantien, minor tranquil(1)izers, Psychosedativa, Ataraktika, Anxiolytika.

Umstrittene Arzneimittelgruppe, von einigen Autoren als Untergruppe der Hypnotika bzw. Hypno-Sedativa gewertet, im allgemeinen als „Hypnotika-freie Beruhigungsmittel" definiert.

1946 wurden die pharmakologischen Eigenschaften verschiedener α-substituierter Äther des Glyzerins, darunter auch *Mephenesin*, beschrieben; diese Substanz hatte eine zentral muskelrelaxierende und sedierende Wirkung. Das 1951 in die Therapie eingeführte *Meprobamat* leitet sich chemisch von Mephenesin ab und war der erste Tranquilizer. Bei dem Versuch, ein Chinazolinderivat zu synthetisieren, wurde 1961 zufällig eine Substanz – *Chlordiazepoxid* – mit einem neuartigen Ringsystem – Benzodiazepin[1] – erhalten, die trotz unterschiedlicher Struktur pharmakologisch ähnlich wie Meprobamat, aber wesentlich stärker wirkte. In der Folgezeit haben die Benzodiazepinderivate alle anderen Tranquilizer weitgehend verdrängt. Weltweit ist *Diazepam* das am häufigsten verschriebene Medikament.

---

[1] Epine sind siebengliedrige Ringe; Diazepin: siebengliedriger Ring mit zwei N; Benzodiazepin: Benzolring + Diazepinring.

Chemie und Einteilung

Formelübersicht Tranquilizer

1 Propandiol-Derivat

$$CH_2-O-CO-NH_2$$
$$H_3C - \overset{|}{\underset{|}{C}} - (CH_2)_2 - CH_3$$
$$CH_2-O-CO-NH_2$$

Meprobamat

2.1 1,4-Benzodiazepin-Derivate

7-Chlor-Derivate

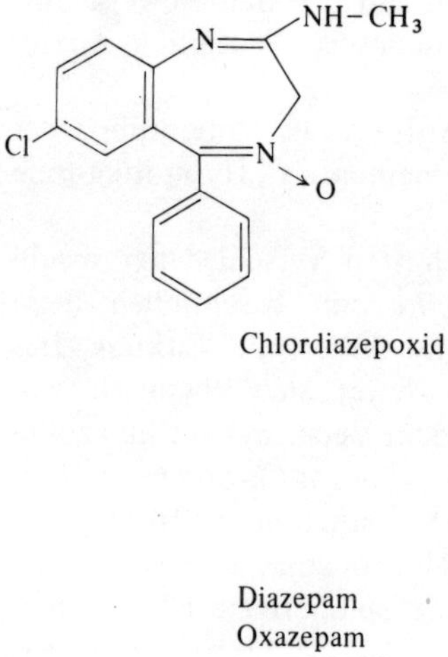

Chlordiazepoxid

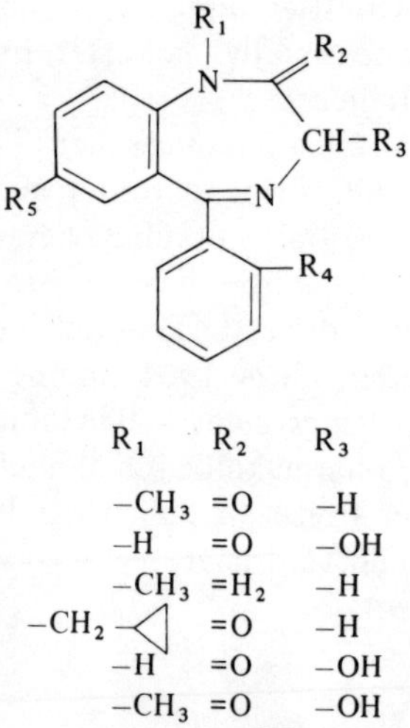

	R_1	R_2	R_3	R_4	R_5
Diazepam	$-CH_3$	$=O$	$-H$	–	$-Cl$
Oxazepam	$-H$	$=O$	$-OH$	–	$-Cl$
Medazepam	$-CH_3$	$=H_2$	$-H$	–	$-Cl$
Prazepam	$-CH_2-\triangleleft$	$=O$	$-H$	–	$-Cl$
Lorazepam	$-H$	$=O$	$-OH$	$-Cl$	$-Cl$
Temazepam	$-CH_3$	$=O$	$-OH$	–	$-Cl$
Dikalium-Chlorazepat	$-H$	$<^{OK}_{OH}$	$-COOK$	–	$-Cl$
Flurazepam	$-(CH_2)_2 \cdot N(C_2H_5)_2$	$=O$	$-H$	$-F$	$-Cl$

7-Nitro-Derivate

	R_1	R_2	R_3	R_4	R_5
Nitrazepam	$-H$	$=O$	$-H$	–	$-NO_2$
Flunitrazepam	$-CH_3$	$=O$	$-H$	$-F$	$-NO_2$
Clonazepam	$-H$	$=O$	$-H$	$-Cl$	$-NO_2$

2.2 1,5-Benzodiazepin-Derivat

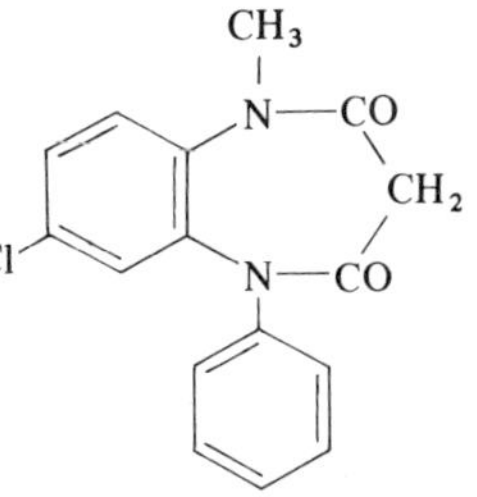

CH$_3$

N—CO

Cl

CH$_2$

N—CO

Clobazam

3 Diphenylmethan-Derivate

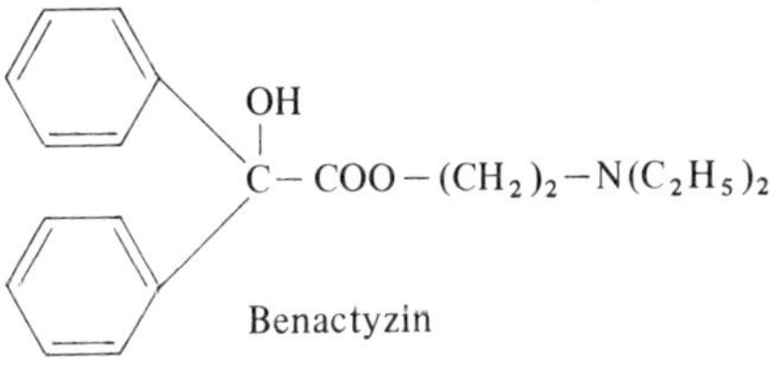

OH

C—COO—(CH$_2$)$_2$—N(C$_2$H$_5$)$_2$

Benactyzin

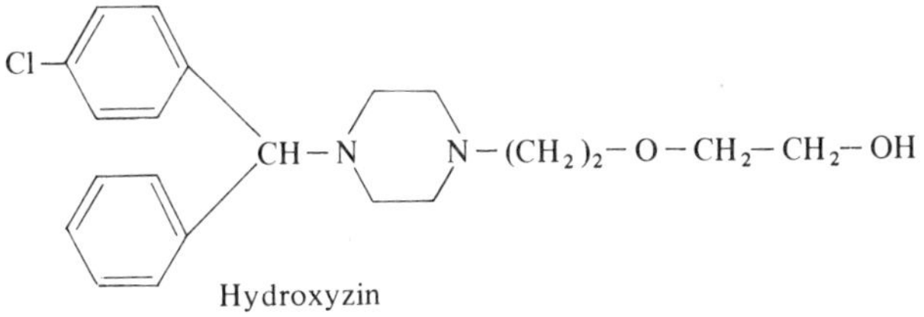

Cl

CH—N   N—(CH$_2$)$_2$—O—CH$_2$—CH$_2$—OH

Hydroxyzin

4 Tetrazyklische Verbindung

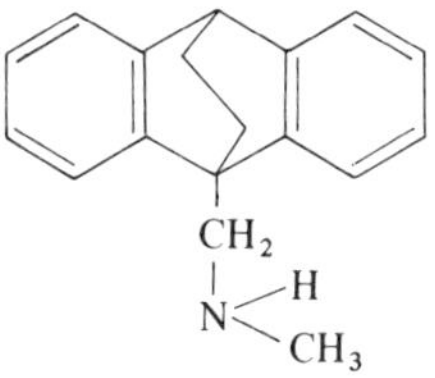

CH$_2$

N—H

CH$_3$

Benzoctamin

1   Propandiolderivate, z. B. Meprobamat
2   Benzodiazepinderivate
2.1 1,4-Benzodiazepine, z. B. Chlordiazepoxid, Diazepam
2.2 1,5-Benzodiazepine, z. B. Clobazam
3   Diphenylmethanderivate, z. B. Benactyzin
4   Dibenzobicyclo-octadien-Derivate, z. B. Benzoctamin.

Größte praktische Bedeutung haben die Benzodiazepinderivate. Pharmakologisch haben die Propandiol- und Benzodiazepinderivate ein vergleichbares Wirkungsspektrum, während die sub 3 und 4 angeführten Substanzen auch qualitativ andersartig wirken.

Wirkungsspektrum der Benzodiazepinderivate (Prototyp: Diazepam)

Komplexe pharmakologische Wirkungen

Allgemeine zentrale Dämpfung, Einschränkung der psychischen Leistungsfähigkeit, bei entsprechender Dosissteigerung auch Schlaf bzw. Narkose; allerdings dürfte der Abstand zwischen sedierender und atemlähmend wirkender Dosis erheblich größer sein als bei den Hypnotika und Hypno-Sedativa, daher große therapeutische Breite

Herabsetzung der Spontanaktivität, Ataxie

Antiaggressive Wirkung, nachweisbar durch den sogenannten Zähmungseffekt (z. B. bei siamesischen Kampffischen, aggressiven Affen, sogenannten „Kampfmäusen", das sind Mäuse mit durch soziale Isolation induzierter Aggressivität) und charakterisiert durch Verringerung der defensiven und aggressiven Feindseligkeit sowie Steigerung des sozialen Verhaltens

Erhöhung der Toleranzschwelle in Konfliktsituationen

Anxiolytische Wirkung in noch nicht hypnotisch wirkenden Dosen

Enthemmung unterdrückter Verhaltensweisen, und zwar Wiederherstellung des durch Bestrafung oder mangelnde Belohnung unterdrückten Verhaltens bzw. Reduktion des durch Bestrafung motivierten Verhaltens[1]; diese Wirkungen werden im allgemeinen als anxiolytische Wirkungskomponente gedeutet

Amnestische Wirkung[2].

Pharmakologische Einzelwirkungen

Zentral muskelrelaxierende Wirkung. Mögliche Ursachen sind: a) Hemmung spinaler, besonders polysynaptischer Reflexe (Wirkung auf Rückenmark und/oder Hirnstamm?) und b) zentrale Hemmung des γ-motorischen Systems. Bei den Benzodiazepinen überwiegt der sub a) genannte Mechanismus

Antikonvulsive Wirkung, und zwar insbesondere Hemmung der Krampfausbreitung, beim Menschen antiepileptische Wirkung

---

[1] Experimentelle Befunde führten zur Annahme eines hypothalamischen, paraventrikulär lokalisierten, cholinergen Systems, das die Reaktion auf Bestrafung erzeugt („Bestrafungssystem"); es kann auch durch Anticholinergika gehemmt werden. Zusätzlich existiert ein sogenanntes „Belohnungssystem", das adrenerg sein soll.

[2] Wenn vorhanden, besteht die Amnesie (d. i. Gedächtnisausfall) nur für die Zeit nach der Zufuhr des Benzodiazepinderivates (d. h. es besteht eine anterograde und keine retrograde Amnesie wie etwa bei Hirntraumen!). Wird z. B. nach Zufuhr einer hypnotisch wirksamen Flunitrazepamdosis der Eintritt des Schlafes verhindert, so besteht nachträglich für diese Zeit in den meisten Fällen eine komplette Amnesie. Auch andere Substanzen, z. B. Scopolamin, können eine Amnesie bewirken.

Bevorzugte Beeinflussung bestimmter subkortikaler Strukturen, und zwar vorwiegend:

— Dämpfung der Formatio reticularis bzw. Dämpfung der durch Erregung des aszendierenden retikulären Systems auslösbaren Weckreaktion; nicht spezifisch für Tranquilizer, auch Hypnotika und Narkotika haben eine derartige Wirkung (vgl. S. 40);

— Dämpfung des limbischen Systems, insbesondere des Nucleus amygdalae und des Hippocampus; wird mit der anxiolytischen Wirkung in Zusammenhang gebracht;

— Dämpfung des Hypothalamus, die sich unter anderem in einer Hemmung der durch Hypothalamusreizung auslösbaren autonomen Reaktionen äußert.

Molekularbiologische Wirkungen

Bisher sind zahlreiche synaptische und extrasynaptische Wirkungen beschrieben worden

Benzodiazepine werden offenbar an einen Benzodiazepinrezeptor gebunden, was sekundär eine „GABA-erge" Wirkung[1] zur Folge hat, die wiederum die Ursache für die antikonvulsive und/oder zentral muskelrelaxierende Wirkung (und vielleicht auch für andere Wirkungen) sein könnte

---

[1] GABA ist sehr wahrscheinlich ein inhibitorischer Transmitter im ZNS, der an der postsynaptischen Membran zu einer Öffnung der Cl^--Kanäle (Folge: Hyperpolarisation) führt und vermutlich auch für die präsynaptische Hemmung (Depolarisation der Nervenendigungen) verantwortlich ist. Vorkommen an inhibitorischen Synapsen, z. B. im Kleinhirn (Benzodiazepine hemmen die Entladungen der zerebellaren Purkinje-Zellen!) und an den Endigungen der strio-nigralen Neurone (s. S. 82). GABA wird durch die Glutaminsäuredekarboxylase aus Glutaminsäure gebildet und durch die GABA-Transaminase abgebaut; beide Enzyme hängen von Pyridoxalphosphat ab (daher treten bei Pyridoxinmangel Krämpfe infolge verminderter GABA-Synthese und nach Isoniazid Krämpfe infolge Hemmung der Glutaminsäuredekarboxylase auf). GABA dringt bei intakter Blut-Hirnschranke nicht in das ZNS ein. Substanzen mit GABA-mimetischer Wirkung könnten (a) am Rezeptor als GABA-Agonisten wirken, (b) die Rückaufnahme von GABA in GABA-erge Neurone und Gliazellen hemmen oder (c) die GABA-Transaminase hemmen. Versuche, derartige Substanzen zu finden, waren bisher nicht sehr erfolgreich (mangelnde Spezifität, mangelnde Penetration in das ZNS). Ein typischer GABA-Agonist ist Muscimol (3-Hydroxy--5-aminomethylisoxazol), ein Psychotomimetikum aus Amanita muscaria. Substanzen, die die GABA-Transaminase hemmen, sind: Aminooxyessigsäure, L-Cycloserin (D-Cycloserin ist ein Breitbandantibiotikum mit tuberkulostatischer Wirkung), Valproinsäure (s. S. 115), Gabaculin (5-Amino-1,4-cyclohexadienyl-carboxylsäure, aus Streptomyces toyocaemis), u.v.a.. Substanzen mit GABA-ähnlicher Struktur sind: Baclofen (β-(p-Chlorphenyl)-γ-aminobuttersäure), das als Spezialität (Lioresal®-Tabl.) im Handel ist (Indikation: Muskelspastizität verschiedener Genese), in das ZNS eindringt, aber wahrscheinlich keine GABA-erge Wirkung hat; ähnliches gilt für γ-Hydroxybuttersäure (wurde in Form des Na-Salzes gelegentlich als i.v.-Narkotikum verwendet). Bisher wurden bei folgenden Erkrankungen Störungen der Übertragung an zentralen GABA-ergen Synapsen angenommen: Chorea Huntington (s. S. 81), Morbus Parkinson, Epilepsie und Schizophrenie (?). (Enna, S. J., Maggi, A.: Biochemical pharmacology of gabaergic agonists. Life Sci. *24*, 1727–1738, 1979). Über GABA-Antagonisten s. S. 129.

Ebenso ist wahrscheinlich die verschiedentlich nachgewiesene Beeinflussung anderer Transmittersysteme durch Benzodiazepine (z. B. Herabsetzung des Umsatzes von 5-HT, NA und ACh in verschiedenen Hirnregionen) sekundäre Folge ihrer GABA-ergen Wirkung.

Wechselwirkungen mit anderen Substanzen

Verstärkung (möglicherweise auch echte Potenzierung) der Wirkung anderer
  zentral dämpfender Substanzen (praktisch wichtig vor allem Alkohol!),
  daher auch Anwendung in der Prämedikation
Schutzwirkung gegenüber verschiedenen Krampfgiften, jedoch nicht nur solchen,
  die durch Interferenz mit GABA wirken (z. B. Pikrotoxin), sondern z. B.
  auch gegenüber Strychnin. Antagonismus auch gegenüber anderen zentral
  erregenden Substanzen, z. B. Amphetamin.

Nebenwirkungen

sind größtenteils durch die zentrale Wirkung erklärbar: Schläfrigkeit, Somnolenz, Ataxie, Apathie. Gelegentlich aber auch paradoxe Reaktionen wie Schlafstörungen, Hyperaktivität, Übererregbarkeit und Aggressionssteigerung. Im übrigen Kopfschmerz, Schwindel, Nausea, Tachykardie und Mundtrockenheit. Leberfunktionsstörungen und allergische Reaktionen können vorkommen, im allgemeinen sind jedoch Benzodiazepine sehr gut verträglich.

Weitere Hinweise zur Wirkung

Benzodiazepinrezeptoren sind im ZNS verschiedener Vertebraten und auch des Menschen nachgewiesen worden, und zwar vor allem im zerebralen und zerebellaren Kortex und in limbischen Strukturen. GABA-Rezeptor und Benzodiazepinrezeptor sind miteinander assoziiert, aber nicht identisch (so kommen z. B. bei Invertebraten GABA-Rezeptoren, aber keine Benzodiazepinrezeptoren vor und auch im ZNS von Vertebraten gibt es GABA-Rezeptoren, die keine Beziehungen zu Benzodiazepinrezeptoren haben). Im übrigen dürfte es zwei Typen von GABA-Rezeptoren geben, wobei der Benzodiazepinrezeptor mit dem $GABA_2$-Rezeptor verbunden ist. In der postsynaptischen Membran der betreffenden Neurone wird eine komplexe funktionelle Einheit angenommen, die aus dem GABA-Rezeptor, dem Benzodiazepin-Rezeptor, einem spezifischen Modulatorprotein und dem Cl^--Kanal besteht. Diese Hypothese postuliert, daß durch die Bindung der Benzodiazepine an den Rezeptor die Affinität von GABA zum GABA-Rezeptor wesentlich erhöht wird, woraus letzten Endes die GABA-erge Wirkung der Benzodiazepine resultiert. Noch nicht endgültig geklärt ist die Frage, ob es — etwa in Analogie zu den Opiatrezeptoren und den Endorphinen — endogene Liganden für den Benzodiazepinrezeptor gibt. Verschiedene, vorwiegend hochmolekulare endogene Substanzen (z. B. Purinnucleoside), die dafür in Frage kommen könnten, sind beschrieben worden, aber ihre physiologische Bedeutung ist derzeit noch völlig ungewiß.

Auch völlig andersartige Wirkungsmechanismen der Benzodiazepinderivate sind postuliert worden, so z. B. GABA-antagonistische oder Glycin-agonistische. Im übrigen gibt es auch, ähnlich wie dies bei den Barbituraten der Fall ist, konvulsiv wirksame Benzodiazepinderivate.

Unterschiede zwischen den einzelnen Präparaten

Die Gruppenbezeichnung *Benzodiazepinderivate* ist irreführend; de facto handelt es sich immer (zumindest bei den therapeutisch verwendeten, nicht aber z. B. bei den konvulsiv wirksamen Präparaten) um Phenylbenzodiazepine und in den meisten Fällen (vgl. Formelübersicht) um *5-Phenyl-1,4-benzodiazepinone*. Hohe pharmakologische Aktivität wird erreicht, wenn sich in der Position 7 (R_5 in der Formelübersicht) ein Substituent mit Elektronenaffinität (Halogen, CF_3, NO_2, CN), in o-Stellung am Phenylring (R_4 in der Formelübersicht) ein F oder Cl, und als Substituent am N_1 (R_1 in der Formelübersicht) eine CH_3-Gruppe befindet.

Gleichen Wirkungsmechanismus vorausgesetzt, dürften sich die einzelnen Benzodiazepinderivate pharmakologisch nur quantitativ voneinander unterscheiden. Trotzdem wird behauptet, daß bei den einzelnen Präparaten jeweils andere Wirkungskomponenten im Vordergrund stehen. *Diazepam* gilt als typischer Tranquilizer, hat jedoch auch eine ausgeprägte antikonvulsive Wirkung. Bei *Nitrazepam* und noch mehr bei *Flunitrazepam* steht die hypnotische Wirkung im Vordergrund: Flunitrazepam ist das stärkste Hypnotikum, seine übliche Dosierung liegt bei 1 mg! *Clonazepam* ist vorwiegend antikonvulsiv wirksam. Präparate wie diese werden dementsprechend den betreffenden anderen Arzneimittelgruppen (Hypnotika bzw. Antiepileptika) zugeordnet.

Einige Benzodiazepinderivate werden im Organismus in ebenfalls pharmakologisch aktive Metabolite umgewandelt, z. B. Diazepam in *Oxazepam*. In solchen Fällen wäre es denkbar, daß sich, wie gelegentlich behauptet wird, während der Wirkungsdauer eines Benzodiazepinderivates das zu beobachtende Wirkungsspektrum ändert.

Unterschiede zwischen den einzelnen Präparaten bestehen auch bezüglich der Löslichkeit. *Chlordiazepoxid* und *Medazepam* können wasserlösliche Salze bilden; andere Benzodiazepine müssen, wenn sie injiziert werden sollen, in organischen Lösungsmitteln gelöst werden, die unter Umständen zentrale Eigenwirkungen entfalten können.

Aus der Gruppe der *Propandiol-Derivate* wird als Tranquilizer nur noch *Meprobamat* verwendet. Trotz des erheblichen Unterschiedes in der chemischen Struktur ist das Wirkungsspektrum von Meprobamat jenem der Benzodiazepine weitgehend ähnlich, obschon es auf zellulärer Ebene sicherlich andersartig wirkt (keine Bindung an den Benzodiazepinrezeptor, keine Beziehung zu GABA).

Die Präparate der Gruppe der *Diphenylmethan-Derivate* zeigen chemisch Ähnlichkeiten mit H_1-Antihistaminika. Ihr Wirkungsspektrum ist von dem der Benzodiazepin- und Propandiol-Derivate weitgehend verschieden. Sie wirken nicht antikonvulsiv, nicht narkotisch und nicht zentral muskelrelaxierend, wohl aber anticholinerg, spasmolytisch, antihistaminartig, lokalanästhetisch usw. Im Tierversuch sollen sie besonders das Verhalten in Konfliktsituationen günstig beeinflussen. Die Nebenwirkungen sind vor allem durch die anticholinerge Wirkungskomponente bedingt (Mundtrockenheit, Tachykardie usw.). Nur *Benactyzin* und *Hydroxyzin* werden gelegentlich noch verwendet. Der Name „Ataraktika" ist vereinzelt als Bezeichnung für Präparate dieser Gruppe, gelegentlich aber auch als Synonym für Tranquilizer gebraucht worden.

Das *Dibenzobicyclo-octadien-Derivat Benzoctamin*, eine tetrazyklische Verbindung, ist eine Neuentwicklung aus dem Jahr 1970. Es ist ein Tranquilizer mit geringen muskelrelaxierenden Eigenschaften, der nicht hypnotisch-narkotisch und auch nicht antikonvulsiv wirkt, wohl aber eine antagonistische Wirkung gegenüber Histamin, Katecholaminen, 5-HT und ACh besitzt. Nebenwirkungen sind Mundtrockenheit, gastrointestinale und kardiovaskuläre Störungen. Benzoctamin ist das einzige Präparat mit praktischer Bedeutung innerhalb dieser Gruppe.

Indikationen

Zielsymptome sind Angst, Spannung und Unruhe bzw. emotionale Erregung; als typische Indikaton gelten psychosomatische Syndrome. Tranquilizer sind keine Antipsychotika!

Präparate mit zentral muskelrelaxierender Wirkung (Propandiole und Benzodiazepinderivate) sind bei spastischen Zuständen der quergestreiften Muskulatur (z. B. bei multipler Sklerose, amyotrophischer Lateralsklerose, Rückenmarksläsionen) indiziert.

Einige Benzodiazepinderivate werden wegen des (behaupteten) Vorherrschens einer bestimmten Wirkungskomponente anderen Arzneimittelgruppen zugeordnet und daher auch dort erwähnt, und zwar Nitrazepam, Flurazepam und Flunitrazepam bei den Hypnotika-Narkotika, Clonazepam und Diazepam bei den Antiepileptika. Die antikonvulsive Wirkung der letztgenannten Präparate wird jedoch auch bei anderen Krampfzuständen (Tetanus, Strychninvergiftung, Alkoholentzugssyndrom u. a.) ausgenützt.

Präparate

Meprobamat: Miltaun®-Tabl. (0,4), -Kapseln (0,2), -Amp. (0,4; i.m.)

Chlordiazepoxid: Librium 5 (bzw. 10, 25) „Roche"®-Dragees (5, 10 und 25 mg); Librium „Roche"®Amp. (0,1; i.m., i.v.)

Diazepam: Valium „2"® (bzw. „5", „10")-Tabl. (2, 5 und 10 mg); Valium „10" Roche®-Amp. (10 mg; i.m., i.v.)

Lorazepam: Temesta® 1,0 (bzw. 2,5)-Tabl. (1 und 2,5 mg)

Bromazepam: Lexotanil „Roche"® 3 mg (und 6 mg)-Tabl.

Dikaliumchlorazepat: Tranxilium® 5 (bzw. 10)-Kapseln (5, 10 mg), -20 (bzw. 40)-Tabl. (20, 40 mg)

Hydroxyzin: Atarax®-Dragees (10 bzw. 25 mg)

Benzoctamin: Tacitin® 5 (bzw. 10)-Tabl. (5, 10 mg), -Amp. (10 mg)

Zahlreiche Kombinationspräparate; beliebt sind Kombinationen von Meprobamat oder Benzodiazepinderivaten mit Hypnotika, Antidepressiva, Spasmolytika, Antiarrhythmika oder Nitriten (bzw. Nitraten).

Literatur

The benzodiazepines (Garattini, S., Mussini, E., Randall, L. O., eds.). New York: Raven Press. 1973.

Costa, E., Guidotti, A.: Molecular mechanisms in the receptor action of benzodiazepines. Ann. Rev. Pharmacol. Toxicol. *19*, 531–545 (1979).

Möhler, H., Okada, T.: The benzodiazepine receptor in normal and pathological human brain. Brit. J. Psychiat. *133*, 261–268 (1978).

Schallek, W., Schlosser, W., Randall, L. O.: Recent developments in the pharmacology of the benzodiazepines. Adv. Pharmacol. Chemother. *10*, 119–183 (1972).

2.5.1.1 Anhang

2.5.1.1.1 Anxiolytika

Es gibt verschiedene Arten der Angst, darunter auch solche, bei denen entweder keine Therapie erforderlich ist oder psychotherapeutische Maßnahmen vorzuziehen sind.

Obwohl verschiedene Angsttheorien entwickelt worden sind und obwohl die Wirkungen der Anxiolytika relativ gut bekannt sind, gibt es bisher keine einheitliche Hypothese darüber, warum eine bestimmte Substanz anxiolytisch wirkt. Eine interessante Hypothese[1] nimmt an, daß Angst mit einer Aktivierung des noradrenergen Locus coeruleus-Systems (s. S. 4) vergesellschaftet ist; Substanzen, die dieses System aktivieren (wie α_2-adrenerge Antagonisten vom Typ des Piperoxan, ferner Yohimbin) lösen Angst aus, Substanzen, die es hemmen, wirken anxiolytisch.

„Tranquilizer" und „Anxiolytika" werden oft als Synonyma verwendet. Das ist nicht richtig, denn anxiolytisch wirken mehrere Arzneimittelgruppen, nämlich:

Hypnotika und Sedativa (einschließlich Äthanol)

Tranquilizer

Neuroleptika

Antidepressiva vom Amitriptylin-Typ

Opiate

β-Rezeptorenblocker.

Praktische Bedeutung als Anxiolytika haben vor allem *Tranquilizer* und *β-Rezeptorenblocker*. Mit Ausnahme der letzteren werden diese Arzneimittelgruppen an anderer Stelle abgehandelt. Über die Zugehörigkeit der β-Rezeptorenblocker zu der Gruppe der Anxiolytika gibt es widersprüchliche Meinungen, obwohl an einer anxiolytischen Wirkungskomponente dieser Substanzen im allgemeinen nicht gezweifelt wird.

Obschon sicher ist, daß es im ZNS β-Rezeptoren gibt und daß bestimmte β-Rezeptorenblocker in das ZNS eindzudringen imstande sind, ist nach wie vor unbekannt, ob der anxiolytischen Wirkung ein zentraler Angriffspunkt zugrunde liegt. Die periphere Wirkung der β-Rezeptorenblocker — Aufhebung der Tachykardie (die üblicherweise mit Angst assoziiert ist) und damit Unterbrechung eines circulus vitiosus — könnte allein die anxiolytische Wirkung erklären. Somatische Symptome der Angst werden im übrigen besser beeinflußt als psychische, weswegen auch Kombinationen mit Tranquilizer, z. B. Diazepam, empfohlen werden. β-Rezeptorenblocker können zwar nicht nur periphere, sondern auch zentrale

---

[1] Redmond, D. E., jr., Huang, Y. H.: New evidence for a locus coeruleus-norepinephrine connection with anxiety. Life Sci. *25*, 2149–2162 (1979).

Nebenwirkungen (z. B. Schlafstörungen, Müdigkeit) auslösen, wirken aber – im Unterschied zu den Tranquilizern – nicht sedierend und haben auch kein Abhängigkeitspotential.

Typische Indikationen für β-Rezeptorenblocker sind insbesondere Streß-bedingte Angstsyndrome wie Rednerangst, Prüfungsangst, „Lampenfieber", Flugangst, Angstzustände bei bestimmten Sportarten (z. B. Fallschirmspringen) und dergleichen.

Andere Indikationen für β-Rezeptorenblocker in der Psychiatrie sind:
– bestimmte Formen des Tremors (u. a. auch Lithiumtremor),
– bestimmte Psychosen (wozu fast ausschließlich hoch dosiertes – bis 6 g tgl.! – Propranolol verwendet wurde) und
– bestimmte Entzugssyndrome (vor allem Alkoholentzugssyndrom),
wobei die beiden letztgenannten Indikationen sehr umstritten sind.

Bei den erwähnten Indikationen sind selbstverständlich die Kontraindikationen der β-Rezeptorenblocker (Herzinsuffizienz, Asthma bronchiale, Bradykardie, Diabetes usw.) zu beachten.

Präparate

Aus der Gruppe der β-Rezeptorenblocker wurden als Anxiolytika vorwiegend Propranolol und Oxprenolol verwendet.

Propranolol: Inderal®-Amp. (1 mg) und Tabl. (10, 40 und 80 mg);

Oxprenolol: Trasicor®-Trockenampullen (2 mg) und -Tabl. (20, 40 und 80 mg).

Literatur

Benkert, O.: Indikationen für Beta-Rezeptorenblocker in der Psychiatrie. Internist *19*, 542–546 (1978).
Lader, M. H.: The biochemistry and physiology of anxiety. Internat. Med. *1*, 10–12 (1979).
Neuropsychiatric effects of adrenergic beta-receptor blocking agents (Carlsson, C., Engel, J., Hansson, L., eds.). München-Berlin-Wien: Urban & Schwarzenberg. 1976.

2.5.1.1.2 Zentrale Muskelrelaxantien

Synonyma: Myotonolytika, Interneuronenblocker, Internuntialblocker.

Entsprechend der geringen praktischen Bedeutung der Präparate dieser Gruppe werden diese nachfolgend nur kurz abgehandelt.

Ausgangssubstanz für die Entwicklung der zentralen Muskelrelaxantien (ZMR) war Mephenesin, das, wie bereits erwähnt, auch zur Synthese des ersten Tranquilizers, Meprobamat, geführt hatte. Die beiden Arzneimittelgruppen der ZMR und der Tranquilizer überschneiden sich: Viele (aber nicht alle) Tranquilizer wirken auch muskelrelaxierend, viele (vielleicht alle) ZMR wirken auch sedierend.

Chemie

Formelübersicht Zentrale Muskelrelaxantien

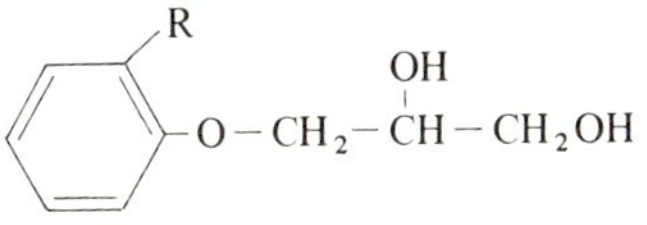

R = $-CH_3$ Mephenesin
R = $-O \cdot CH_3$ Guaiphesin

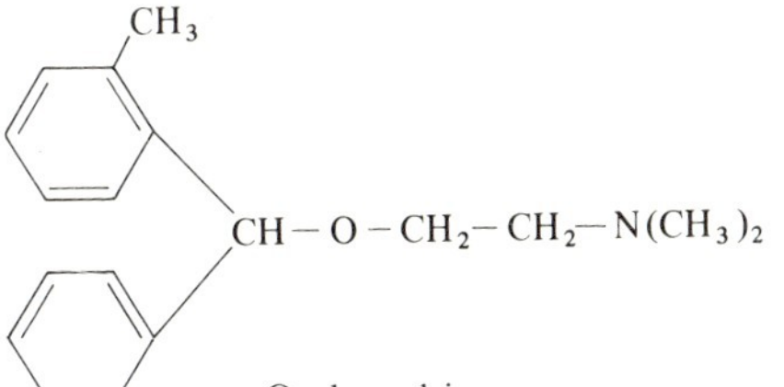

Orphenadrin

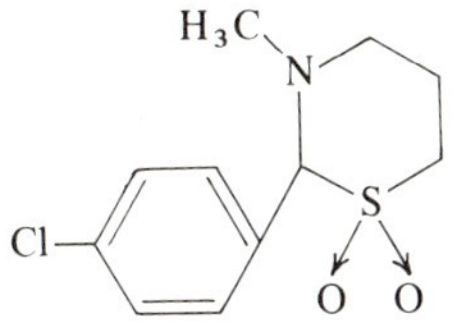

Chlormezanon

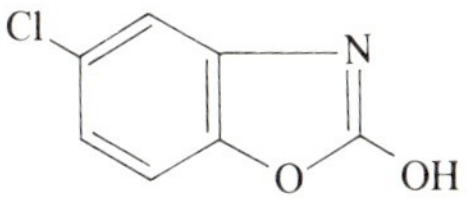

Chlorzoxazon

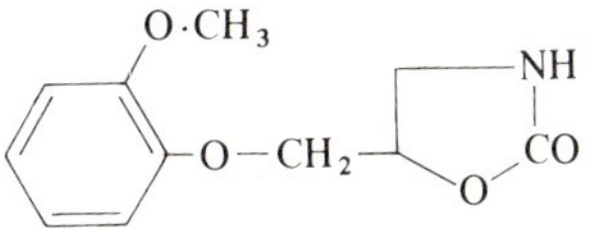

Mephenoxalon

Chemisch handelt es sich bei den ZMR um eine außerordentlich heterogene Gruppe von Präparaten, eine Tatsache, die an sich schon einen identischen Angriffspunkt oder Wirkungsmechanismus unwahrscheinlich erscheinen läßt. Die Formelübersicht bringt eine kleine Auswahl häufiger verwendeter Substanzen; zusätzlich können aus der Gruppe der Tranquilizer Meprobamat, Benzodiazepinderivate sowie eventuell auch Benzoctamin hierher gerechnet werden.

Wirkung

Die einzelnen Präparate zeigen unterschiedliche Wirkungsspektren, gemeinsam ist ihnen im wesentlichen

— eine Herabsetzung des Muskeltonus,
— Antagonismus gegenüber verschiedenen Formen von experimentell ausgelöster Spastizität und Rigidität,
— Abschwächung verschiedener, vor allem polysynaptischer spinaler Reflexe, und
— Antagonismus gegenüber verschiedenen Krämpfen (vor allem Strychnin- und Pentetrazolkrämpfe sowie durch E-Schock ausgelöste Krämpfe).

Wie bereits erwähnt, ist es höchst unwahrscheinlich, daß allen ZMR ein gleicher Wirkungsmechanismus zukommt. Der Angriffspunkt dürfte spinal oder supraspinal zu suchen sein, obschon ein (zusätzlicher) peripherer Angriffspunkt, etwa an den Muskelspindeln, zumindest bei einigen Substanzen nicht ausgeschlossen werden kann. Die einzelnen Substanzen würden sich vorwiegend durch das Überwiegen entweder der spinalen oder supraspinalen Wirkung voneinander unterscheiden. Mit „supraspinal" ist eine Wirkung auf deszendierende Bahnen der mesencephalen Formatio reticularis gemeint, etwa im Sinn einer zentralen Hemmung des γ-motorischen Systems[1].

Indikationen

Spastische Zustände der quergestreiften Muskulatur verschiedener Genese (z. B. im Rahmen neurologischer Erkrankungen, arthritisch, traumatisch, psychogen usw.). Da derartige Spasmen meist schmerzhaft sind oder auch als Folge von Schmerzen auftreten können, kommen viele ZMR in Kombination mit einem Analgetikum (meist Paracetamol) in den Handel. Ob (einige) ZMR auch „echt" analgetisch wirken können, ist umstritten.

Einige Präparate dieser Gruppe sind auch als Antiparkinsonmittel verwendet worden, z. B. Orphenadrin, das sich von dem H_1-Antihistaminikum Diphenhydramin nur durch den Mehrgehalt einer CH_3-Gruppe unterscheidet und wie dieses eine ausgeprägte anticholinerge Wirkung besitzt.

Präparate

Chlormezanon: Trancopal®-Tabl. (0,2); Trancopal comp.®-Tabl. (0,1 mit 0,45 Paracetamol)

Chlorzoxazon: Paraflex®-Tabl. (0,25); Parafon®-Kapseln (0,25 mit 0,3 Paracetamol)

Mephenoxalon: Dorsilon®-Tabl. (0,2 mit 0,45 Paracetamol)

Orphenadrin: Norflex®-Tabl. (0,1), -Amp. (0,06; Norgesic®-Tabl. (0,035 mit 0,45 Paracetamol)

Literatur

Smith, C. M.: Relaxants of skeletal muscle. In: Physiological Pharmacology (Root, W. S., Hofmann, F. G., eds.), Vol. 2, pp. 1–96. New York and London: Academic Press. 1965.

---

[1] Der quergestreifte Muskel wird von zwei Arten motorischer Nerven versorgt, die beide im Vorderhorn des Rückenmarks ihren Ursprung haben: die α-motorischen Fasern enden an der Endplatte (= Angriffspunkt der peripheren Muskelrelaxantien), die γ-motorischen an der Muskelspindel, deren Afferenzen als Ia-Fasern monosynaptisch die α-Motoneurone innervieren und damit die sogenannte γ-Schleife bilden. Ia-Afferenzen und α-Motoneurone bilden den monosynaptischen Reflexbogen (z. B. Patellarsehnenreflex), der gegenüber der Wirkung der ZMR relativ resistent ist (besonders wenn der Reflex durch elektrische Einzelreize der Spindelafferenz ausgelöst wird).

2.5.2 Neuroleptika

Synonyma: Major Tranquil(1)izer, Neuroplegika, Psychoplegika, Antipsychotika.

Vorbemerkungen

Die Schizophrenie ist, ebenso wie die manisch-depressive Krankheit, eine endogene Psychose, die mit Denk- und Affektstörungen, Halluzinationen, Kontaktarmut und anderen Symptomen einhergeht und verschiedene Verlaufs- und Erkrankungsformen (Hebephrenie, Schizophrenia simplex, Katatonie, paranoide und paranoid-halluzinatorische Schizophrenie) aufweisen kann. Neben der Pharmakotherapie spielen auch andere (psycho- und soziotherapeutische) Behandlungsmethoden eine wichtige Rolle.

Die *Ätiologie der Schizophrenie* ist umstritten, das gilt auch für die „*Dopamin-Hypothese der Schizophrenie*", die jedoch als wertvolle Arbeitshypothese aufgefaßt werden kann[1]. Sie postuliert als Ursache der Schizophrenie eine dopaminerge Überstimulation in bestimmten Hirnteilen und wird von zwei Hauptargumenten gestützt:

1. Ein experimentell ausgelöster zentraler DA-Überschuß führt zu psychotischen Zuständen und/oder zu einer Verstärkung einer bereits vorhandenen schizophrenen Symptomatik: Amphetamin setzt DA (und andere biogene Amine) frei und kann bei chronischer Zufuhr ein paranoid-halluzinatorisches Syndrom auslösen (allerdings nicht konstant, und außerdem ist die Beziehung dieses Syndroms zu einer endogenen schizophrenen Erkrankung umstritten); Hemmstoffe der MAO oder der Dopamin-β-hydroxylase (z. B. Disulfiram) können eine vorhandene psychotische Symptomatik aktivieren; vereinzelt liegen Befunde für eine ähnliche Wirkung von L-DOPA (als DA-Vorstufe) vor.

2. Gemeinsam ist den antipsychotisch wirksamen Substanzen, daß sie die möglichen Folgen eines zentralen DA-Überschusses aufheben, entweder durch eine DA-Rezeptorenblockade (trizyklische Neuroleptika und ähnliche Substanzen) oder durch eine Entspeicherung von DA (Reserpin und ähnliche Substanzen). Auch dem Apomorphin (DA-Agonist!) wird eine antipsychotische Wirkung zugeschrieben, erklärbar durch eine Erregung von präsynaptischen DA-Autorezeptoren und einer dadurch bedingten verringerten DA-Freisetzung.

Trotzdem gibt es auch mehrere Argumente, die gegen die DA-Hypothese der Schizophrenie sprechen, so ist z. B. α-Methyl-p-tyrosin (Hemmstoff der Tyrosinhydroxylase) nicht antipsychotisch wirksam. Ferner haben Neuroleptika neben ihrer Antidopaminwirkung unzählige andere Wirkungen. Völlig andersartige Möglichkeiten werden ebenfalls diskutiert; so gibt es z. B. Hinweise dafür, daß der Opiatantagonist Naloxon (s.d.) unter bestimmten Voraussetzungen antipsychotisch wirkt.

---

[1] In der Vergangenheit hat es einige weitere biochemische „Schizophrenie-Hypothesen" gegeben, wie z. B. die Serotoninhypothese (Störung des 5-HT-Metabolismus), die Adrenochromhypothese (Störung des Adrenalinstoffwechsels mit Bildung psychotroper Substanzen) u.a.; sie können jedoch heute als überholt gelten. Einige Bedeutung hat hingegen die „Phenyläthylamin-Hypothese der Schizophrenie", die eine gesteigerte Aktivität von Phenyläthylamin im ZNS (im mesolimbischen System?) annimmt (dieses Amin könnte auch bei Depressionen eine Rolle spielen, s.d.).

Ebenso umstritten ist das betroffene morphologische Substrat, obschon das dopaminerge mesolimbische System und/oder andere dopaminerge Systeme in Betracht kommen, wenn man an der DA-Hypothese festhält. Die postulierte „dopaminerge Überfunktion" kann ebenfalls auf verschiedene Weise erklärt werden, so etwa nicht nur durch einen tatsächlichen DA-Überschuß, sondern auch durch eine Zunahme der (postsynaptischen) DA-Rezeptoren oder durch die Unterfunktion eines antagonistischen (vielleicht GABA-ergen) Systems.

·Chemie und Einteilung

Formelübersicht Neuroleptika

1 Trizyklische Neuroleptika

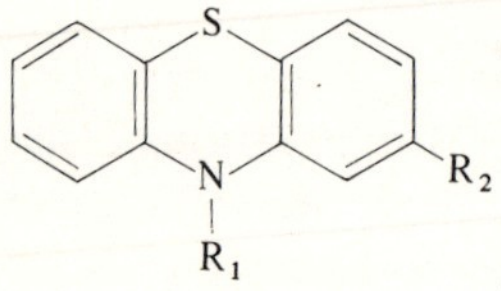

	R_1	R_2
Chlorpromazin	$-(CH_2)_3-N(CH_3)_2$	$-Cl$
Promazin	$-(CH_2)_3-N(CH_3)_2$	$-H$
Trifluopromazin	$-(CH_2)_3-N(CH_3)_2$	$-CF_3$
Levomepromazin	$-CH_2-CH(CH_3)-CH_2-N(CH_3)_2$	$-O-CH_3$
Thioridazin	$-(CH_2)_2-$ (Piperidin, N–CH$_3$)	$-S-CH_3$
Periciazin	$-(CH_2)_3-N$ (Piperidin)$-OH$	$-CN$
Fluphenazin	$-(CH_2)_3-N$ (Piperazin) $N-(CH_2)_2-OH$	$-CF_3$
Perphenazin	$-(CH_2)_3-N$ (Piperazin) $N-(CH_2)_2-OH$	$-Cl$
Thioproperazin	$-(CH_2)_3-N$ (Piperazin) $N-CH_3$	$-SO_2-N(CH_3)_2$
Trifluoperazin	$-(CH_2)_3-N$ (Piperazin) $N-CH_3$	$-CF_3$

Phenothiazinderivate

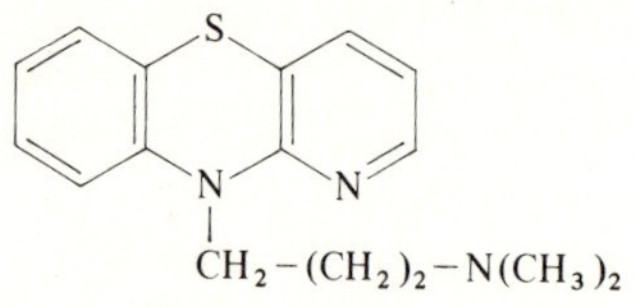

Azaphenothiazinderivat: Prothipendyl

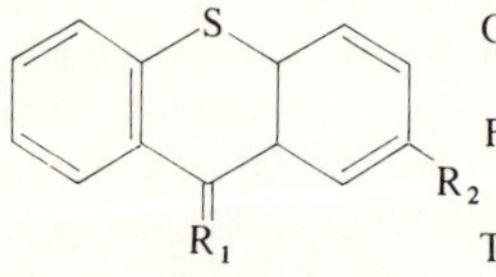

$CH_2-(CH_2)_2-N(CH_3)_2$

	R_1	R_2
Chlorprothixen	$=CH-(CH_2)_2-N(CH_3)_2$	$-Cl$
Clopenthixol	$=CH-(CH_2)_2-N$ (Piperazin) $N-(CH_2)_2-OH$	$-Cl$
Flupenthixol	$=CH-(CH_2)_2-N$ (Piperazin) $N-(CH_2)_2-OH$	$-CF_3$
Tiotixen	$=CH-(CH_2)_2-N$ (Piperazin) $N-CH_3$	$-SO_2-N(CH_3)_2$

Thioxanthenderivate

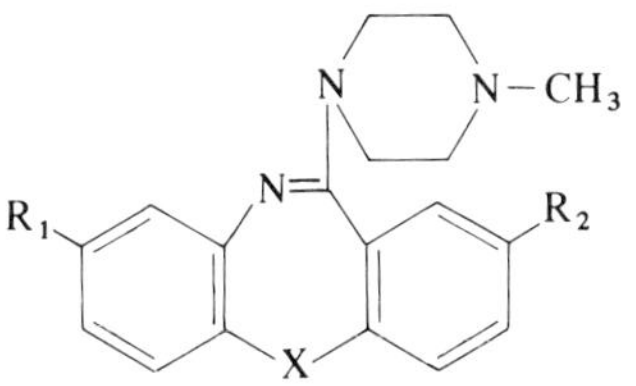

Dibenzo-azepinderivate

	X	R_1	R_2
Clozapin	NH	–Cl	–H
Clotiapin	S	–H	–Cl

2 Butyrophenon- und Diphenylbutylpiperidin-Derivate

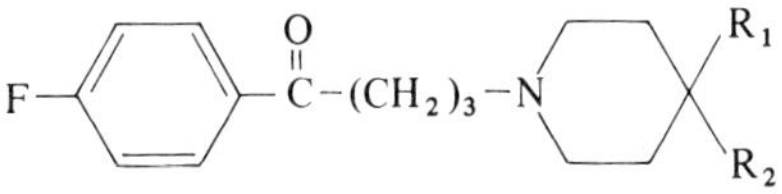

Butyrophenonderivate

	R_1	R_2
Haloperidol	–OH	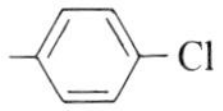 Cl
Trifluoperidol	–OH	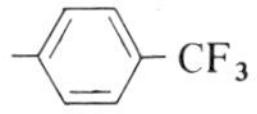 CF$_3$
Methylperidol	–OH	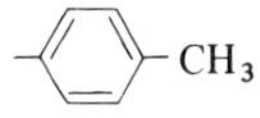 CH$_3$
Droperidol	–H	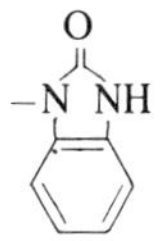
Methylperon	–H	–CH$_3$

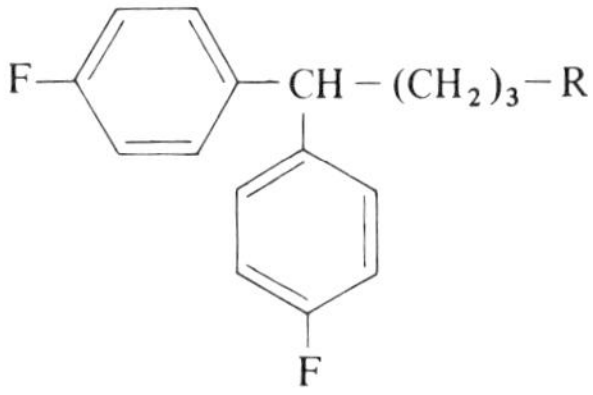

Diphenylbutylpiperidinderivate

	R
Pimozid	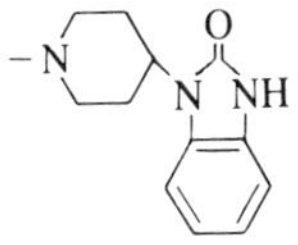
Fluspirilen	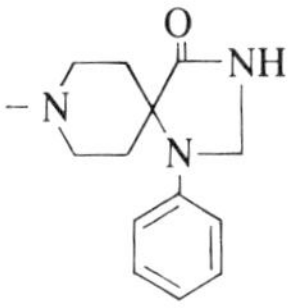

3 Reserpin und andere Indolderivate

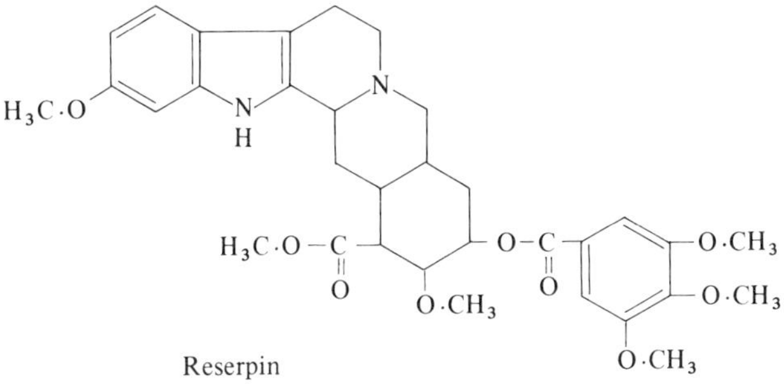

Reserpin

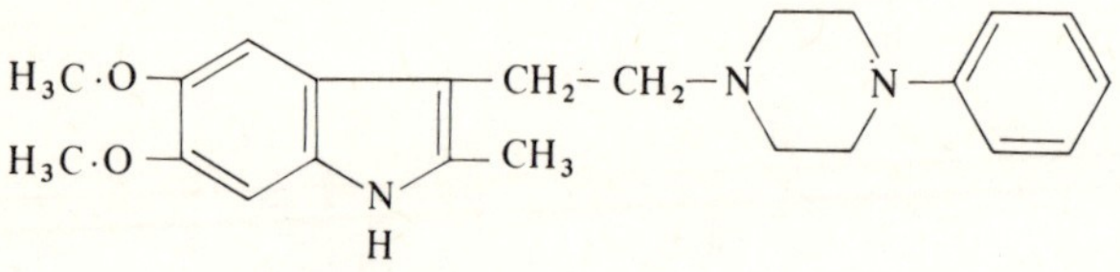

$H_3C \cdot O$ ... $CH_2 - CH_2 - N$ ... N — phenyl
$H_3C \cdot O$ ... CH_3
N
H

Oxypertin

4 Andere Neuroleptika

O
‖
C — NH — CH$_2$ ... N
O·CH$_3$ CH$_2$
CH$_3$
$H_2NO_2 \cdot S$

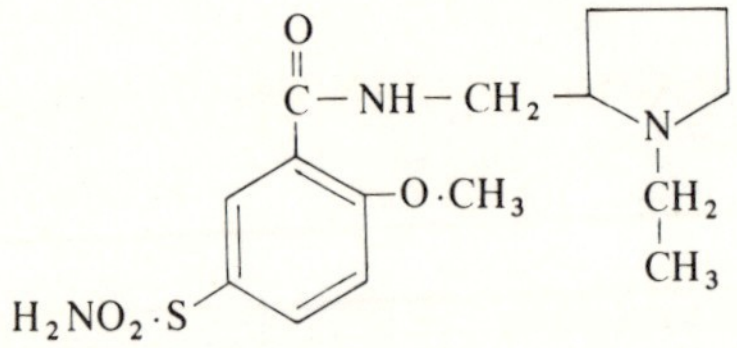

Sulpirid

1   Trizyklische Neuroleptika
1.1   Phenothiazinderivate, z. B. Chlorpromazin, Promazin, Triflupromazin, Levomepromazin, Thioridazin, Fluphenazin, Perphenazin, Trifluoperazin, Thioproperazin
1.2   Azaphenothiazinderivate, z. B. Prothipendyl
1.3   Thioxanthenderivate, z. B. Chlorprothixen, Clopenthixol, Flupentixol, Tiotixen
1.4   Dibenzodiazepin- und Dibenzothiazepinderivate: Clozapin und Clotiapin
2   Butyrophenon- und Diphenylbutylpiperidinderivate, z. B. Haloperidol, Droperidol, Methylperidol, Methylperon, Trifluperidol, Pimozid, Pipamperon, Fluspirilen, Penfluridol
3   Reserpin und Substanzen mit reserpinähnlicher Wirkung wie z. B. Tetrabenazin bzw. andere Indolderivate wie Oxypertin
4   Andere Neuroleptika, z. B. Sulpirid

Reserpin wirkt zwar neuroleptisch, wird aber als Neuroleptikum kaum mehr verwendet, sein Hauptanwendungsgebiet liegt in der Hypertoniebehandlung. Tetrabenazin hat nur experimentelle Bedeutung (insbesondere zur Auswertung von Substanzen mit möglicher antidepressiver Wirkung, s.d.).

Depot-Neuroleptika sind trizyklische Neuroleptika (mit endständiger OH-Gruppe am Substituenten des Mittelringes, das sind Perphenazin, Fluphenazin und Flupentixol), die mit einer Fettsäure (Önanth-, Caprin- oder Palmitinsäure: $CH_3 \cdot (CH_2)_n \cdot COOH$ mit n = 5, 8 bzw. 14) verestert sind[1], z. B. Fluphenazin-Önanthat.

Chlorpromazin war das erste Neuroleptikum, es wurde 1952 in die Therapie eingeführt und ist aus der Antihistaminikaforschung hervorgegangen (vgl. Abb. 9).

---

[1] Nach dem gleichen Prinzip aufgebaute Depotpräparate finden sich auch bei den Steroidhormonen, vgl. z. B. Östradioldiönanthat.

Wirkungsspektrum der trizyklischen Neuroleptika (Prototyp: Chlorpromazin)

Komplexe pharmakologische Wirkungen

Allgemeine zentrale Dämpfung, jedoch auch nach hohen Dosen keine Narkose
Indifferenz gegenüber der Umgebung, Herabsetzung der Spontanaktivität
Dämpfung von Erregung und Aggressivität („Zähmungseffekt") sowie der aggressiven und defensiven Feindseligkeit, Steigerung des sozialen Verhaltens
Hemmung der bedingten Reflexe bei Aufrechterhaltung der unbedingten Reflexe
Bei Psychosen vorwiegend Wirkung gegen Hyperaktivität, Halluzinationen und Negativismus
Neuroleptika haben kein Abhängigkeitspotential!

Pharmakologische Einzelwirkungen

Keine Dämpfung des Atemzentrums, keine antikonvulsive Wirkung (eher konvulsiv wirksam, nach hohen Dosen Krampfstromabläufe im EEG)
Im Tierexperiment Katalepsie[1], beim Menschen verschiedene „extrapyramidalmotorische" Symptome (s. Nebenwirkungen)
Ausschaltung der Temperaturregulation (gegebenenfalls Hypothermie)
Verschiedene endokrine Wirkungen, bedingt durch Beeinflussung der Ausschüttung von HVL-Hormonen, insbesondere vermehrte Prolactinausschüttung
Bevorzugte Beeinflussung bestimmter zentraler Strukturen, nämlich:
   — Erregung des Nucl. amygdalae, daher vielleicht anxiolytische Wirkung und Hemmung der emotionalen Reaktivität beim Menschen;
   — Komplexe Beeinflussung der Formatio reticularis (im wesentlichen im Sinn einer Dämpfung — Hemmung der Weckreaktion);
   — Im übrigen werden infolge der antidopaminergen Wirkung der Neuroleptika in erster Linie die dopaminergen Systeme des ZNS betroffen (s. unten); Blockade der Rezeptoren der Chemorezeptoren-Triggerzone hat antiemetische Wirkung zur Folge.

Molekularbiologische Wirkungen

Interferenz mit DA, und zwar:
   Blockade der DA-Rezeptoren,
   Blockade der DA-empfindlichen Adenylcyclase,
   Hemmung der DA-Freisetzung;
α-Adrenolytische Wirkung
Anticholinerge Wirkung
Antihistamin- und Antiserotoninwirkung
Allgemeine membranstabilisierende Wirkung, daher lokalanästhetische Wirkungskomponente.

---

[1] Katalepsie = Beibehalten passiv erteilter Körperstellungen; nicht spezifisch für Neuroleptika, die klassische kataleptische Substanz ist Bulbocapnin (Alkaloid aus dem Lerchensporn, Corydalis cava u. a.). Die kataleptogene Wirkung der Neuroleptika wird durch GABA-Agonisten verstärkt (vgl. Abb. 10).

Wechselwirkungen mit anderen Substanzen

Verstärkung der Wirkung anderer zentral dämpfender Substanzen, daher verbreitete Anwendung in der Anästhesiologie (Neuroleptanalgesie und dergleichen)

Für die pharmakologische Auswertung wichtig: Schutzwirkung gegenüber der Amphetamin-„Gruppentoxizität"[1], in höheren Dosen auch allgemeiner Amphetaminantagonismus; Antagonismus gegenüber verschiedenen dopaminerg oder adrenerg wirksamen Substanzen, z. B. ausgeprägter Antagonismus gegenüber Apomorphinwirkungen[2] (Erbrechen, stereotype Verhaltensweisen u.a.)

Nebenwirkungen

Als Folge der sedierenden Wirkung: Somnolenz

Als Folge der anticholinergen Wirkung: Mundtrockenheit, Obstipation, Steigerung des intraokulären Druckes, Harnretention, kardiovaskuläre Störungen (s. unten)

Als Folge der antidopaminergen Wirkung: Parkinson-Syndrom („Parkinsonoid") mit Hypokinese und Rigidität, ferner Akathisie (motorische Unruhe) und dyskinetische Reaktionen (sogenannte „Frühdyskinesien"), kataleptogene Wirkung im Tierversuch

nach Absetzen einer lang dauernden Medikation (besonders mit stark antipsychotisch wirksamen Präparaten, s. unten) persistierende Dyskinesien (Syn.: Spätdyskinesien, engl. tardive dyskinesia), das sind choreiforme Bewegungsstörungen, vorwiegend bukkal und lingual, irreversibel

Laktation (gelegentlich Gefahr eines Mammakarzinoms diskutiert) bzw. Gynäkomastie.

Gewichtszunahme, Hyperglykämie, Menstruationsstörungen

Kardiovaskuläre Störungen, und zwar Kardiotoxizität, Tachykardie, orthostatische Hypotonie, Schwellung der Nasenschleimhaut.

Erhöhte Krampfneigung, EEG-Veränderungen

Ferner: Knochenmarksschädigungen, cholostatischer Ikterus (nach Chlorpromazin), allergische Exantheme, Photosensibilisierung, Linsen- und Hornhauttrübungen (reversibel), Retinopathien (besonders bei trizyklischen Neuroleptika mit einem Piperidinring im Substituenten am Mittelring)

Psychische Nebenwirkungen von Unruhezuständen bis zu organischen Psychosyndromen.

Weitere Hinweise zur Wirkung

Wie bereits erwähnt, sind zahlreiche Wirkungen und Nebenwirkungen der Neuroleptika, vielleicht auch deren antipsychotische Wirksamkeit, Folge der DA-Rezeptorenblockade. Sichere Folgen der Blockade postsynaptischer DA-Rezeptoren an dopaminergen Synapsen sind vermehrte DA-Synthese (erhöhte Tyrosinhydroxylase-Aktivität) und vermehrter DA-Umsatz.

---

[1] Amphetamin und andere Weckamine haben an Tieren (z. B. Mäusen), die in Gruppen gehalten werden, eine höhere Toxizität als an Einzeltieren.

[2] Apomorphin und DA haben chemische Strukturähnlichkeiten.

Von den drei Anteilen des zentralen dopaminergen Systems (s. S. 4 bzw. Abb. 1) beeinflußt
— das nigrostriatale System die Motorik;
— das mesolimbische System die lokomotorische Aktivität sowie das emotionale (sexuelle und aggressive) Verhalten;
— das tuberoinfundibulare System verschiedene endokrine Funktionen (insbesondere die Prolactinausschüttung).

Die wichtigsten Folgen einer Überfunktion (oder Erregung durch DA-Agonisten) und Unterfunktion (oder Hemmung durch DA-Antagonisten) des dopaminergen Systems sind in Tab. 3 zusammengestellt.

Tabelle 3

	Überfunktion	Unterfunktion
Nigrostriatales System	Hyperkinese, stereotype Bewegungsabläufe	Parkinson-Syndrom, Katalepsie
Mesolimbisches System	Schizophrene Psychosen (?)	Antipsychotische Wirkung (?)
Tuberoinfundibulares System	Erhöhte PIF[1]-Sekretion, daher verringerte Prolactinsekretion	Verringerte PIF-Sekretion, daher erhöhte Prolactinsekretion (Laktation)

Darüber hinaus bewirkt selbstverständlich eine Erregung der Chemorezeptorentriggerzone (durch DA-Agonisten — typischer Agonist: Apomorphin) Nausea und Erbrechen, während eine Hemmung dieser Rezeptoren (durch DA-Antagonisten) eine antemetische Wirkung zur Folge hat.

Wegen ihrer DA-Rezeptoren-blockierenden Wirkung sind Neuroleptika auch bei der *Chorea Huntington*[2] indiziert. Pathophysiologie: Relative Überfunktion des dopaminergen nigrostriatalen Systems als Folge einer Degeneration der intrastriatalen cholinergen und der strionigralen GABA-ergen Neurone; zusätzlich Degeneration in den Schichten III, V und VI des zerebralen Kortex (Abb. 10). Die motorischen Störungen sind durch die relative Überfunktion des nigrostriatalen Systems bedingt und nur diese können durch Neuroleptika günstig beeinflußt werden.

Die Ausbildung eines *Parkinson-Syndroms* während einer Neuroleptikamedikation ist ebenfalls Folge der antidopaminergen Wirkung der Neuroleptika, hängt jedoch auch von deren anticholinerger Wirkung ab: das Parkinson-Syndrom ist umso stärker ausgeprägt, je mehr die antidopaminerge und umso schwächer ausgeprägt, je mehr die anticholinerge Wirkungskomponente im Vordergrund

---

[1] PIF = „Prolactin inhibiting factor", hypothalamisches Hormon, das die Prolactinsekretion hemmt, vielleicht identisch mit DA. Die Prolactinsekretion steht jedoch auch unter der Kontrolle von einem „Prolactin releasing factor", von anderen Transmittersubstanzen (NA, 5-HT, GABA u.a.) und von Neuropeptiden. Umgekehrt beeinflußt DA auch die Ausschüttung von anderen Hypophysenhormonen. Synonyma für Prolactin: luteotropes Hormon, LTH, laktogenes Hormon.

[2] Dominant vererbliche, im 2. bis 4. Lebensjahrzehnt beginnende, chronisch progredient verlaufende, degenerative Erkrankung, die mit choreatischen Bewegungsstörungen und psychischen Veränderungen (bis zur Demenz) vergesellschaftet ist.

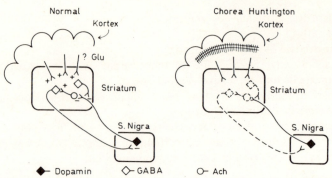

Abb. 10. Nigrostriatale Transmittersysteme. Dargestellt sind einige der identifizierten Bahnen, die für die Pathophysiologie der Chorea Huntington relevant sind; die in diesem Modell dargestellten synaptischen Beziehungen zwischen den einzelnen Neuronentypen sind mit experimentellen Ergebnissen vereinbar, sind aber (noch) nicht mit Sicherheit nachgewiesen. Die dopaminergen Neurone mit den Zellkörpern in der Substantia nigra innervieren das Striatum und üben einen hemmenden (−) Einfluß auf intrinsische striatale cholinerge Neurone aus. Diese intrastriatalen Neurone innervieren exzitatorische (+) postsynaptische muskarinartige ACh-Rezeptoren. Das Striatum erhält außerdem eine exzitatorische (+) Innervation vom zerebralen Kortex, möglicherweise mit Glutaminsäure (?Glu) als Transmitter. Das Striatum enthält lokale intrastriatale GABA-erge Neurone, aber auch GABA-erge Zellkörper mit einer inhibitorischen (−) Projektion zur Substantia nigra. Bei der Chorea Huntington degenerieren Neurone der Großhirnrinde, striatale cholinerge und GABA-erge Neurone, während die nigrostriatale dopaminerge Bahn intakt bleibt (rechter Teil der Abbildung). (Nach Coyle, J. T., Schwarcz, R., Bennett, J. P., Campochiaro, P.: Clinical, neuropathologic and pharmacologic aspects of Huntington's disease: correlates with a new animal model. Progr. Neuro-Psychopharmac. *1*, 13–30 (1977), Fig. 1)

steht (s. auch S. 118). Das Parkinson-Syndrom kann durch Dosisreduktion und/ oder zusätzliche Verabreichung von Anticholinergika gebessert werden.

Die *persistierenden Dyskinesien* nach Absetzen einer länger dauernden, hoch dosierten Neuroleptikamedikation treten bevorzugt bei älteren, weiblichen Patienten auf und werden als Folge einer postsynaptischen DA-Rezeptorenüberempfindlichkeit (vergleichbar mit einer Denervationsüberempfindlichkeit, vgl. Abb. 3) gedeutet. L-DOPA, DA-Agonisten und Anticholinergika verschlechtern die Dyskinesien, DA-Antagonisten (Neuroleptika) bessern sie; eine wirksame Behandlung ist bisher nicht bekannt. Ähnliche, allerdings nicht persistierende, sondern vorübergehende Dyskinesien können unter verschiedenen Bedingungen auftreten; sie wurden z. B. bei manchen Malariakranken bei Behandlung mit 4-Aminochinolinderivaten wie Chloroquin oder Amodiaquin (schizontozide Antimalariamittel) beobachtet. Erklärung[1]: kombinierter Effekt der Pyrogene (Freisetzung von DA und von anderen biogenen Aminen) und der 4-Aminochinoline (Hemmung der DA-Rückaufnahme) mit der Folge einer verstärkten dopaminergen Aktivität.

Umstritten ist die Bedeutung der Blockade präsynaptischer DA-Rezeptoren durch Neuroleptika (z. B. relativ stark ausgeprägt bei den Butyrophenonen).

---

[1] Osifo, N. G.: Drug-related transient dyskinesias. Clin. Pharmacol. Therap. *25*, 767–771 (1979).

Eine Blockade präsynaptischer DA-Rezeptoren bewirkt — ähnlich wie eine Blockade postsynaptischer DA-Rezeptoren (über Rückkopplungsmechanismen) — eine vermehrte DA-Synthese und einen vermehrten DA-Umsatz. Unabhängig davon hemmen Neuroleptika durch einen noch nicht geklärten Mechanismus die DA-Freisetzung.

Reserpin hat keine antidopaminerge Wirkung, führt jedoch zu einer Entleerung und Verarmung von DA und wirkt damit im Endeffekt ähnlich wie die „typischen" Neuroleptika (s. unten).

Unterschiede zwischen den einzelnen Präparaten

Innerhalb der *Gruppe der trizyklischen Neuroleptika* besteht ein ausgeprägter Zusammenhang zwischen chemischer Konstitution und Wirkung: der wichtigste, die Wirkung beeinflussende Faktor ist die Struktur des Substituenten am Mittelring (er kann aliphatisch sein, oder einen Piperazin- oder Piperidinring enthalten):

— Substituent am Mittelring mit Piperazinring; Prototyp: *Perphenazin*.

Antidopaminerge Wirkung überwiegt. Stark ausgeprägt sind bei diesen Präparaten die antipsychotische und antiemetische Wirkung sowie die Nebenwirkung im Sinn eines Parkinson-Syndroms (bzw. im Tierversuch kataleptogene Wirkung), schwach ausgeprägt hingegen die sedierende Wirkungskomponente. Besonders starke Ausprägung dieser Eigenschaften, wenn die Kette jenseits des Piperazinringes noch weiter verlängert ist.

— Substituent am Mittelring aliphatisch; Prototyp: *Chlorpromazin*.

Diese Präparate stellen gewissermaßen das „Gegenteil" zu den piperazinsubstituierten dar (relativ starke sedierende Wirkung, geringe Ausprägung von Wirkungen, die auf den DA-Antagonismus zurückzuführen sind, geringe antipsychotische Wirkung).

Levomepromazin wirkt darüber hinaus relativ stark analgetisch.

— — Kette kurz (endständiger N durch nur zwei CH_2-Gruppen vom Mittelring getrennt):

Vorherrschen der H_1-Antihistaminwirkung wegen struktureller Ähnlichkeit mit den typischen H_1-Antihistaminika. Prototyp: *Promethazin*, ein Neuroleptikum mit starker Antihistamin-Nebenwirkung bzw. ein Antihistaminikum mit starker neuroleptisch-sedierender Nebenwirkung.

— — Kette mit endständigem Diäthylamin-Rest (anstatt des „üblichen" Dimethylamin-Restes); Prototyp: *Diethazin*.

Überwiegen der anticholinergen Nebenwirkung; derartige Präparate werden als Antiparkinsonmittel (s. S. 124) verwendet.

— Substituent am Mittelring mit Piperidinring; Prototyp: *Thioridazin*.

Qualitativ ähnlich wie die Präparate mit aliphatischem Substituenten, jedoch schwächer wirksam als diese. Präparate dieser Gruppe können insbesondere bei hochdosierter Medikation eine Retinitis pigmentosa[1] auslösen.

Auch der Rest an C_2 ist für die Wirkung von Bedeutung, so ist z. B. Promazin schwächer wirksam als Chlorpromazin; bei den piperazinsubstituierten Präpa-

---

[1] Pigmentdegeneration der Retina.

raten verstärkt $-CF_3$ anstelle von $-Cl$ (z. B. Fluphenazin im Vergleich zu Perphenazin) die Wirkung erheblich.

Das Wirkungsspektrum der *Thioxanthenderivate* (Prototyp: *Chlorprothixen* – gleiche Substituenten wie Chlorpromazin) ist dem der Phenothiazinderivate ähnlich; die *Azaphenothiazinderivate* (Prototyp: *Prothipendyl* – gleiche Substituenten wie Promazin) zeigen im Vergleich zu den Phenothiazinderivaten im wesentlichen eine Wirkungsabschwächung.

Das Dibenzodiazepinderivat *Clozapin* nimmt insoferne eine interessante Sonderstellung ein, als es bei guter antipsychotischer Wirkung beim Menschen kein Parkinson-Syndrom verursacht und experimentell weder eine kataleptogene Wirkung aufweist, noch die durch Amphetamin oder Apomorphin ausgelösten Stereotypien beeinflußt. Ähnliches gilt übrigens auch für Chlorprothixen, Thioridazin und Sulpirid. Dieser Befund scheint gegen die DA-Hypothese der Schizophrenie zu sprechen, es sei denn, man nimmt an, daß Clozapin im nigrostriatalen System eine weit schwächere DA-Rezeptoren-blockierende Wirkung entfaltet als etwa im mesolimbischen System. Diese Annahme konnte allerdings widerlegt werden. Eine endgültige Erklärung für den Wirkungsmechanismus von Clozapin existiert derzeit noch nicht. Im übrigen ist die praktische Bedeutung dieses Präparates gering, da es 1977 aus dem Handel gezogen wurde, nachdem in Finnland unter Clozapintherapie mehrere Agranulocytosen als Anzeichen einer Knochenmarksschädigung beobachtet worden waren.

Die *Butyrophenon- und Diphenylbutylpiperidinderivate* stehen wirkungsmäßig den piperazinsubstituierten Phenothiazinderivaten nahe, obschon wiederholt ein unterschiedlicher Wirkungsmechanismus (etwa Interferenz mit GABA) postuliert wurde. Prototyp dieser Präparate ist *Haloperidol*, das gleichzeitig eines der am häufigsten verwendeten Neuroleptika ist, und zwar vorwiegend wegen des weitgehenden Fehlens vegetativer, insbesondere kardiovaskulärer Nebenwirkungen. *Droperidol* wird ausschließlich für die Neuroleptanalgesie (s. S. 47) verwendet.

Reserpin und verwandte Substanzen haben einen prinzipiell andersartigen Wirkungsmechanismus als die übrigen Neuroleptika, sie sind sogenannte „Depletorsubstanzen", die den vesikulären Speichermechanismus für NA, DA und 5-HT hemmen und dadurch diese Monoamine entleeren. Die Folge dieser Entspeicherung ist ein vermehrter intrazellulärer Abbau dieser Amine durch die MAO. Klinisch haben diese Präparate als Neuroleptika keine Bedeutung (Hauptindikation von Reserpin: Hypertonie). Eine Ausnahme bildet *Oxypertin*, das als Indolderivat chemisch (und auch biochemisch) dem Reserpin nahesteht und klinisch als Antipsychotikum verwendet wird (Kontraindikation: gleichzeitige oder unmittelbar vorhergehende Medikation mit MAO-Hemmkörpern).

Sulpirid ist der Prototyp für *substituierte Benzamide*, eine relativ neue Gruppe von DA-Antagonisten[1]. Diese Benzamide wirken ähnlich wie die tri-

---

[1] Zur Untergruppe der substituierten Benzamide gehören auch Metoclopramid und Tiaprid. Metoclopramid wird wegen seiner Wirkung auf periphere DA-Rezeptoren vorwiegend zur Förderung der Motorik des Magen-Darmtraktes (z. B. bei Röntgenuntersuchungen), Tiaprid hingegen bei dyskinetischen Syndromen verwendet; beide Präparate wirken außerdem antiemetisch (Jenner, P., Marsden, C. D.: The substituted benzamides – a novel class of dopamine antagonists. Life Sci. *25*, 479–486 (1979)).

zyklischen Neuroleptika, doch zeigen sich auch eindeutige Wirkungsunterschiede. Möglicherweise blockieren sie nur eine Untergruppe postsynaptischer DA-Rezeptoren.

Einige Neuroleptika – insbesondere Chlorprothixen und Thioridazin – besitzen eine ausgeprägte (dämpfend-) antidepressive Wirkungskomponente; sie werden auch als „Neurothymoleptika" bezeichnet.

Beträchtliche Unterschiede bestehen auch bezüglich der Wirkungsdauer: Bei den Depot-Neuroleptika genügen (i.m.) Injektionen in Abständen von 2 bis 3 Wochen; die den Butyrophenonen nahestehenden Diphenylbutylpiperidinderivate haben an sich eine lange Wirkungsdauer: Fluspirilen und Penfluridol brauchen nur einmal pro Woche, Pimozid einmal täglich (p.o.) verabreicht werden.

Das breite Wirkungsspektrum der Neuroleptika mit Vorherrschen bestimmter Wirkungskomponenten macht verständlich, daß diese Präparate nicht nur als Neuroleptika, sondern auch, abhängig von ihrer Struktur, als starke Sedativa, Antiemetika, Antidepressiva, Antihistaminika oder Antiparkinsonmittel verwendet werden. Klinisch werden die Neuroleptika häufig in *Breitband-* und *Langzeitneuroleptika* eingeteilt. Bei den Breitbandneuroleptika (Prototypen: Levomepromazin, Promazin und Chlorprothixen) steht die zentral dämpfende Wirkung im Vordergrund; sie haben daher ein breites Indikationsgebiet (bei psychomotorischen Erregungszuständen). Bei den Langzeitneuroleptika (Prototypen: Butyrophenonderivate, piperazinsubstituierte trizyklische Verbindungen) steht hingegen die antipsychotische Wirkung im Vordergrund; ihr Hauptindikationsgebiet ist daher die Langzeitbehandlung schizophrener Psychosen. Chlorpromazin nimmt eine Mittelstellung ein.

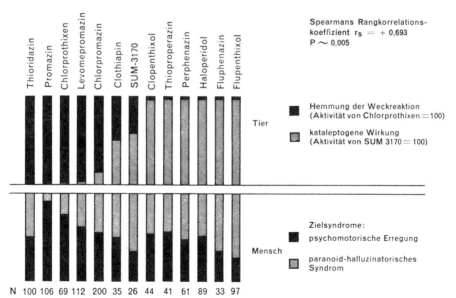

Abb. 11. Korrelation zwischen pharmakologischen und klinischen Daten bei 13 Neuroleptika. (Nach Stille, G.: Die Neuroleptikatherapie der Schizophrenie in pharmakologischer Sicht. Schweiz. med. Wschr. *99*, 1645–1652 (1969), Abb. 6)

Im Tierversuch kann als Kriterium für die zentral dämpfende Wirkung der Neuroleptika (und nicht nur dieser) die Hemmung der Weckreaktion (s. S. 40) und als Kriterium für die antidopaminerge Wirkung die Auslösung einer Katalepsie (vgl. Tab. 3) herangezogen werden; bei den Breitbandneuroleptika überwiegt die erstere, bei den Langzeitneuroleptika die letztgenannte Wirkung. Wie Abb. 11 zeigt, besteht zwischen der kataleptogenen Wirkung im Tierversuch und der antipsychotischen Wirkung beim Menschen bzw. zwischen der Hemmwirkung auf die Weckreaktion im Tierversuch und der erregungsdämpfenden Wirkung beim Menschen *im allgemeinen* eine gute Korrelation (wie aufgrund der DA-Hypothese der Schizophrenie zu erwarten wäre). Ausnahmen von dieser allgemeinen Regel – Clozapin! – wurden bereits erwähnt.

Indikationen

Schizophrene Psychosen, und zwar bei chronischen Formen Neuroleptika mit starker antipsychotischer Wirkung (das sind trizyklische Neuroleptika mit einem Piperazinrest im Substituenten am Mittelring), bei akuten psychotischen Zuständen Haloperidol und ähnliche Substanzen

Psychomotorische Erregungszustände verschiedener Genese, und zwar Neuroleptika mit stark sedierender Wirkungskomponente wie z. B. Levomepromazin

Unruhe- und Agitationszustände im Rahmen von Depressionen

Manische und hypomanische Zustände

Angst, Spannung, Aggressivität

Chorea Huntington und andere Chorea-Formen

Alkohol- und Amphetaminintoxikation, ebenso Intoxikation mit Halluzinogenen (z. B. LSD)

Abstinenzsyndrome (Alkohol, Opiate)

Verschiedene Anwendungen in der Anästhesiologie: Prämedikation, Neuroleptanalgesie (s.d.); meist in Kombination mit Opiaten, deren analgetische Wirkung durch Neuroleptika verstärkt wird

Singultus

Nausea und Erbrechen: Neuroleptika mit einem Piperazinrest im Substituenten am Mittelring gehören zu den stärksten Antiemetika, sind jedoch unwirksam bei Kinetosen (dabei sind H_1-Antihistaminika indiziert)

Tetanus, jedoch nicht bei anderen Krampfkrankheiten.

Präparate

Chlorpromazin: Largactil®-Tabl. 25 mg und 100 mg, -Amp. (25 und 50 mg), -Supp. (25 und 100 mg)

Levomepromazin: Nozinan-„Spezia"®-Tabl. 0,025 g und 100 mg, -Amp. (25 mg)

Perphenazin: Decentan®-Dragees 4 mg, -Tabl. 8 mg, -Amp. 5 mg

Fluphenazin: Dapotum 5®-Tabl; Lyogen 0,25®-Dragees, Lyogen 1®Tabl., Lyogen 4®-Tabl. forte

Fluphenazin-Decanoat: Dapotum D®-Amp. (25 mg), -Durchstichfl. (25 mg/ml)

Trifluoperazin: Jatroneural mite® Dragees (1 mg), Jatroneural®-Dragees (2 mg), -Dragees 5 mg und 10 mg

Thioridazin: Melleril-25® (50 und 100)-Dragees, Meleretten®-Dragees 10 mg

Prothipendyl: Dominal forte®-Dragees 40 mg, -Tabl. 80 mg, -Amp. 40 mg

Chlorprothixen: Taractan ,,Roche"®-Dragees 5 mg, 15 mg und 50 mg, -Amp. 30 mg

Flupentixol: Fluanxol®-Dragees 0,5 mg und 1 mg

Flupentixol-Decanoat: Fluanxol®-Depot-Spritzamp. (20 mg/ml)

Haloperidol: Haldol®-Tabl. (1 mg), -Amp. (5 mg), -Tropfen (2 mg/ml)

Pimozid: Orap® 1 mg-Tabl., Orap forte® 5 mg-Tabl.

Moperon (Methylperidol): Luvatren®-Tabl. 5 mg

Trifluperidol: Triperidol®-Tropflösung (1 mg/ml)

Oxypertin: Oxypertin-Winthrop®-Kapseln 10 mg

Literatur

Carlsson, A.: Antipsychotic drugs, neurotransmitters, and schizophrenia. Am. J. Psychiat. *135*, 165–173 (1978).

Klerman, G. L.: Pharmacotherapy of schizophrenia. Ann. Rev. Med. *25*, 199–217 (1974).

Bianchine, J. R., Shaw, G. M., Greenwald, J. E., Dandalides, S. M.: Clinical aspects of dopamine agonists and antagonists. Fed. Proc. *37*, 2434–2439 (1978).

Coyle, J. T., Schwarcz, R., Bennett, J. P., Campochiaro, P.: Clinical, neuropathologic and pharmacologic aspects of Huntington's disease: correlates with a new animal model. Prog. Neuro-Psychopharmac. *1*, 13–30 (1977).

2.5.3 Antidepressiva

Synonyma: Thymoleptika (trizyklische Antidepressiva, mit vorwiegend stimmungsaufhellender Wirkung), Thymeretika (MAO-Hemmer, mit vorwiegend hemmungslösender Wirkung).

Vorbemerkungen

Vom klinischen (nosologischen) Standpunkt wird zwischen endogenen, reaktiven, neurotischen und organischen Depressionen unterschieden. Die endogene Depression kann einmalig oder phasisch auftreten (unipolare Depression) oder auch mit manischen Phasen alternieren (bipolare Depression, manisch-depressive Krankheit, Zyklothymie). Antidepressiva sind in erster Linie bei endogenen Depressionen indiziert. Im übrigen sind depressive Syndrome auch anderen Behandlungsverfahren (psycho- und soziotherapeutische Maßnahmen, Schlafentzug und – in Sonderfällen – Elektroschockbehandlungen) zugänglich.

In Analogie zur DA-Hypothese existiert die sogenannte ,,*Aminhypothese*" *der Depression,* die noch mehr umstritten als die DA-Hypothese der Schizophrenie, jedoch als Arbeitshypothese ebenso wertvoll ist wie diese.

Die Aminhypothese postuliert einen Mangel an biogenen Aminen (NA und/oder 5-HT, vielleicht auch DA) oder auch eine Rezeptorenunterempfindlichkeit für diese Amine an nicht näher definierten Synapsen im ZNS bei Depressionen. Für diese Hypothese sprechen vor allem die folgenden Fakten:

1. Reserpin (das präsynaptisch gespeicherte Amine entleert) kann depressive Syndrome auslösen.

2. Antidepressiv wirken Substanzen, die (a) die Aminkonzentration im synaptischen Spalt durch Hemmung der Rückaufnahme erhöhen (trizyklische Antidepressiva), (b) präsynaptisch gespeicherte Monoamine freisetzen (Amphetamin und verwandte Substanzen) oder (c) deren enzymatischen Abbau intraneuronal hemmen (MAO-Inhibitoren).

Im Idealfall sollte darüber hinaus zwischen NA- und 5-HT-Mangel-Depressionen unterschieden werden können, und zwar aufgrund der folgende Befunde[1]:

	„NA-Depression"	„5-HT-Depression"
Renale Ausscheidung von MHPG[2]	verringert	normal
5-Hydroxyindolessigsäurekonzentration[2] im Liquor	normal	verringert
GH-Ausschüttung bei Hypoglykämie oder nach Amphetamin	verringert	normal

Die „NA-Depression" soll durch Imipramin, Desipramin und Nortriptylin, die „5-HT-Depression" durch Clomipramin günstig beeinflußt werden können.

Mehrere Befunde sprechen jedoch gegen die Aminhypothese oder stützen sie zumindest nicht; so z. B.:

– Cocain hemmt ebenfalls die Rückaufnahme der Katecholamine, wirkt aber nicht antidepressiv.

– Die Hemmung der Rückaufnahme durch die trizyklischen Antidepressiva setzt sofort ein, die antidepressive Wirkung hingegen erst nach einer Latenzzeit von zumindest zwei Wochen.

– Transmittervorstufen (DOPA als NA-Vorstufe bzw. Tryptophan oder 5-Hydroxytryptophan als 5-HT-Vorstufe – diese Substanzen dringen im Unterschied zu NA und 5-HT in das ZNS ein) sollten antidepressiv wirken, über ihre Wirkung gibt es jedoch widersprüchliche Befunde; einige positive Befunde mit L-Tryptophan liegen vor.

– Substanzen, die die Biosynthese von NA oder 5-HT hemmen (α-Methyl-p-tyrosin bzw. p-Chlorphenylalanin), sollten bestehende depressive Syndrome verschlechtern; im Fall von p-Chlorphenylalanin scheint dies zuzutreffen, während sich α-Methyl-p-tyrosin in dieser Beziehung als wirkungslos erwies.

– Zwei Antidepressiva, Iprindol und Mianserin, haben keinen Einfluß auf die Rückaufnahme biogener Amine in die präsynaptischen Endigungen, wirken aber trotzdem antidepressiv; allerdings wurde die antidepressive Wirkung von Iprindol und die fehlende Wirkung von Mianserin auf die Rückaufnahme angezweifelt.

[1] Garver, D. L., Davis, J. M.: Biogenic amine hypotheses of affective disorders. Life Sci. *24*, 383–394 (1979).

[2] Die wichtigsten renalen Ausscheidungsprodukte von *zentralem* NA, 5-HT und DA sind 3-Methoxy-4-hydroxy-phenylglykol (MHPG),   5-Hydroxy-indolessigsäure (verläßt das ZNS bzw. den Liquor nur langsam, und zwar durch einen aktiven Transport, der durch Probenecid gehemmt werden kann) und Homovanillinsäure.

Jedenfalls haben die angeführten und andere Diskrepanzen zur Schaffung verschiedener Alternativhypothesen der Depression geführt, so z. B.:

1. Bei Depressionen liegt nicht ein Transmittermangel, sondern im Gegenteil ein Transmitterüberschuß oder eine Überempfindlichkeit der postsynaptischen Membran für NA und/oder 5-HT vor (s. unten).

2. Gestörter Elektrolytstoffwechsel.

3. Verschiedene neuroendokrinologische Hypothesen (insbesondere im Zusammenhang mit Cortisol, GH, TRH und TSH). Erwähnenswert ist vor allem der Befund, daß bei einem großen Teil endogener Depressionen die Cortisolsekretion erhöht und durch Dexamethason nicht hemmbar ist (Ursache: fehlende Hemmung im limbisch-hypothalamischen System?).

4. Umstritten ist auch die Bedeutung der cholinergen Systeme für Depressionen (Depressionen werden im allgemeinen durch Physostigmin verschlechtert, und andererseits haben die meisten Antidepressiva eine anticholinerge Wirkungskomponente).

5. Möglicherweise Mangel nicht an NA und/oder 5-HT, sondern an Phenyläthylamin.

Die kritische Beurteilung einer antidepressiven Wirkung ist nicht leicht. Wenn eine Remission innerhalb eines Zeitraumes von einem Monat als Kriterium verwendet wird, dann zeigt sich, daß ein derartiger Effekt in 20–25% bei unbehandelten, in 25–60% bei mit einem Placebo behandelten und in 50–75% bei mit einem wirksamen Antidepressivum behandelten depressiven Patienten eintritt[1].

---

[1] Lehmann, H. E.: Depression: categories, mechanisms and phenomena. In: Pharmacotherapy of depression (Cole, J. O., Wittenborn, J. R., eds.). Springfield, Ill.: Ch. C Thomas. 1966.

Chemie und Einteilung

Die Einteilung der Antidepressiva ist nicht ganz konsequent, da sie zwar vorwiegend nach chemischen, aber auch nach pharmakologischen Kriterien (im Fall der MAO-Inhibitoren) erfolgt.

Formelübersicht Antidepressiva

1 MAO-Inhibitoren

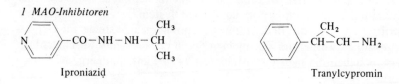

Iproniazid   Tranylcypromin

2 Trizyklische Antidepressiva

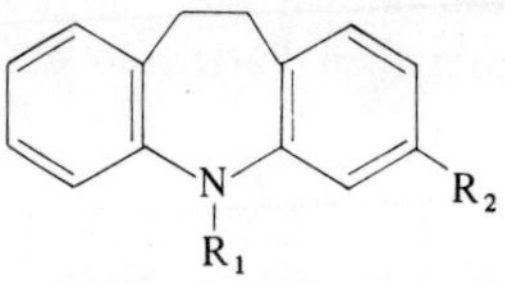

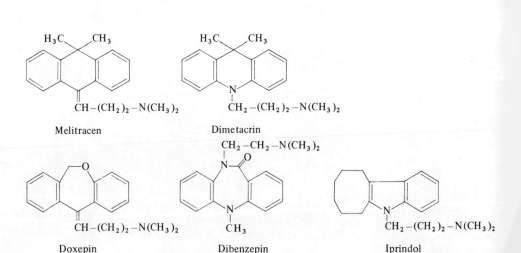

	R$_1$	R$_2$
Imipramin	$-(CH_2)_3-N(CH_3)_2$	$-H$
Clomipramin	$-(CH_2)_3-N(CH_3)_2$	$-Cl$
Trimipramin	$-CH_2-CH(CH_3)-CH_2-N(CH_3)_2$	$-H$
Desipramin	$-(CH_2)_3-NH\cdot CH_3$	$-H$

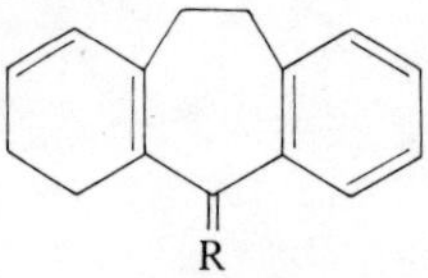

	R
Amitriptylin	$=CH-(CH_2)_2-N(CH_3)_2$
Nortriptylin	$=CH-(CH_2)_2-NH\cdot CH_3$
Protriptylin	$<^H_{(CH_2)_3-NH\cdot CH_3}$

Melitracen

Dimetacrin

Doxepin

Dibenzepin

Iprindol

3 Tetrazyklische und andere Antidepressiva

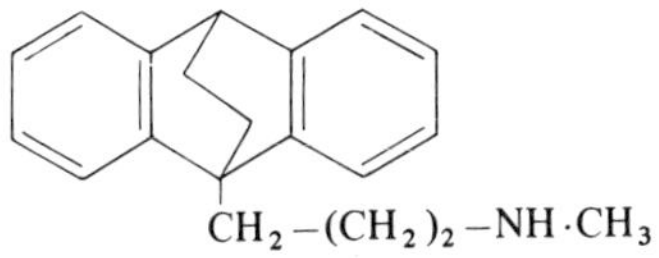

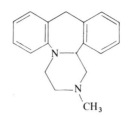

$$CH_2 - (CH_2)_2 - NH \cdot CH_3$$

Maprotilin

Mianserin

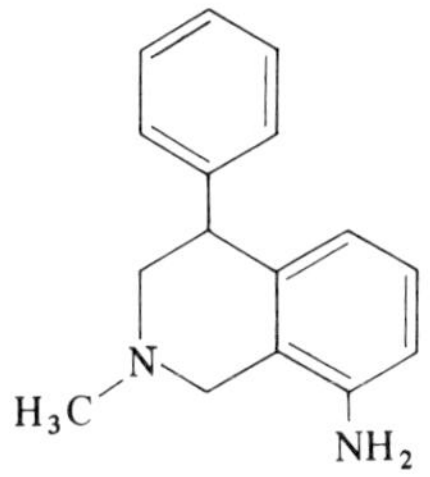

Nomifensin

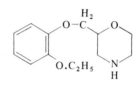

Viloxazin

4 Lithiumsalze z. B. Lithiumkarbonat Li_2CO_3

1   MAO-Inhibitoren (MAOI) (,,Thymeretika")
1.1 Hydrazine, z. B. Iproniazid[1]
1.2 Nicht-Hydrazine, z. B. Tranylcypromin
2   Trizyklische Antidepressiva (,,Thymoleptika")
2.1 Dibenzoazepinderivate, z. B. Imipramin, Desipramin, Trimipramin, Clomipramin
2.2 Dibenzodiazepinderivate, z. B. Dibenzepin
2.3 Dibenzocycloheptadienderivate, z. B. Amitriptylin, Nortriptylin
2.4 Dibenzocycloheptatrienderivate, z. B. Protriptylin
2.5 Dibenzooxepinderivate, z. B. Doxepin
2.6 Dihydroanthrazenderivate, z. B. Melitracen
2.7 Acridanderivate, z. B. Dimetacrin
2.8 Andere, z. B. Iprindol
3   Tetrazyklisch und andersartig konfigurierte Antidepressiva, z. B. Maprotilin, Mianserin, Nomifensin, Viloxazin
4   Lithiumsalze, z. B. Lithiumkarbonat (Li_2CO_3)
      Zusätzlich gibt es antidepressiv wirksame Substanzen, die jedoch nicht (mehr) zur Behandlung depressiver Syndrome verwendet werden, nämlich: Opium,

---

[1] Iproniazid war ursprünglich als Tuberkulostatikum in die Therapie eingeführt worden, wobei seine zentrale Wirkung entdeckt wurde; es war der erste MAO-Hemmkörper, hat aber heute nur mehr experimentelle Bedeutung. Isoniazid steht dem Iproniazid chemisch nahe und ist auch heute noch ein wichtiges Chemotherapeutikum für die Tuberkulosebehandlung.

Äthanol und Psychostimulantien vom Amphetamin-Typ (Amphetamin, Methamphetamin, Methylphenidat, Phenmetrazin usw.).

Die chemische Ähnlichkeit der trizyklisch konfigurierten Antidepressiva und Neuroleptika ist nur formal: die Moleküle der trizyklischen Neuroleptika sind planar, jene der trizyklischen Antidepressiva hingegen abgewinkelt angeordnet. Abgesehen davon gibt es jedoch zwischen den beiden Gruppen fließende Übergänge; Neuroleptika mit thymoleptischer Wirkungskomponente sind Levomepromazin, Chlorprothixen und Thioridazin.

Das Ringsystem des tetrazyklischen Maprotilin ist identisch mit jenem des als Tranquilizer verwendeten Benzoctamin (das ebenfalls antidepressiv wirkt).

Imipramin wurde 1957 in die Therapie eingeführt, es war das erste trizyklische Antidepressivum und ist aus der Neuroleptikaforschung hervorgegangen (Abb. 9).

2.5.3.1 MAO-Inhibitoren (MAOI)

MAOI haben wegen ihrer zahlreichen Nebenwirkungen als Medikamente eine nur untergeordnete Bedeutung.

Einteilung nach chemischen Kriterien in *Hydrazine* und *Nicht-Hydrazine* und ferner danach, ob sie akut zentral erregende Wirkungen besitzen (z. B. Iproniazid, Isocarboxazid, Tranylcypromin) oder nicht (z. B. Nialamid, Pargylin). MAOI hemmen die MAO[1] irreversibel (Folge: Anstieg von NA, 5-HT und DA im ZNS), aber auch andere Enzyme, und sie besitzen darüber hinaus Wirkungen, die nicht Folge einer Enzymhemmung sind.

MAOI wirken psychomotorisch aktivierend und können im Einzelfall hypomanische bzw. manische Zustände und Agitation auslösen. Das Einsetzen der antidepressiven Wirkung erfordert längere Zeit (Widerspruch zur Aminhypothese der Depression!) , jedoch haben einige MAOI eine sofort einsetzende amphetaminartige Wirkung (s. oben). In Übereinstimmung mit der Aminhypothese wäre die antidepressive Wirkung der MAOI durch Erhöhung der intrazellulären und damit für die Ausschüttung zur Verfügung stehenden Mengen an biogenen Aminen (NA und/oder 5-HT) zu erklären.

Nebenwirkungen und Toxizität: Zentrale Erregung bis zu Krämpfen, Hepatotoxizität, orthostatische Hypotonie (MAOI wurden auch als Antihypertonika verwendet!). Zahlreiche Wechselwirkungen mit anderen Substanzen, wichtig vor allem die Verstärkung der Wirkung der indirekten Sympathomimetika; daher auch diätetische Vorschriften erforderlich: Tyramin, das als indirektes Sympathomimetikum wirkt, ist in mehreren Nahrungsmitteln, z. B. in verschiedenen Käsesorten enthalten, und würde, gleichzeitig mit MAOI verabreicht, zu hypertonen Krisen führen (Ursache: Der Tyraminabbau durch die MAO in der Leber

---

[1] Die MAO ist intrazellulär in den Mitochondrien lokalisiert, und zwar insbesondere in Gehirn, Leber und Niere. Sie bewirkt eine oxidative Desaminierung von Monoaminen zu Aldehyden, die dann im allgemeinen weiter zu Säuren oxydiert werden (wichtigste Ausnahme: Reduktion des Normetanephrin-Metaboliten 3-Methoxy- 4-hydroxymandelsäurealdehyd im ZNS zu 3-Methoxy-4-hydroxy-phenylglykol!). Es gibt zuminest zwei MAO-Enzyme (MAO_A und MAO_B) mit unterschiedlicher Substratspezifität.

ist gehemmt und in den adrenergen Nervenendigungen steht als weitere Folge der MAO-Hemmung vermehrt NA zur Entleerung zur Verfügung).

2.5.3.2 Trizyklische,
2.5.3.3 tetrazyklische und andere Antidepressiva

Wirkungsspektrum trizyklischer und ähnlicher Antidepressiva (Prototyp: Imipramin)

Komplexe pharmakologische Wirkungen

Sedation, Beeinflussung des Schlafes (Förderung des Tiefschlafes und Reduktion des REM-Schlafes)

Ähnliche Wirkungen wie (trizyklische) Neuroleptika, jedoch schwächer ausgeprägt

Beim Normalen: Sedation, häufig Unlustgefühle, Angst

Beim Depressiven: antidepressive Wirkung (nach einer Latenzzeit von ca. zwei Wochen).

Pharmakologische Einzelwirkungen

Im allgemeinen wie (trizyklische) Neuroleptika, jedoch schwächer ausgeprägt (z. B. Hypothermie, allgemein membranstabilisierende Wirkungen, Beeinflussung der Formatio reticularis usw.)

Anticholinerge und adrenerge Wirkungskomponenten: s. Nebenwirkungen.

Molekularbiologische Wirkungen

Anticholinerge Wirkung

Hemmung der Rückaufnahme von NA und 5-HT, daher adrenerge und serotoninerge Wirkung (Ursache der antidepressiven Wirkung? Vgl. Aminhypothese der Depression!).

Wechselwirkungen mit anderen Substanzen

Verstärkung der Wirkung von zentral dämpfend wirkenden Substanzen und von Sympathomimetika (hypertone Krisen!)

Gleichzeitige Verabreichung mit MAOI (kontraindiziert!) führt zu Symptomen, die jenen einer Atropinvergiftung gleichen

Aufhebung der Wirkung verschiedener Antihypertonika (besonders Guanethidin)

Ausgeprägte anticholinerge Wirkungen bei gleichzeitiger Verabreichung anderer Substanzen mit anticholinerger Wirkungskomponente (Antihistaminika, Antiparkinsonmittel usw.)

Verstärkung der Kardiotoxizität bei gleichzeitiger Verabreichung von Schilddrüsenhormon, aber auch von L-DOPA

Für die pharmakologische Auswertung wichtig: Verstärkung der Wirkungen von NA, 5-HT, Amphetamin, Apomorphin und L-DOPA; Antagonismus gegenüber Oxotremorin[1] (als Nachweis zentraler anticholinerger Wirkungskomponente); unter geeigneten Versuchsbedingungen Aufhebung oder Umkehr

---

[1] Oxotremorin ist eine ausschließlich experimentell wichtige Substanz, die als Agonist für zentrale muskarinartige ACh-Rezeptoren wirkt.

verschiedener Reserpin- oder Tetrabenazinwirkungen; Potenzierung der Yohimbintoxizität.

Nebenwirkungen

Müdigkeit, Schlafstörungen

Anticholinerge und adrenerge Wirkungskomponenten, insbesondere Mundtrockenheit, Akkomodationsstörungen und Obstipation, kontraindiziert bei Glaukom und bei Prostatahypertrophie (Harnretention); paradoxer Effekt: Schweißausbrüche

Kardiovaskuläre Symptome: orthostatische Hypotonie, Tachykardie und Arrhythmien

Tremor

Hypomanische oder manische Erregungszustände, Halluzinationen, Krämpfe

Ikterus (allergisch, ähnlich wie bei Chlorpromazin), Agranulozytosen, Hauterscheinungen.

Weitere Hinweise zur Wirkung

Nach der Aminhypothese der Depression wirken trizyklische Antidepressiva deswegen antidepressiv, weil sie die Konzentration von NA und/oder 5-HT im synaptischen Spalt erhöhen. Jedoch: die Hemmung der Rückaufnahme der biogenen Amine tritt sofort ein, der antidepressive Effekt hingegen erst nach ca. zwei Wochen! Erklärung dieser Diskrepanz (die an sich ein Argument gegen die Aminhypothese ist) umstritten. Sicher ist, daß auch bei chronischer Zufuhr die NA- (und 5-HT-) Konzentration im synaptischen Spalt erhöht ist; die Folge davon wäre

1. eine verringerte Transmittersynthese (infolge Erregung präsynaptischer (Auto-)Rezeptoren und infolge postsynaptischer Rückkoppelungsmechanismen);

2. eine Abnahme der Empfindlichkeit der postsynaptischen Membran (Verringerung der Anzahl der Rezeptoren?) durch adaptive Vorgänge (vgl. Abb. 3).

Die primäre Ursache der Depression könnte aufgrund dieser Tatsachen auch — entgegen der klassischen Hypothese — ein Transmitterüberschuß (oder eine Rezeptorenüberempfindlichkeit) sein, der bzw. dessen Effekt auf die postsynaptische Membran durch chronische Zufuhr der Antidepressiva korrigiert wird.

Die Beurteilung der anticholinergen Wirkungskomponente an der antidepressiven Wirkung ist umstritten, im allgemeinen wird sie als notwendig erachtet.

Unterschiede zwischen den einzelnen Präparaten

Sekundäre Amine (z. B. Desipramin, Nortriptylin, Protriptylin) hemmen vorwiegend die NA-Rückaufnahme und wirken vorwiegend psychomotorisch aktivierend; *tertiäre Amine* (z. B. Imipramin, Clomipramin, Amitriptylin) hemmen vorwiegend die 5-HT-Rückaufnahme und wirken vorwiegend stimmungsaufhellend und/oder sedierend sowie anxiolytisch[1]. Im übrigen gibt es

---

[1] Daher Annahme, daß NA für Antrieb und Motivation, 5-HT hingegen für Stimmung verantwortlich ist.

einige, klinisch (noch) nicht angewendete trizyklische oder andersartig konfigurierte Verbindungen, die spezifisch entweder die NA-Rückaufnahme (z. B.
Nisoxetin, Tandamin) oder die 5-HT-Rückaufnahme (z. B. Fluoxetin, Pirand-
amin) hemmen. Untersuchungen mit derartigen Präparaten könnten darüber
entscheiden, ob wirklich zwischen einer NA- und 5-HT-Mangel-Depression
unterschieden werden kann.

Vom klinischen Standpunkt unterscheidet man im wesentlichen drei Untergruppen, für die *Amitriptylin, Imipramin* und *Desipramin* als Prototypen gelten
können: Amitriptylingruppe depressionslösend, anxiolytisch und psychomotorisch dämpfend; Imipramingruppe depressionslösend und psychomotorisch
leicht aktivierend; Desipramingruppe depressionslösend, antriebssteigernd
und psychomotorisch stark aktivierend. Die MAOI wirken noch stärker aktivierend als die Präparate der Desipramingruppe.

Iprindol und *Mianserin* nehmen eine wichtige Ausnahmestellung ein: diese
Substanzen hemmen nicht die NA- oder 5-HT-Rückaufnahme, noch sind sie
MAOI. Ihre antidepressive Wirkung läßt sich daher nicht ohne weiteres mit der
Aminhypothese der Depression in Einklang bringen. Verschiedene Hypothesen
über den Wirkungsmechanismus dieser Substanzen, z. B. auch Annahme, daß
Mianserin die NA-Synthese im ZNS stimuliert, und Iprindol die Überempfind-
lichkeit zentraler NA-Rezeptoren reduziert.

Antidepressiva mit relativ geringer anticholinerger Wirkungskomponente
sind Dibenzepin, Dimetacrin und Noxiptilin.

Indikationen

Hauptindikation sind depressive Syndrome (vorwiegend allerdings „endogene"
    Depressionen), und zwar
Amitriptylin und verwandte Substanzen bei ängstlich oder agitiert depressiven
    Syndromen;
Imipramin und verwandte Substanzen bei depressiver Verstimmung;
Desipramin und verwandte Substanzen (gegebenenfalls auch MAOI) bei ge-
    hemmt depressiven Syndromen.

Weitere Indikationen:

Antidepressiva dieser Gruppe sind gelegentlich auch bei Enuresis nocturna
und bei bestimmten Schmerzzuständen verwendet worden; sie sind auch bei
verschiedenen Symptomen indiziert, die Ausdruck einer larvierten Depression
sind.

2.5.3.4 Lithiumsalze

Li$^+$, ein Alkalimetall, wird als Lithiumkarbonat, -azetat oder -sulfat verwendet, und zwar

1. zur Behandlung manischer und hypomanischer Zustände[1], wobei die
Wirkung ein bis zwei Wochen nach Behandlungsbeginn einsetzt (Neuroleptika
wirken sofort, weswegen zur initialen Therapie der erwähnten Zustände Li$^+$
meist mit einem Neuroleptikum, z. B. Haloperidol, kombiniert wird);

---

[1] Manische oder hypomanische Zustände können isoliert (selten) oder alternierend mit
depressiven Phasen auftreten (bipolare Depression).

2. zur Prophylaxe der uni-oder bipolaren Depression (wobei die Entwicklung der prophylaktischen Li⁺-Wirkung etwa ein halbes Jahr benötigt).

Verschiedene andere Indikationen sind beschrieben worden, so z. B. bestimmte Formen der Alkoholkrankheit, psychotische prämenstruelle Spannungszustände, aggressive Verhaltensweisen u. a.

Hauptvorteile von Li^+: Billige und wirksame Prophylaxe bzw. Therapie uni- und bipolarer Depressionen sowie der Manie.

Der notwendige Li^+-Blutspiegel liegt bei $1,0-1,2$ mval/l. Li^+ hat eine geringe therapeutische Breite. Initiale Nebenwirkungen (meist nach längerer Behandlungsdauer verschwindend) sind gastrointestinale Symptome (Nausea, Erbrechen, Diarrhoen, abdominelle Schmerzen), neuromuskuläre Symptome (feiner Handtremor, Müdigkeitsgefühl, Muskelschwäche), zentrale Symptome (im Sinn einer zentralen Dämpfung) sowie Ödeme, Gewichtszunahme, Durstgefühl und erhöhte Diurese. Der Tremor kann bestehen bleiben. Als Kontraindikationen gelten Herzinsuffizienz, Nierenschaden und Schilddrüsenerkrankungen (Hypothyreose).

Innerhalb der Gruppe der Psychopharmaka ist für Lithiumsalze eine teratogene Wirkung − insbesondere kardiovaskuläre Mißbildungen − am wahrscheinlichsten; daher keine Lithiummedikation während des ersten Trimenons der Schwangerschaft bzw. gegebenfalls Empfehlung zur Schwangerschaftsverhütung bei notwendiger Lithiummedikation. Im übrigen ist während der Schwangerschaft und unmittelbar danach die renale Lithiumausscheidung verändert.

Im Unterschied zu vielen Psychopharmaka hat Li^+ keinen Einfluß auf den Intellekt, auf das Verhalten und auf den emotionalen Zustand der Patienten.

Die Aminhypothese postuliert bei der Manie einen Überschuß von NA und/oder 5-HT (vielleicht auch von DA) oder eine Rezeptorenüberempfindlichkeit gegenüber diesen Transmittersubstanzen an nicht näher definierten Synapsen des ZNS, also gewissermaßen das „Gegenteil" von den bei Depressionen postulierten Dysfunktionen. Der Wirkungsmechanismus von Li^+ ist außerordentlich umstritten; diskutiert werden u. a.:

− Interferenz mit Na^+ (vielleicht auch anderen Kationen) an zellulären Bindungsstellen, wodurch die Membranionenströme und das Membranpotential beeinflußt und dadurch vielleicht auch eine vorliegende Rezeptorenüber- oder -unterempfindlichkeit korrigiert werden könnten;

− Interferenz mit Synthese, Freisetzung usw. verschiedener Transmittersubstanzen (NA, DA-, 5-HT, ACh, GABA, Glutaminsäure u. a.); Erhöhung der zentralen 5-HT-Synthese;

− Hemmung der Adenylcyclase und dadurch Reduktion von cAMP (vermutlich auch für die endokrinen Nebenwirkungen verantwortlich).

Neuroleptika könnten bei der Manie infolge der DA-Rezeptorenblockade wirksam sein; Physostigmin wirkt bei der Manie günstig (und verschlechtert Depressionen), hat aber nur experimentelle Bedeutung.

Präparate

MAO-Inhibitoren

Tranylcypromin: Jatrosom®Dragees (13,7 mg Tranylcyprominsulfat + 1,18 mg Trifluoperazindihydrochlorid)

Trizyklische und tetrazyklische Antidepressiva

Amitriptylingruppe

> *Amitriptylin:* Saroten®-Dragees 10 mg und 25 mg, -Amp. (25 mg)
> *Trimipramin:* Stangyl®-Tabl. 25 mg, -Amp. 25 mg/2 ml
> *Doxepin:* Sinequan®-Kapseln 10 mg, 25 mg und 50 mg

Imipramingruppe

> *Imipramin:* Tofranil®-Dragees 10 mg und 25 mg
> *Clomipramin:* Anafranil 10® (und 25) -Dragees, -Amp. (25 mg)
> *Melitracen:* Dixeran® 10 mg (und 25 mg) -Dragees
> *Dimetacrin:* Istonil®-Dragees 25, 50 und 100 mg, -Amp. (25 mg)
> *Dibenzepin:* Noveril®-Dragees 80 mg, Noveril® 240 Tabl., -Amp. 40 mg/2 ml
> *Maprotilin:* Ludiomil® 10, 25, 50 und 75-Tabl., -Amp. 25 mg/2 ml

Desipramingruppe

> *Desipramin:* Pertofran®-Dragees (25 mg)
> *Nortriptylin:* Nortrilen®-Dragees 10 mg und 25 mg, -Amp. 1% (10 mg)

Lithium

Lithiumazetat: Quilonorm®-Tabl. (536 mg)
Lithiumkarbonat: Quilonorm Retard®-Tabl. (450 mg).

Literatur

Benkert, O.: Der Umgang mit Antidepressiva in der Praxis. Arzneiverordnung in der Praxis
    6/1979, p. 35–41.
Benkert, O.: Biochemische Grundlagen der Depression. Klin. Wschr. *57*, 651–660 (1979).
Bopp, B., Biel, J. H.: Antidepressant drugs. Life Sci. *14*, 415–423 (1974).
Fieve, R. R.: The clinical effects of lithium treatment. Trends in Neurosci. *2*, 66–68 (1979).
Garver, D. L., Davis, J. M.: Biogenic amine hypotheses of affective disorders. Life Sci. *24*,
    383–394 (1979).
Hollister, L. E.: Tricyclic Antidepressants. New Engl. J. Med. *299*, 1106–1109, 1168–1172
    (1978).
Spencer, P. S. J.: Review of the pharmacology of existing antidepressants. Brit. J. clin.
    Pharmac. *4*, 57–68 (1977).

2.5.4 Psychostimulantien

Synonyma: Psychotonika, Psychoanaleptika; für Amphetamin und verwandte Substanzen auch: Weckamine, Appetitzügler oder Anorektika.

Vorbemerkungen

Es gibt zwei Arzneimittelgruppen mit zentral erregender Wirkung: die zentralen Analeptika und die Psychostimulantien; der wesentliche Unterschied zwischen beiden scheint darin zu bestehen, daß bei den zentralen Analeptika (s. S. 126) die konvulsive Wirkungskomponente stärker ausgeprägt ist. Beide Arzneimittelgruppen haben eine erheblich geringere praktische Bedeutung als andere Arzneimittelgruppen mit zentraler Wirkung.

Coffein und die amphetaminähnlichen Substanzen haben eigentlich nur eine zentral erregende Wirkungskomponente gemeinsam. In beiden Fällen kommt es zu einer Erregung des aszendierenden retikulären Systems, die sich in einer im EEG und am Verhalten nachweisbaren Weckreaktion[1] manifestiert, jedoch liegen Angriffspunkte in unterschiedlichen Bereichen des aszendierenden retikulären Systems vor. Ein bedeutender Unterschied besteht darin, daß amphetaminähnliche Substanzen, nicht aber Coffein, ein hohes Abhängigkeitspotential aufweisen und gesetzlich als „Suchtgifte" gelten (s. S. 171).

Chemie und Einteilung

Formelübersicht Psychostimulantien

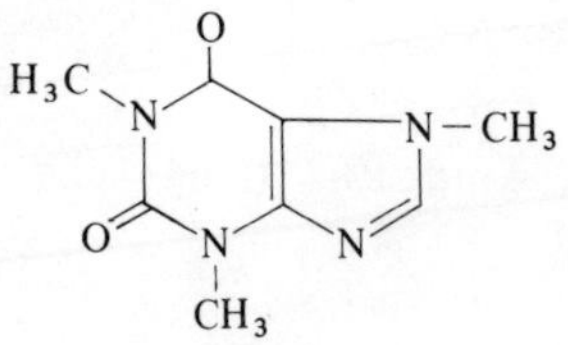

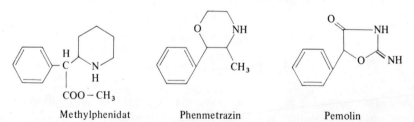

Coffein

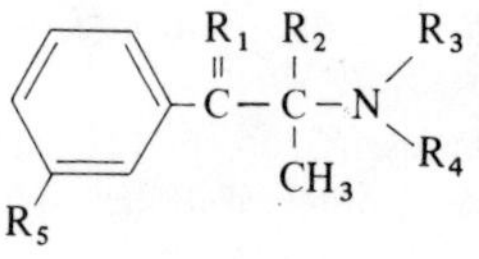

	R_1	R_2	R_3	R_4	R_5
Amphetamin	$=H_2$	$-H$	$-H$	$-H$	$-H$
Methamphetamin	$=H_2$	$-H$	$-CH_3$	$-H$	$-H$
Fenfluramin	$=H_2$	$-H$	$-C_2H_5$	$-H$	$-CF_3$
Phentermin	$=H_2$	$-CH_3$	$-H$	$-H$	$-H$
Amfepramon	$=O$	$-H$	$-C_2H_5$	$-C_2H_5$	$-H$
Fenetylin	$=H_2$	$-H$	$-CH_2-$	$-H$	$-H$

Methylphenidat   Phenmetrazin   Pemolin

1   Coffein (1,3,7-Trimethylxanthin)
2   „Weckamine", Phenyläthylaminderivate
2.1 mit offener Seitenkette, z. B. Amphetamin und Methamphetamin
2.2 bizyklische Verbindungen, z. B. Phenmetrazin

---

[1]   Siehe Fußnote S. 40.

2.5.4.1 Coffein

Die drei Methylxanthine Coffein, Theobromin und Theophyllin kommen in der Natur in Pflanzen vor, die weltweit für die Zubereitung verschiedener Getränke verwendet werden:

Kaffee: Samen von Coffea arabica (Brasilien, Kolumbien, Mittelamerika, arabische Länder, Indonesien) mit ca. 1,25% Coffein und anderen Inhaltsstoffen (Chlorogensäure, aromatische Öle u. a.)

Tee: Blätter von Thea sinensis (China, Japan, Ceylon, Argentinien) mit 2,5% Coffein und kleinen Mengen Theophyllin

Kakao: Samen von Theobroma cacao (Mittelamerika und Mexiko) mit 3% Theobromin (Fett in den Schalen als Oleum Cacao[1] offizinell!)

Mate: Blätter von Ilex paraguayensis (Südamerika) mit 1,5% Coffein

Kola: Samen (Nuß) von Cola nitida (tropisches Afrika) mit 1,5% Coffein und kleinen Mengen Theobromin

Guarana: Pasta aus den Samen von Paullinia cupana (Venezuela und Brasilien) mit 5% Coffein.

Als Getränk zubereitet, enhält eine Tasse Kaffee oder Tee etwa 0,1 g Coffein.

Die drei Methylxanthine besitzen ein qualitativ gleichartiges Wirkungsspektrum, jedoch bestehen quantitative Unterschiede; bei Coffein steht die zentrale Wirkung im Vordergrund.

Wirkungsspektrum von Coffein

Komplexe pharmakologische Wirkungen

Vielfältige und komplexe Verhaltensänderungen; im wesentlichen: Antriebssteigerung, Unterdrückung des Müdigkeitsgefühles („Entmüdung") und des Schlafbedürfnisses; Anhebung der Stimmung; Steigerung der assoziativen Kombinationsfähigkeit und Herabsetzung der Reaktionszeit.

Erhöhung der Leistungsfähigkeit und der Leistungsgeschwindigkeit mit im allgemeinen verringerter Fehlerquote (vor allem bei gut eingelernten, weniger bei erst kürzlich neu erworbenen Fähigkeiten). Die Wirkung auf die Leistung ist mehrphasisch: in einer kurzen Vorphase und im Anschluß an die typische Wirkung ist häufig eine verringerte Aktivität nachweisbar.

Wichtig ist, abgesehen von der Dosis, auch Ausgangslage und Alter (stärkere Wirkung bei Ermüdung und bei älteren Menschen). Bei Dosissteigerung zunächst „neurasthenische", dann psychotische Zustandsbilder und schließlich Krampfanfälle.

Pharmakologische Einzelwirkungen

Erregung des Atemzentrums (Zunahme von Atemfrequenz und -tiefe), des Vasomotoren- und Vaguszentrums

EEG: Weckreaktion

Periphere Arteriolenerweiterung (Blutdruck wegen zusätzlicher Erregung des Vasomotorenzentrums meist unverändert), Koronargefäßerweiterung

---

[1] Verwendung als Suppositorienmasse.

Herz: positiv chronotrope (wegen zusätzlicher Erregung des Vaguszentrums
    Herzfrequenz meist unverändert) und positiv inotrope Wirkung, eventuell
    Arrhythmien
Erschlaffende Wirkung auf die glatte Muskulatur und kontraktionsfördernde
    Wirkung auf die quergestreifte Muskulatur
Diuretische Wirkung
Steigerung der Magensekretion

Molekularbiologische Wirkungen

Hemmung der Phosphodiesterase und dadurch vermehrtes cAMP; viele, aber
    nicht alle Coffeinwirkungen können dadurch erklärt werden.

Wechselwirkungen mit anderen Substanzen

Coffein antagonisiert die Wirkung verschiedener zentral dämpfend wirkender
    Substanzen, jedoch nicht spezifisch; geringe therapeutische Bedeutung
Beliebte Kombination: Coffein + Ergotamin bei Migräne (möglicherweise fördert
    Coffein die Ergotaminresorption)

Nebenwirkungen

besonders nach höheren Dosen: Unruhe, Tremor, Tachykardie und Extra-
    systolen; Schlaflosigkeit

Indikationen

Während von den Methylxanthinen Theophyllin relativ viel verwendet wird
(als Spasmolytikum und, meist in Kombination mit herzwirksamen Glykosiden,
bei Herzinsuffizienz), ist die therapeutische Bedeutung von Coffein (und auch
von Theobromin) gering. Es wird bei Migräne in Kombination mit Ergotamin
verabreicht und ist im übrigen in analgetischen Mischpulvern (meist zusammen
mit einem Barbiturat und einem Analgetikum-Antipyretikum) enthalten. Die
üblichen Dosen liegen im Dezigrammbereich, die therapeutische Breite ist groß
(letale Dosen im Bereich von 10 g).

2.5.4.2 „Weckamine"

Wirkungsspektrum der Weckamine (Prototyp: Amphetamin)

Komplexe pharmakologische Wirkungen

In vieler Beziehung ähnlich wie Coffein, jedoch wesentlich stärker ausgeprägt:
Zentrale Erregung mit Antriebssteigerung, Unterdrückung des Müdigkeitsgefühles
    und des Schlafbedürfnisses; Reduktion der Schlafdauer (insbesondere Ver-
    kürzung des REM-Schlafes)
Herabsetzung des Appetits (vermutlich durch Wirkung auf das im lateralen
    Hypothalamus lokalisierte Appetitzentrum[1])

---

[1] Experimentelle Befunde: Appetitzentrum im lateralen Hypothalamus und Sättigungs-
zentrum im ventromedialen Hypothalamus. Reizung des ersteren löst Nahrungsaufnahme,
seine Zerstörung Anorexie aus; Reizung des letzteren löst Appetitlosigkeit, seine Zerstörung Hyperphagie bzw. Fettsucht aus.

Stimmungsanhebung, Euphorie; Steigerung des Selbstvertrauens und der Konzentrationsfähigkeit; gesteigertes Wohlbefinden
Aktivierung von Angst
Leistungssteigerung, nicht unbedingt verringerte Fehlerquote; Steigerung der motorischen Aktivität
Experimentell: stereotype Bewegungsabläufe, Hypermotilität, erhöhte „Gruppentoxizität"[1]
Abhängigkeitsrisiko!

Pharmakologische Einzelwirkungen
Erregung des Atem- und Vasomotorenzentrums, analeptische Wirkung
EEG: Weckreaktion
Analgetische Wirkung
Antikonvulsive Wirkung
Peripher α- und β-adrenerge Wirkungen wie Blutdruckanstieg (systolisch und diastolisch), Tachykardie (auch reflektorische Bradykardie), bronchodilatatorische Wirkung, Mydriasis (nur bei lokaler Applikation) usw.

Molekularbiologische Wirkungen
Indirekt wirkendes Sympathomimetikum, d. h. Freisetzung und Hemmung der Rückaufnahme von NA, im ZNS auch von DA und 5-HT
vielleicht zusätzlich auch direkte Erregung der Rezeptoren
Bedeutung der Hemmwirkung auf die MAO umstritten

Wechselwirkungen mit anderen Substanzen
Amphetamin antagonisiert die Wirkung verschiedener zentral dämpfend wirkender Substanzen, jedoch nicht spezifisch
Zentrale Amphetaminwirkung wird durch α-Methyl-p-tyrosin (Hemmstoff der Tyrosinhydroxylase), nicht aber durch Reserpin aufgehoben
MAO-Inhibitoren und andere Antidepressiva verstärken die Amphetaminwirkung, Neuroleptika (DA-Antagonisten) schwächen sie ab oder heben sie auf.

Nebenwirkungen
Zentrale Symptome wie Unruhe und Agitiertheit, Schlaflosigkeit, Anorexie und Tremor, sowie periphere vegetative Symptome wie Mundtrockenheit, Harnverhaltung, Herzarrhythmien usw.
    Amphetamin kann, insbesondere bei höherer Dosierung bzw. chronischer Verabreichung, zu psychotischen Syndromen führen (vgl. S. 75).

Weitere Hinweise zur Wirkung
    Die zentrale Symptomatik der Amphetaminwirkung scheint in erster Linie der Interferenz von Amphetamin mit DA zuzuschreiben zu sein:
    Amphetamin ist eine dopaminerge Substanz, da es im ZNS DA (und zwar insbesondere frisch synthetisiertes DA — Unterschied gegenüber der Reserpinwirkung!) freisetzt und dessen Rückaufnahme hemmt.

---

[1] An mehreren Mäusen in einem Käfig wirkt Amphetamin toxischer als an Einzeltieren; dieser Effekt kann durch Neuroleptika antagonisiert werden.

Die experimentell beobachtbaren stereotypen Bewegungsabläufe dürften durch die dopaminerge Wirkung im nigrostriatalen System, die Hypermotilität und die psychotomimetische Wirkung durch die dopaminerge Wirkung im mesolimbischen System bedingt sein, vgl. auch S. 4 und Tab. 3.

Unterschiede zwischen den einzelnen Präparaten

Allen Sympathomimetika mit fehlenden OH-Gruppen am Ring (im wesentlichen Ephedrin, Amphetamin und andere in der Formelübersicht angeführte Substanzen) ist gemeinsam:

1 – sie wirken (vorwiegend oder ausschließlich) indirekt sympathomimetisch und

2 – sie sind gut lipidlöslich und dringen daher (etwa im Unterschied zu den Katecholaminen) in das ZNS ein.

Von den genannten Substanzen hat *Ephedrin* die schwächste zentrale Wirkung; Ephedrin ist auch nicht als Suchtgift deklariert, wird aber trotzdem gelegentlich mißbräuchlich verwendet.

Dexamphetamin (D-Amphetamin) ist zentral etwa 3 bis 4mal wirksamer als die L-Form; *Methamphetamin* ist wirksamer als Amphetamin.

Nach ihrem Wirkungsmechanismus auf dopaminerge Synapsen lassen sich innerhalb der Gruppe der Weckamine offenbar zwei Untergruppen unterscheiden: eine Untergruppe – Prototyp: *Amphetamin* – die vorwiegend eine DA-Freisetzung bewirkt, und eine andere – Prototyp: *Methylphenidat* – die vorwiegend die DA-Rückaufnahme hemmt.

Eine Trennung der anorektischen von der zentral stimulierenden Wirkung dürfte nicht möglich sein, obschon einige Weckamine ausschließlich als Appetitzügler empfohlen werden.

Indikationen

Praktisch alle Indikationen der Weckamine sind wegen des Abhängigkeitspotentials dieser Präparate umstritten! Die Verabreichung sollte, wenn überhaupt, spätestens am frühen Vormittag erfolgen.

Als theoretisch mögliche Indikationen gelten:

Übergewicht (wegen der appetithemmenden Wirkung)

Narkolepsie[1]

das sogenannte hyperkinetische Syndrom bei Kindern[2]

Erschöpfungszustände, z. B. in der Rekonvaleszenz

bestimmte Formen der Epilepsie (wegen der antikonvulsiven Wirkung)

Parkinson-Syndrom (wegen der dopaminergen Wirkung)

---

[1] Mehrmals täglich auftretendes, anfallsweises Einschlafen mit kurzer Schlafdauer, idiopathisch oder symptomatisch (z. B. postenzephalitisch).

[2] Synonym: minimale zerebrale Dysfunktion; Symptomenkomplex mit Hyperaktivität, leichter Ablenkbarkeit, Konzentrationsunfähigkeit, Lernschwierigkeiten, Impulsivität, Verhaltensstörungen usw. Umstritten, ob man die günstige Amphetaminwirkung bei diesem Syndrom als „paradox" bezeichnen sollte (Werry, J. S.: Medication for hyperkinetic children. Drugs *11*, 81–89 (1976)).

nicht indiziert, aber trotzdem verwendet zur Steigerung sportlicher Leistungen (Doping)[1].

Präparate

Coffein ist als Coffeinum-Natrium benzoicum und Coffeinum-Natrium salicylicum offizinell und kommt in diesen Formen auch als Tabletten (meist zu 0,2) in den Handel.

Fenfluramin: Ponderax®-Dragees (20 mg)

Phentermin: Mirapront®-Kapseln (15 mg); Adipex neu®-Kapseln (15 mg)

Amfepramon: Regenon®-Kapseln (25 mg)

Fenetylin: Captagon®-Tabl. (50 mg)

Methylphenidat: Rilatin®-Tabl. (10 mg).

Die übliche Einzeldosis von Amphetamin oder Methamphetamin beträgt etwa 5 mg.

Literatur

Moore, K. E.: The actions of amphetamine on neurotransmitters: a brief review. Biol. Psychiat. *12*, 451–462 (1977).

Ross, S. B.: The central stimulatory action of inhibitors·of the dopamine uptake. Life Sci. *24*, 159 168 (1979).

Selbach, H.: Coffein, vegetative Regulationen und Zentralnervensystem. In: Coffein und andere Methylxanthine (Heim, F., Ammon, H. P. T., eds.). Stuttgart-New York: F. K. Schattauer. 1969.

2.5.5 Halluzinogene

Synonyma: Psychodysleptika, Psycholytika, Psychodelika, Phantastika, Drogen[2] u. a. Diese Bezeichnungen sind nur zum Teil echte Synonyma, häufig werden sie für die Bezeichnung bestimmter Untergruppen der Halluzinogene verwendet. Nachfolgend werden die Halluzinogene in drei Gruppen unterteilt, nämlich: Psychotomimetika, Delirantien und andere Halluzinogene.

---

[1] Doping-Substanzen, die auf der Verbotsliste der Sportverbände stehen, sind neben den Weckaminen auch zentrale Analeptika und vor allem anabole Hormone. Andere, schwer nachweisbare Maßnahmen zur Leistungssteigerung sind: Eigenbluttransfusionen (Erhöhung der O_2-Transportkapazität des Blutes), Cocarboxylase (Laktat-Pyruvatabbau), aber auch β-Blocker und andere Substanzen.

[2] Die Bezeichnung „Drogen" wird fälschlich entweder für Psychotomimetika, für alle Halluzinogene, für Opiate, für alle Abhängigkeit erzeugende Substanzen oder überhaupt für alle Medikamente (offenbar unter dem Einfluß des angloamerikanischen Sprachgebrauches „drug" = Droge, Medikament) verwendet, und ist somit heute bedeutungslos. Ursprünglich und in der pharmazeutischen Literatur auch heute noch werden als Drogen Arzneipflanzen, Teile oder Zubereitungen von diesen bezeichnet.

2.5.5.1 Psychotomimetika

Vorbemerkungen

Die gemeinsame Eigenschaft der Psychotomimetika besteht darin, daß Halluzinationen im Vordergrund ihrer Wirkung stehen.

Psychotomimetika – insbesondere LSD und Psilocybin – sind nur vereinzelt therapeutisch verwendet worden, und zwar im Rahmen einer Psychotherapie und im Terminalstadium maligner Erkrankungen (in diesen Fällen auch in Kombination mit Heroin). Im übrigen sind Psychotomometika von Interesse (a) als Substanzen zur Auslösung von „Modellpsychosen", (b) wegen ihrer mißbräuchlichen Verwendung und (c) für die experimentelle Forschung.

Chemie und Einteilung

Formelübersicht Psychotomimetika

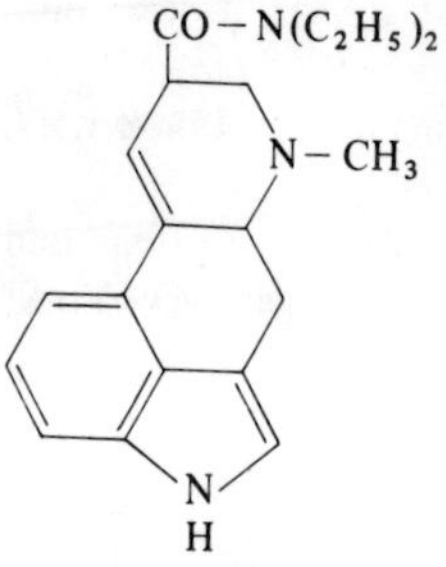

$CO-N(C_2H_5)_2$

$N-CH_3$

N
H

Lysergid

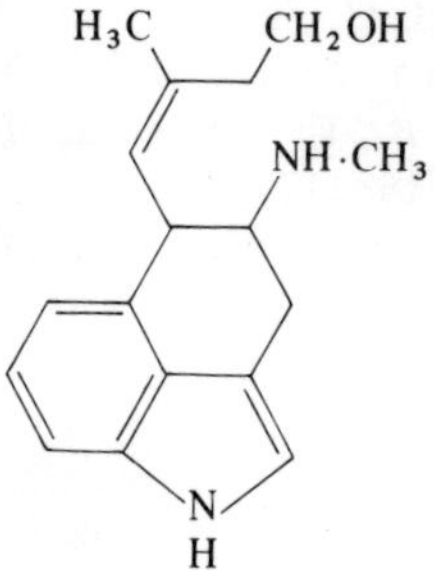

H_3C CH_2OH

$NH \cdot CH_3$

N
H

Chanoclavin

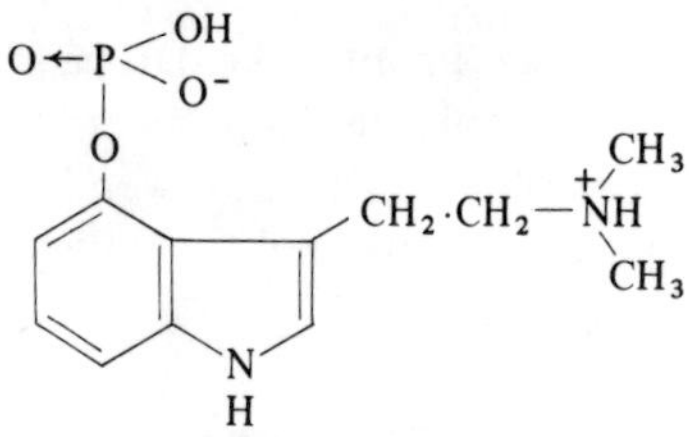

$O \leftarrow P \overset{OH}{\underset{O^-}{}}$

$CH_2 \cdot CH_2 - \overset{+}{\underset{CH_3}{\overset{CH_3}{N}H}}$

N
H

Psilocybin

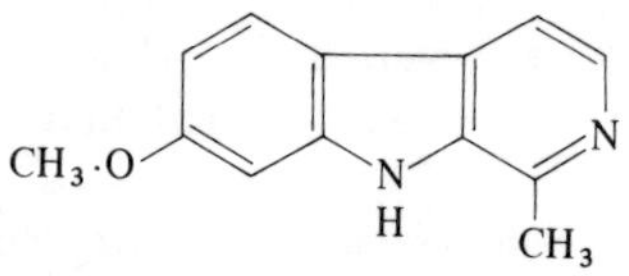

$CH_3 \cdot O$

N
H CH_3

Harmin

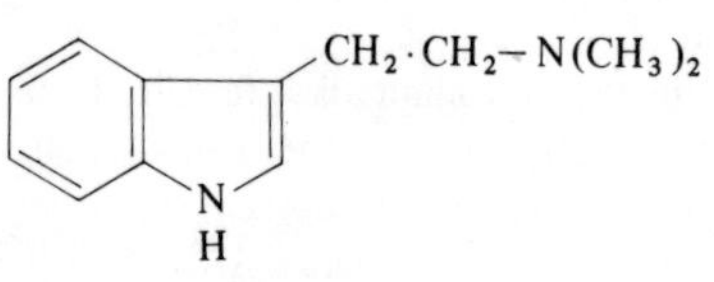

$CH_2 \cdot CH_2 - N(CH_3)_2$

N
H

Bufotenin

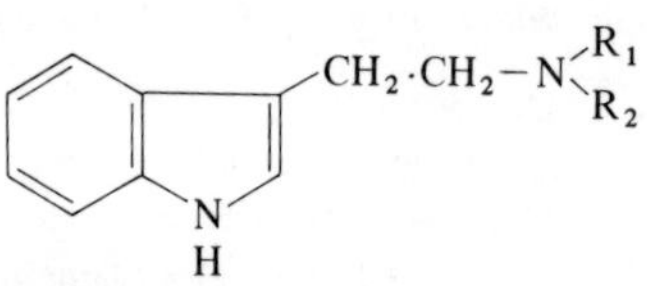

$CH_2 \cdot CH_2 - N \overset{R_1}{\underset{R_2}{}}$

N
H

DMT $R_1 = R_2 = -CH_3$
DET $R_1 = R_2 = -C_2H_5$

	R_1	R_2	R_3	R_4	R_5
Mescalin	$-H$	$-O \cdot CH_3$	$-O \cdot CH_3$	$-O \cdot CH_3$	$-H$
DOM	$-O \cdot CH_3$	$-H$	$-CH_3$	$-O \cdot CH_3$	$-CH_3$
2,4,5-TMA	$-O \cdot CH_3$	$-H$	$-O \cdot CH_3$	$-O \cdot CH_3$	$-CH_3$
2,5-DMA	$-O \cdot CH_3$	$-H$	$-H$	$-O \cdot CH_3$	$-CH_3$

(Structure: benzene ring with R_2, R_1 at top, R_3 at left, R_4 at bottom, and side chain $-CH_2 \cdot CH - NH_2$ with R_5)

1 Methoxylierte und/oder N-alkylierte (meist N-methylierte) *Tryptaminderivate*, wobei die Äthylamin-Seitenkette — wie im Fall des LSD oder Harmin — in einen Ring eingebaut sein kann.

Beispiele: Lysergid (LSD, LSD-25, Lysergsäurediäthylamid) und verwandte Verbindungen; DMT (Dimethyltryptamin), DET (Diäthyltryptamin), Bufotenin (Dimethyl-5-hydroxytryptamin), Psilocybin (Dimethyl-4-phosphoryloxytryptamin), Ibogain, Harmin, Chanoclavin u.a.

2 Methoxylierte und/oder N-methylierte *Phenyläthylaminderivate*.

Beispiele: Meskalin (3,4,5-Trimethoxyphenyläthylamin), DMA (Dimethoxyamphetamin), TMA (Trimethoxyamphetamin), DOM (STP, Dimethoxymethylamphetamin) u. a.

Nicht alle, aber viele Psychotomimetika kommen in der Natur vor und wurden zum Teil schon in ältesten Zeiten für rituelle Zwecke verwendet:

Meskalin im mexikanischen Kaktus Lophophora williamsii (in Mexiko als peyote oder peyotl, in den USA als mescal buttons bezeichnet);

Psilocybin im mexikanischen Pilz Psilocybe mexicana (in Mexiko werden dieser und andere Pilze als teonancatl bezeichnet);

Bufotenin in der Krötenhaut und in der Leguminose Piptadenia peregrina;

Ibogain im afrikanischen Strauch Taberanthe iboga;

Harmin (Synonyma: Banisterin, Telepathin) in Peganum harmala und Banistera caapi (yagé, caapi, ayahuasca in Südamerika);

Chanoclavin ist in Claviceps purpura eine Vorstufe der Mutterkornalkaloide, ist aber auch in der altmexikanischen Droge „Ololiuqui" (Ricea corybosa) enthalten.

Hingegen ist *LSD* eine Zufallsentdeckung bei einem chemischen Syntheseversuch.

Wirkungsspektrum der Psychotomimetika (Prototyp: LSD)

Die Gesamtheit der *komplexen pharmakologischen Wirkungen* und der *pharmakologischen Einzelwirkungen*, die nach Verabreichung von Psychotomimetika auftreten, wird als „psychotomimetisches Syndrom" bezeichnet.

Psychotomimetisches Syndrom[1]

„Somatische Wirkungen

Mydriasis, Tachykardie, Hypertonie, Hyperreflexie, Tachypnoe, erhöhter Muskeltonus; gelegentlich Nausea, Erbrechen und Ataxie.

Wirkungen auf die Sensorik

Wahrnehmungsstörungen, die nach Verabreichung genügend hoher Dosen

---

[1] Nach Brawley, P., and Duffield, J. C.: The pharmacology of hallucinogens. Pharmacol. Rev. *24*, 31–66, 1972.

zunächst zu einfachen, später zu komplexen Halluzinationen fortschreiten und häufig mehr als eine Sinnesmodalität betreffen.

Psychische Wirkungen

Magisches und paranoides Denken, das sich aufgrund der Wahrnehmungsstörungen entwickelt, häufig mit anderen Elementen formaler Denkstörungen
vergesellschaftet; affektive Veränderungen, außerordentlich persönlichkeits-
abhängig, verschiedene Formen von Depression bis zu extremer Erregung an-
nehmend."

Molekularbiologische Wirkungen

LSD ist als Prototyp der Psychotomimetika die am besten untersuchte
Substanz. Wegen seiner chemischen Struktur – Lysergsäurederivat – war eine
Interferenz mit 5-HT an sich sehr wahrscheinlich[1]. Über folgende Befunde
herrscht weitgehende Übereinstimmung:

LSD (1) hemmt die 5-HT-Freisetzung aus präsynaptischen Endigungen,
(2) blockiert exzitatorische 5-HT-Synapsen postsynaptisch und
(3) erregt inhibitorische 5-HT-Synapsen ebenfalls postsynaptisch.

Als Folge der sub 2 genannten Wirkung kommt es zu einer Blockierung des
(serotoninergen) Raphesystems[2]. Umstritten ist, ob dadurch alle LSD-Wirkungen
erklärt werden können, sehr wahrscheinlich existieren auch Interferenzen mit
anderen Transmittersystemen (z. B. Senkung der NA-, DA- und Histaminkonzen-
tration im Stammhirn).

Halluzinogen wirksame Tryptamin- und Phenyläthylaminderivate sind
strukturell genügend ähnlich, um eine Affinität dieser Psychotomimetika zu
einem Rezeptor („halluzinogener Rezeptor") postulieren zu können.

Wechselwirkungen mit anderen Substanzen

Zwischen den einzelnen Psychotomimetika besteht eine gekreuzte Toleranz.
Keine gekreuzte Toleranz besteht hingegen z. B. zwischen LSD und Amphetamin!

Neuroleptisch wirksame Phenothiazin- und Butyrophenonderivate antagonisieren die LSD-Wirkungen, Reserpin verstärkt sie.

Nebenwirkungen

An sich sind die meisten Wirkungen des psychotomimetischen Syndroms als
Nebenwirkungen aufzufassen. Zusätzlich wichtig: LSD soll Chromosomen-
aberrationen auslösen können.

Weitere Hinweise zur Wirkung

Experimentelle elektrophysiologische Untersuchungen der zentralen Wirkung
von LSD und verwandten Substanzen haben zwar zu widersprüchlichen Befunden

---

[1] Ein anderes Beispiel für eine Interferenz von einem Lysergsäurederivat mit 5-HT: Methy-
sergid, ein 5-HT-Antagonist, der bei Migräne verabreicht wird.

[2] LSD soll das Raphesystem durch eine Blockierung der serotoninergen, exzitatorischen
Afferenzen vom Nucl. paragigantocellularis inaktivieren. Aus der Bedeutung des Raphesystems für den REM-Schlaf (s. S. 49) bzw. für Träume wurde eine Analogie zwischen
diesen und den durch Psychotomimetika induzierten Halluzinationen abgeleitet.

geführt, aber einheitlich gezeigt, daß es zu einer Veränderung optisch evozierter Potentiale im Verlauf der optischen Bahn (Corpus geniculatum laterale, optischer Kortex) kommt. Diese Veränderungen könnten ein Hinweis auf die unter LSD auftretenden optischen Halluzinationen sein.

Unterschiede zwischen den einzelnen Präparaten

Die Unterschiede sind im wesentlichen quantitativer Art. LSD ist die wirksamste Substanz: Schon Dosen um 0,02 mg sind beim Menschen eindeutig wirksam; andererseits liegen ähnlich wirksame Meskalindosen im Dezigrammbereich. Unterschiedliche Pharmakokinetik bedingt im übrigen (erhebliche) Unterschiede in der Wirkungsdauer.

2.5.5.2 Delirantien

Anticholinergika (soweit sie in das ZNS einzudringen imstande sind) bewirken, allerdings meist erst in toxischen Dosen, einen deliranten Zustand, der mit Halluzinationen vergesellschaftet sein kann; andere zentrale Symptome („zentrales anticholinerges Syndrom") sind u. a. Erregung, Sprachstörungen, Gedächtnisstörungen bzw. Amnesie. Beispiele für zentral wirksame Anticholinergika sind: Atropin und Scopolamin, Anthistaminika, Antiparkinsonmittel und andere Substanzgruppen mit stark ausgeprägter anticholinerger Nebenwirkung (z. B. trizyklische Antidepressiva). Atropin und Scopolamin sind in verschiedenen Pflanzen (Solanaceen) enthalten, die zu verschiedenen Zeiten und aus verschiedenen Gründen zur Erzielung eines Rauschzustandes verwendet wurden (z. B. Alraune, Hexengetränke).

Ditran, ein synthetisches Anticholinergikum (Gemisch aus zwei Atropinabkömmlingen), verursacht einen 12 bis 24 Stunden lang anhaltenden deliranten Zustand, der mit einer weitgehenden Distanzierung von der Umwelt, einem ausgeprägten Schwächezustand und intensiven Halluzinationen einhergeht. Es besteht weitgehende Amnesie. Ditran wurde zur Behandlung von Depressionen verwendet und gilt, ebenso wie LSD und Psilocybin, als chemischer Kampfstoff[1] („Psychokampfstoff").

Eine Sonderstellung nimmt *Phencyclidin* ein, das ebenfalls in diese Gruppe gehören dürfte, in der Veterinärmedizin als Narkotikum verwendet wird, chemisch strukturelle Ähnlichkeiten mit Ketamin (s. S. 44) aufweist und beim Menschen dosisabhängig einen tranceartigen Zustand oder eine Narkose, Analgesie und Amnesie auslöst. Mißbräuchliche Verwendung, z. B. in den USA unter dem Namen „angel dust" oder „angel mist". Phencyclidin erzeugt eine Schizophrenie-ähnliche Psychose (bei Schizophrenen bis zu einem Monat lang anhaltende Denk- und Verhaltensstörungen) und steht daher wirkungsmäßig den Psychotomimetika näher als den Delirantien.

---

[1] Einteilung der chemischen Kampfstoffe nach physiologischen Gesichtspunkten in Reizkampfstoffe (z. B. Chlorazetophenon), Lungenkampfstoffe (z. B. Phosgen), Blut- und Nervenkampfstoffe (z. B. HCN), Hautkampfstoffe (z. B. Lost), Nervenkampfstoffe (Tabun und andere Alkylphosphate) und Psychokampfstoffe (verschiedene Halluzinogene). Der wirksamste Psychokampfstoff scheint „Mace" (USA) zu sein, dessen Zusammensetzung jedoch nicht bekannt ist (Jacobsen, U.: Chemische Kampfstoffe. Bonn: GEO-Verlag. 1969).

Da über die cholinergen Systeme des ZNS viel weniger bekannt ist als über die monoaminergen, gibt es über den Wirkungsmechanismus der Delirantien bestenfalls Hypothesen. Es werden auch, z. B. für Phencyclidin, zusätzlich Wechselwirkungen mit Opiatrezeptoren angenommen.

Die zentrale Wirkung der Anticholinergika kann – ebenso wie die periphere – durch zentral wirksame Cholinesterasehemmkörper – Prototyp: Physostigmin (Synonym: Eserin) – antagonisiert werden.

2.5.5.3 Andere Halluzinogene

Im Rahmen von Vergiftungen, die mit einem organischen Psychosyndrom einhergehen, können zahlreiche Substanzen Halluzinationen auslösen.

Interessant ist schließlich, daß Amphetamin und andere Weckamine trotz ihrer chemischen Ähnlichkeit mit den psychotomimetisch wirksamen Phenyläthylaminderivaten zumindest bei einmaliger Gabe (auch in hoher Dosis) nur sehr selten halluzinogen wirken.

Mehrere partielle Morphinantagonisten (s. S. 142) haben eine psychotomimetische Wirkungskomponente, ebenso Inhaltsstoffe von Amanita muscaria (Fliegenpilz), z. B. Muscimol und Ibotensäure (Isoxazolderivate).

Literatur

Brawley, P., Duffield, J. C.: The pharmacology of halluzinogens. Pharmacol. Rev. *24*, 31–66 (1972).

Pérez Cirera, R.: Plantas alucinogenas mexicanas. Acta physiol. latino americ. *16*, Suppl. 2, 219–233 (1966).

Vogel, W. H., Evans, B. D.: Structure-activity-relationships of certain hallucinogenic substances based on brain levels. Life Sci. *20*, 1629–1636 (1977).

Waser, P. G.: Pharmakologische Wirkungsspektren von Halluzinogenen. Bull. Schweiz. Akad. Wiss. *27*, 39–57 (1971).

2.6 Antiepileptika

Synonyma: Antikonvulsiva (krampfhemmende Substanzen), können, aber müssen nicht unbedingt Antiepileptika sein.

Vorbemerkungen

Epilepsie = Komplex von Symptomen, charakterisiert durch eine rekurrierende, paroxysmale (d. h. in Anfällen auftretende) Fehlfunktion des Gehirns, kurz und sich selbst limitierend, vergesellschaftet mit Bewußtseinsstörung, gegebenenfalls auch mit Krämpfen und vegetativen Störungen.

Einteilung der Epilepsieformen nach verschiedenen Gesichtspunkten, z. B. in

genuin (idiopathisch) — symptomatisch;
primär zentrozephale Anfälle — fokale Anfälle — sekundär generalisierte Anfälle fokaler Genese;
altersabhängig (petit mal) — altersunabhängig.

Die wichtigsten Formen sind:

1   Grand mal — Anfälle (eventuell mit Unterteilung in diffuse sowie Schlaf- und Aufwach-Epilepsie)
2   Petit mal — Anfälle
2.1 Propulsiv-Petit mal (Synonym: Blick-Nick-Salaam- bzw. BNS-Krämpfe; bei Säuglingen)
2.2 Myoklonisch-astatisches Petit mal (Synonym: akinetische Anfälle; bei Kleinkindern)
2.3 Absencen (Synonyma: Pyknolepsie, Petit mal im engeren Sinn des Wortes; bei Schulkindern)
2.4 Impulsiv-Petit mal (Synonym: myoklonisches Petit mal; bei Jugendlichen)
3   Fokale Anfälle
3.1 Jackson- und Adversiv-Anfälle
3.2 Psychomotorische Anfälle (Temporallappenepilepsie)
3.3 Sekundär generalisierte fokale Anfälle (Übergang in Grand mal)

Die verschiedenen Formen der Petit mal-Epilepsie können im späteren Lebensalter sistieren, bestehenbleiben oder kombiniert mit Grand mal-Anfällen auftreten (= Mischepilepsie). Wenn ein Anfall ohne Intervall in den nächsten übergeht, spricht man von einem Status epilepticus (Grand mal-Status oder Absencen-Status), der einer besonderen Behandlung bedarf.

Für das epileptische Geschehen sind folgende Phänomene von Bedeutung:
— der epileptische Fokus, von dem das Anfallsgeschehen seinen Ausgang nimmt, vermutlich von einer Gruppe von „epileptischen Neuronen" gebildet, die sich von normalen Neuronen durch Instabilität der Membran (wahrscheinlich anhaltend geringe Depolarisation, z. B. als Folge des Versagens der K-Na-Pumpe) auszeichnen; andere Mechanismen wie positive Rückkoppelung in Neuronenkreisen oder Unterdrückung von hemmenden Einflüssen mögen mitbeteiligt sein;
— die Ausbreitung und Fixierung des Anfallsgeschehens vom epileptischen Fokus auf andere, primär normal funktionierende Areale; daran dürften vorwiegend zwei Mechanismen beteiligt sein: die posttetanische Potenzierung (PTP) und das „Kindling". Posttetanische Potenzierung (Synonym: posttetanische Bahnung) = vorübergehend gesteigerte Erregbarkeit von Neuronen im Anschluß an eine tetanische (d. h. hochfrequente) Reizung, vermutlich durch synaptische Mechanismen ausgelöst; „Kindling" = Auslösung von Krampfanfällen durch wiederholte, primär unwirksame Reizungen eines Hirnareals, schließlich Auftreten von Spontananfällen;
— Beeinflussung des Anfallsgeschehens durch verschiedene Projektionssysteme (z. B. aszendierendes retikuläres System).

Die einzelnen Antiepileptika sind im allgemeinen nicht bei allen Epilepsie-formen gleich gut wirksam, einige sind bei bestimmten Formen sogar kontra-indiziert. Entsprechend ihrer Indikation werden Barbiturate, Primidon und Hydantoinderivate als Grand mal-Mittel, Oxazolidindione und Succinimide als Petit mal-Mittel[1] bezeichnet.

Da die Epilepsie eine chronische Krankheit ist, müssen Antiepileptika durch lange Zeit hindurch gegeben werden; die Nebenwirkungen der Antiepileptika sind aus diesem Grund von eminenter Bedeutung und werden daher nachfolgend ausführlich·besprochen. Im günstigsten Fall kann unter der Therapie mit Anti-epileptika Anfallsfreiheit bei völligem oder weitgehendem Fehlen von Neben-erscheinungen erreicht werden.

Chemie und Einteilung

Formelübersicht Antiepileptika

1. mit typischer Struktur

Barbiturate

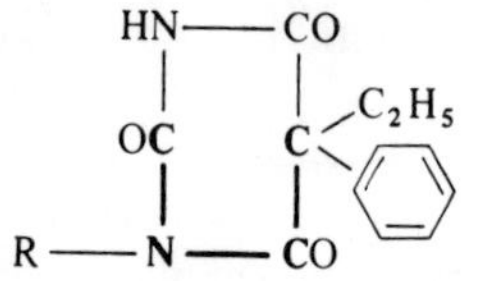

	R
Phenobarbital	$-H$
Methylphenobarbital	$-CH_3$

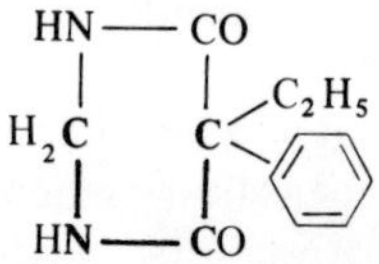

Primidon*

Hydantoine

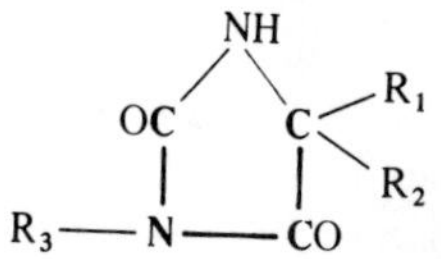

	R_1	R_2	R_3
Phenytoin	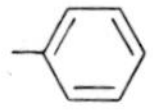	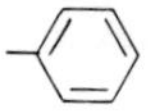	$-H$
Mephenytoin	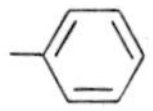	$-C_2H_5$	$-CH_3$

Oxazolidindione

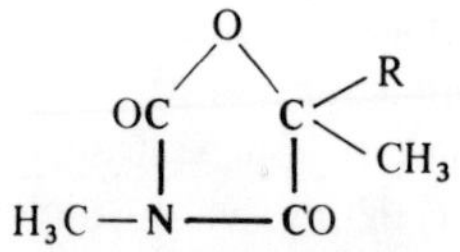

	R
Trimethadion	$-CH_3$
Paramethadion	$-C_2H_5$

* Kein Barbiturat, aber strukturell sehr ähnlich.

---

[1] Gemeint sind damit allerdings nur jene Antiepileptika, die bei der Petit mal-Epilepsie im engeren Sinn des Wortes, d. h. bei Absencen wirksam sind.

Succinimide

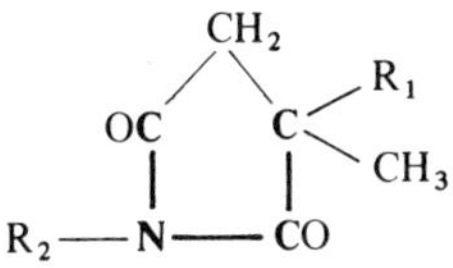

	R_1	R_2
Ethosuximid	C_2H_5	$-H$
Mesuximid	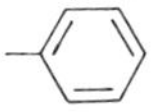 (phenyl)	$-CH_3$

Offene Kette

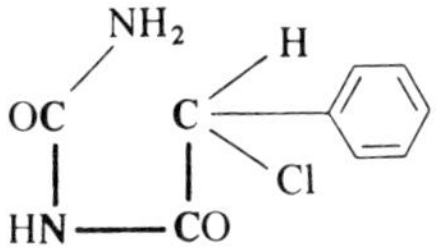

Chlorphenylacetylharnstoff

2. mit atypischer Struktur

Benzodiazepine
siehe Formelübersicht Tranquilizer

Sulfonamide

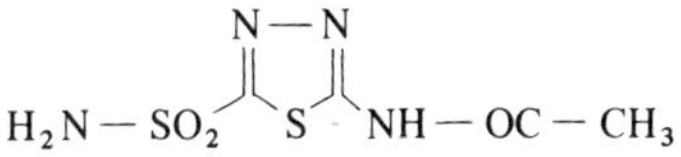

Acetazolamid

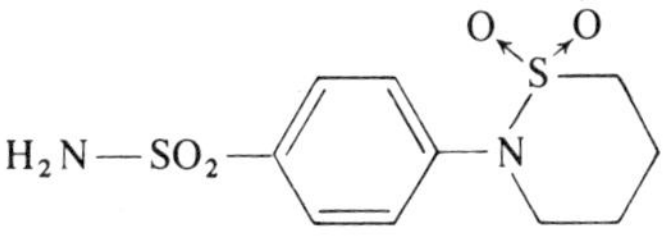

Sultiam

Andere

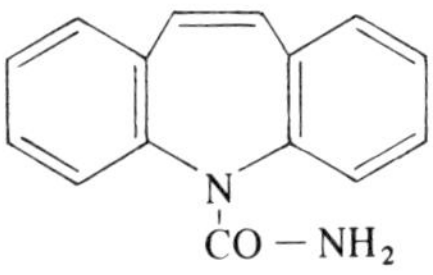

Carbamazepin

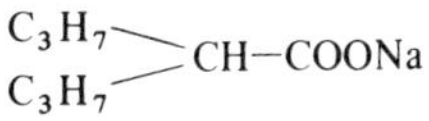

Natrium Valproat

Abhängig vom Vorhandensein oder Fehlen einer typischen Struktur im Molekül (in der Formelübersicht entsprechend hervorgehoben) können Antiepileptika in zwei große Gruppen eingeteilt werden:

1   mit typischer Struktur
1.1 Barbiturate: Phenobarbital, Methylphenobarbital und Barbexacion
1.2 Dioxohexahydropyrimidinderivat: Primidon
1.3 Hydantoinderivate: Phenytoin und Mephenytoin
1.4 Oxazolidindione: Ethadion, Paramethadion und Trimethadion
1.5 Succinimide: Ethosuximid und Mesuximid
1.6 Offene Ketten: Chlorphenylacetylharnstoff und Beclamid

2   mit atypischer Struktur
2.1 Benzodiazepinderivate, insbesondere Diazepam und Clonazepam
2.2 Sulfonamide: Acetazolamid und Sultiam
2.3 Valproinsäure (Di-n-porpylacetat)
2.4 Carbamazepin

Bromide gehören zu den ältesten Antiepileptika (1857 in die Therapie eingeführt). Bei dem zur Erzielung eines therapeutischen Effektes notwendigen
hohen Blutspiegel (100–200 mg%) waren Nebenwirkungen (Bromismus) kaum
vermeidbar; Bromide sind daher heute obsolet.

2.6.1 Antiepileptika mit typischer Struktur

Barbiturate

Wie bereits erwähnt, sind nur jene Barbiturate antiepileptisch wirksam, die
an C_5 einen Phenylrest tragen.

Wirkungsmechanismus

Für die antikonvulsive Wirkung der Barbiturate ist vermutlich deren membranstabilisierende Wirkung verantwortlich. Die Hemmwirkung auf das aszendierende retikuläre System ist für die antiepileptische Wirkung nicht unbedingt
vorteilhaft.

Über Wirkungen und Nebenwirkungen der Barbiturate s. S. 51.

Die bei chronischer Verabreichung in der für einen antiepileptischen Effekt
notwendigen Dosierung auftretenden Nebenwirkungen sind Schläfrigkeit, eventuell auch Konzentrationsschwäche und Ataxie. Paradoxe Nebenwirkungen im
Sinn von Erregungszuständen kommen vor. Wichtig auch (wegen Wechselwirkungen mit anderen Substanzen) die Enzyminduktion in der Leber (s. unten).

Unterschiede zwischen den Präparaten

Methylphenobarbital ist weniger wirksam als Phenobarbital, es wird im
Organismus in letzteres umgewandelt (jedoch nicht unbedingt Ursache der
Wirkung).

Primidon

ist ein Phenobarbital, bei dem der Harnstoff-Sauerstoff durch 2H ersetzt
ist; etwa 10mal weniger wirksam als Phenobarbital. Primidon wird im Organismus in Phenobarbital und Phenyläthylmalonamid umgewandelt, die beide
antikonvulsiv wirksam sind. Entbehrliches Präparat!

Nebenwirkungen

Ataxie, Nausea, Schläfrigkeit.

Hydantoinderivate

Die Entwicklung des *Phenytoin* (1938) erbrachte den Beweis, daß eine
zentrale Dämpfung keine Voraussetzung für eine antiepileptische Wirkung ist.

Wirkungsmechanismus

Zahlreiche Möglichkeiten werden diskutiert, und zwar insbesondere:
- Membranstabilisierung (wie Barbiturate), besonders bei niedrigem Ca^{2+};
- Hemmung der posttetanischen Potenzierung;
- Aktivierung inhibitorischer Neurone;
- Aktivierung der Na^+-K^+-abhängigen Membran-ATPase, dadurch Förderung des Na^+-Austrittes aus den Zellen;
- Interferenz mit Glutaminsäure und/oder GABA.

Es liegen somit Wirkungen vor, die für die Hemmung sowohl der Entstehung wie auch der Ausbreitung des Anfallsgeschehens verantwortlich sein könnten.

Nebenwirkungen

Nystagmus, Ataxie, Tremor, Unruhe und Erregungszustände bzw. (nach höheren Dosen) Somnolenz, gastritische Reizerscheinungen.

Hydantoine (aber auch Barbiturate) senken den Plasma-Folsäurespiegel; Folge: megaloblastische Anämie bzw. teratogene Wirkung; gelegentlich wurde behauptet, daß Folsäure die antikonvulsive Wirkung der genannten Präparate antagonisiert.

Zahnfleischblutungen und Gingivitis, vermutlich als Folge eines lokalen IgA-Mangels, der für einen verringerten Schleimhautschutz verantwortlich ist; Hydantoine haben darüber hinaus immunsuppressive Wirkungen.

Hydantoine (und Barbiturate) bewirken eine Enzyminduktion in der Leber; dadurch beschleunigter Abbau bzw. Reduktion des Blutspiegels verschiedener anderer Substanzen wie z. B. Antikoagulantien vom Cumarin-Typ, Digitoxin u.a. Andererseits wird der Phenytoin-Blutspiegel durch Sultiam, Methylphenidat, Disulfiram und andere Substanzen erhöht (Kompetition beim enzymatischen Abbau).

Knochenerkrankungen („Osteopathia antiepileptica") in Form einer Rachitis bzw. Osteomalazie, als Folge einer Verarmung des Organismus an (aktivem) Vitamin D, offenbar ebenfalls bedingt durch Enzyminduktion: In der Leber werden aus Cholecalciferol (Vitamin D_3) vorwiegend renal eliminerbare Metaboliten mit polarer Struktur, aber weniger 25-Hydroxycholecalciferol[1] gebildet.

Weitere mögliche Nebenwirkungen sind: verschiedene endokrine Störungen (Hirsutismus), Pigmentationen, Encephalopathien (selten irreversible Kleinhirnschäden), Hyperkinesen, periphere Neuropathien, Exantheme (Indikation zum Absetzen).

Trotzdem ist Phenytoin eines der sichersten Antiepileptika!

Unterschiede zwischen den Präparaten

Mephenytoin wirkt ähnlich wie Phenytoin, jedoch auch sedierend. Die Nebenwirkungen des Mephenytoin sind ähnlich, aber im allgemeinen schwächer als bei Phenytoin, jedoch kann es, wenn auch selten, zum Auftreten einer aplastischen Anämie kommen!

---

[1] Unter physiologischen Bedingungen wird das in der Leber gebildete 25-Hydroxycholecalciferol in der Niere zu 1,25-Dihydroxycholecalciferol (= aktives Vitamin D_3) umgewandelt.

Vergleich Phenobarbital – Phenytoin: Phenobarbital ist billiger als Phenytoin, beeinträchtigt jedoch wegen der zentral dämpfenden Wirkung die Arbeitsfähigkeit stärker.

Oxazolidindione

Die Oxazolidindione gehören wegen ihrer Nebenwirkungen (s. unten) zu den gefährlichsten Antiepileptika.

Wirkungsmechanismus

Zwei Wirkungskomponenten werden als für die antiepileptische Wirkung verantwortlich diskutiert:
1. Hemmung der thalamocorticalen Systeme[1];
2. Hemmung der synaptischen Übertragung bei schnellen (etwa 20 Hz) Impulsserien. In dieser Beziehung sind die Oxazolidindione Antagonisten von Penetrazol. Umgekehrt bedeutet experimentell festgestellter Pentetrazolantagonismus klinische Wirksamkeit bei Petit mal-Anfällen.

Nebenwirkungen

Sehstörungen, Nausea, Exantheme, Schwindel; Sedation und Blutbildveränderungen, Kopfschmerzen und Müdigkeitsgefühl. Leber- und Nierenschädigungen wurden gelegentlich beobachtet. Gefährlichste Nebenwirkungen sind: Exfoliative Dermatitis, Agranulozytose, aplastische Anämie (Blutbildkontrollen!). Oxazolidindione können Grand mal-Anfälle provozieren (daher Schutz durch Barbiturate oder Carbamazepin).

Zwischen den einzelnen Präparaten bestehen praktisch keine Unterschiede.

Succinimide

Die Succinimide wirken wie die Oxazolidinidione (vermutlich auch gleicher Wirkungsmechanismus), haben aber weniger Nebenwirkungen und werden daher bevorzugt.

Nebenwirkungen

Gastrointestinale Beschwerden, Appetitlosigkeit, Müdigkeit und Schläfrigkeit, Ataxie; psychotische Zustände; extrapyramidale Hyperkinesen. Provokation von Grand mal-Anfällen wie bei Oxazolidindionen (daher auch hier Schutz durch Barbiturate oder Carbamazepin).

In der Wirkung bestehen zwischen den einzelnen Präparaten kaum Unterschiede, jedoch wird *Ethosuximid* bevorzugt (Mesuximid kann toxisch auf Leber, Niere und Knochenmark wirken).

Acetylharnstoffderivate

werden wegen ihrer hämatotoxischen und hepatotoxischen Nebenwirkungen heute nur mehr in Ausnahmefällen verwendet.

---

[1] Zwischen dem unspezifischen thalamocorticalen System und dem aszendierenden retikulären System besteht ein funktioneller Antagonismus: relatives Überwiegen des ersteren setzt die Vigilanz herab, relatives Überwiegen des letzteren erhöht sie. Erhöhung der Vigilanz, etwa durch Amphetamin, wirkt sich bei Epilepsie (besonders Petit-mal-Anfällen) günstig aus. Praktisch bedeutungslos, da Amphetamin als Suchtgift nicht chronisch gegeben werden darf.

2.6.2 Antiepileptika mit atypischer Struktur

Benzodiazepinderivate[1]

Von den Benzodiazepinderivaten werden jene verwendet, bei denen die antikonvulsive Wirkungskomponente besonders ausgeprägt ist, das sind Diazepam, Nitrazepam und Clonazepam. Eigenschaften und Wirkungen dieser Präparate s. S. 66.

Acetazolamid und Sultiam

sind Hemmstoffe der Carboanhyda(ta)se[2] und verursachen als solche eine metabolische Azidose. Obwohl bekannt ist, daß sich eine Azidose bei Epilepsie günstig auswirkt, wird ein zusätzlicher antikonvulsiver Wirkungsmechansimus postuliert.

Sultiam wird häufiger verwendet als Acetazolamid. Nebenwirkungen von Sultiam sind Hyper- und Dyspnoe als Folge der Azidose, ferner Ataxie, Paraesthesien und Anorexie.

Sultiam wird praktisch immer in Kombination mit anderen Antiepileptika verabreicht.

Valproinsäure (Acidum valproicum, Di-n-propylessigsäure)

hat ein breites antiepileptisches Wirkungsspektrum. Ihr Wirkungsmechanismus könnte in einer Erhöhung der GABA-Konzentrationen im ZNS bestehen (etwa infolge Hemmung der GABA-Transaminase und/oder Aktivierung der Glutaminsäuredekarboxylase), doch werden auch andere Wirkungsmechanismen diskutiert.

Nebenwirkungen sind Appetitsteigerung, Müdigkeit und Haarausfall; vereinzelt sind auch Leberzellnekrosen (toxische Hepatitis) und Thrombopenien beschrieben worden.

Carbamazepin

ist eine trizyklische Verbindung, die chemisch den trizyklischen Antidepressiva nahesteht. Über seinen Wirkungsmechanismus ist wenig bekannt.

Nebenwirkungen sind relativ häufig, jedoch selten gefährlich, und zwar wurden als häufigste Nebenwirkungen beschrieben Müdigkeit, Kopfschmerz und Ataxien; gastrointestinale Beschwerden (Nausea, Erbrechen, Anorexie,

---

[1] Die Benzodiazepinderivate werden hier als „Antiepileptika mit atypischer Struktur" angeführt, es gibt jedoch Hinweise auf Ähnlichkeiten in den molekularen Strukturen von Phenytoin und Diazepam (Camerman, A., Camerman, N.: Diphenylhydantoin and diazepam: molecular structure similarities and steric basis of anticonvulsant activity. Science *168*, 1457–1458 (1970)).

[2] Die Carboanhydrase katalysiert die Bildung von H_2CO_3 (das spontan in H^+ und HCO_3^- zerfällt) aus CO_2 und H_2O. In der Niere wird bei Hemmung der Carboanhydrase vermehrt Bikarbonat, Na^+ und K^+ ausgeschieden; die Folge ist eine metabolische Azidose. Der klassische Carboanhydrasehemmkörper ist Acetazolamid, das auch bei anderen Indikationen (Glaukom, akute Pankreatitis) verwendet wird.

Diarrhoen oder Obstipation); Exantheme; gelegentlich auch Blutbildveränderungen. Bei älteren Menschen kann Carbamazepin Verwirrtheitszustände
auslösen.

Dosierung und Indikationen

der Antiepileptika, sowie weitere Angaben (zum Erreichen des Fließgleich-
gewichtes notwendige Zeit, therapeutische Plasmaspiegel) sind in Tab. 4 zusammengestellt.

Für die Therapie des *Status epilepticus* werden Benzodiazepinderivate
(Diazepam oder Clonazepam) i.v. sowie Phenytoin i.v. oder Phenobarbital-
Natrium i.m. verabreicht. Zusätzlich ist eine Behandlung des gleichzeitig be-
stehenden Hirnödems erforderlich (Furosemid, osmotisch aktive Substanzen,
Dexamethason usw.).

Viele Antiepileptika werden zusätzlich bei verschiedenen anderen Indikationen verordnet; erwähnt seien:

Phenytoin bei verschiedenen Herzrhythmusstörungen (insbesondere bei der
    Digitalisintoxikation) sowie bei verschiedenen psychischen Störungen;
Phenytoin und Carbamazepin bei der Trigeminusneuralgie und anderen chroni-
    schen, neuralgiformen Schmerzsyndromen (s. S. 146).

Präparate

Phenobarbital: Agrypnal®-Tabl. (0,1, 0,3), -Amp. 20%–30% (1 ml)
Barbexacion (Phenobarbitalpropylhexedrin): Maliasin®-Drag. (0,025, 0,1)
Primidon: Mysoline®-Tabl. (0,25)
Phenytoin: Epanutin®-Kapseln (0,1), -Parenteral-Durchstichfläschchen (0,25)
Trimethadion: Tridion®-Kapseln (0,3)
Ethosuximid: Suxinutin®-Kapseln (0,25), -Saft (0,05/ml)
Valproinsäure: Convulex®-Tabl. (0,3)
Carbamazepin: Tegretol®-Tabl. (0,2)
Sultiam: Ospolot®-Tabl. (0,2)
Benzodiazepinderivate s. S. 70.

Literatur

Fröscher, W., Gehlen, W.: Medikamentöse Therapie der Epilepsien. Arznei-Telegramm 6/1976.
Kutt, H., Louis, S.: Anticonvulsant drugs I and II. Drugs *4*, 227–255 and 256–282 (1972).
Passarge, Chr.: Antiepileptische Langzeitbehandlung im Erwachsenenalter; Antiepileptische
    Notfallbehandlung im Erwachsenenalter. Dtsch. med. Wschr. *103*, 1586–1588 und 1639–
    1641 (1978).
Reynolds, E. H.: Chronic antiepileptic toxicity: a review. Epilepsia *16*, 319–352 (1975).

Tabelle 4

Anfallsform		Basismedikation Primidon	Phenobarbital	Carbamazepin	Phenytoin	Zusatzmedikation Clonazepam	Valproinat	Ethosuximid	Methsuximid	weitere Medikamente
Kleine generalisierte Anfälle „Petit mal"	myoklonisch-astatische Anfälle	①	I			①	2	3	3	
	pyknoleptische Anfälle (Absence-Epilepsie)	①	I			3	2	①	①	Oxazolidindione Ethosuximid + Mepacrin
	myoklonisch-impulsive Anfälle (Impulsiv-Petit mal)	①	I			①	2	3	3	
Große generalisierte Anfälle „Grand mal"	Aufwach-Epilepsie	①	I	II		2	①	3	3	
	Schlaf-Epilepsie	II	III	II	①					
	diffuse Epilepsie	I	II	III	①					Phenobarbital + Phenytoin Sultiam
Partielle Anfälle	fokale Epilepsie (Herdanfälle)	III	III	II	①	(1)				
	psychomotorische Anfälle (Temporallappenanfälle)	II	II	I	①	(1)				
Dosierung ab 14. Lebensjahr (in mg)	Dosis	750	200	1000	300	6	1500	1250	900	
	Behandlungsspielbreite	500–1000	100–300	600–1600	200–400	4–8	900–2400	750–2000	600–1200	
	Fließgleichgewicht erreicht nach	1 Tag	3 Wochen	1 Woche	2 Wochen	1 Woche	2 Tage	1 Woche		
	Therapeutischer Plasmaspiegel (μg/ml)	3–8	10–30	2–8	10–20	0,02–0,07	60–100	40–80	N-Desmethyl-methsuximid 10–40	

Zeichenerklärung: ① , I, II, III bzw. ① , 2, 3: Reihenfolge der Medikamentenwahl.
(Vereinfacht nach Passarge, Chr.: Antiepileptische Langzeitbehandlung im Erwachsenenalter. Deutsch. med. Wschr. *103*, 1586–1588 (1978), Tab. 1).

2.7 Antiparkinsonmittel

Vorbemerkungen

Das Parkinson-Syndrom ist ein Symptomenkomplex, der durch
    motorische Störungen, nämlich
        Akinese oder Hypokinese,
        Rigor[1] und
        Tremor,
    sowie vegetative und psychische Symptome
charakterisiert ist. Es findet sich beim idiopathischen Morbus Parkinson, kann
aber auch andere Ursachen haben (z. B. postenzephalitisch, arteriosklerotisch
bzw. senil, posttraumatisch oder toxisch, etwa bei Mn-, CO-, Hg- oder Pb-Vergiftungen). Abhängig von der Ursache, zeigt das Parkinson-Syndrom unterschiedliche Verlaufsformen; der idiopathische Morbus Parkinson („Paralysis agitans")
ist eine meist im Alter zwischen 50 und 65 Jahren beginnende, chronisch progredient verlaufende Erkrankung, wobei sich die psychische Symptomatik
schließlich bis zu einer schweren Demenz steigert.

Rigor und Tremor werden als „Überschußsymptome", die Akinese oder
Hypokinese hingegen als „Defizitsymptom" (oder „Minussymptomatik") bezeichnet.

Im Gehirn von Parkinsonkranken finden sich vielfältige pathologische Veränderungen, konstant jedoch Degeneration im Bereich des dopaminergen nigrostriatalen Systems, dessen Neurone von der Pars compacta der Substantia nigra
zum Striatum (= Nucleus caudatus + Putamen) projizieren. Als Folge dieser
Degenerationen finden sich in diesem System verringerte Mengen DA, Homovanillinsäure (ein DA-Metabolit) und DOPA-Dekarboxylase. Ein Parkinson-
Syndrom wird daher auch durch Substanzen ausgelöst, die einen DA-Mangel
im ZNS vortäuschen, wie z. B. DA-Rezeptoren blockierende Substanzen (Neuroleptika vom Typ der trizyklischen Verbindungen und Butyrophenone) oder
bewirken, wie z. B. Depletorsubstanzen (Reserpin und verwandte Verbindungen).

Als sicherlich stark vereinfachtes neurochemisches Modell des Parkinson-
Syndroms kann daher die folgende Vorstellung dienen: Das nigrostriatale dopaminerge System übt normalerweise einen hemmenden Einfluß auf intrastriatale (und andere) cholinerge Strukturen aus (Abb. 10), so daß es bei einem
Ausfall des ersteren zu einer Enthemmung der letzteren kommt. Wiederum stark
vereinfacht kann man daher die motorischen Symptome des Parkinson-Syndroms
als Folge eines Ungleichgewichtes zwischen zwei biochemisch definierten Neuro-
nensystemen betrachten (Abb. 12), wobei insbesondere das relative Überwiegen
(bzw. die Enthemmung) des cholinergen Systems für den Rigor (wahrscheinlich
infolge Steigerung der α-Aktivität) und die absolute und relative Unterfunktion

---

[1]   Rigor und Spastik (Synonyma: Rigidität und Spastizität) sind die beiden wichtigsten
    Formen der Tonuserhöhung der quergestreiften Muskulatur. Der Dehnungswiderstand
    ist beim Rigor „wächsern" und ruckweise nachgebend („Zahnradphänomen"), bei der
    Spastik hingegen federnd und bei Überdehnung plötzlich zusammenbrechend (vergesell-
    schaftet oft mit einem Ausfall der pyramidalen Bahnen).

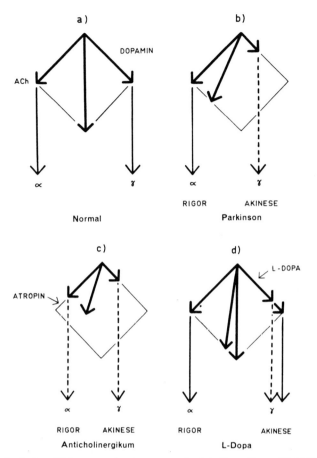

Abb. 12. Hypothetischer Wirkungsmechanismus von Anticholinergika und L-DOPA auf Rigor und Akinese. a) Gleichgewicht zwischen bahnenden (ACh?) und hemmenden (DA) Überträgersubstanzen, zwischen α- und γ-System. b) Verminderung von DA führt zum Überwiegen des α-Tonus (Rigor) und zur Abnahme des γ-Tonus (Akinese). c) Wird durch Anticholinergika das Überwiegen der α-Aktivität vermindert, so stellt sich ein relatives Gleichgewicht „auf tieferem Niveau" ein; der Rigor nimmt ab. d) Wird die DA-Menge in den Stammganglien erhöht, so stellt sich (im günstigsten Fall) das α/γ-Gleichgewicht wieder auf normalem Niveau ein, und Rigor und Akinese verschwinden. (Nach Kaeser, H. E., Ferel, D., Wurmser, P.: Behandlung des Parkinson-Syndroms mit L-DOPA. Schweiz. med. Wschr. *100*, 805–813 (1970), Abb. 1)

des dopaminergen Systems für die Akinese oder Hypokinese (wahrscheinlich infolge Reduktion der γ-Aktivität) verantwortlich gemacht werden könnte. Sicherlich sind aber auch noch Störungen anderer biochemischer Gleichgewichte – NA, 5-HT oder Histamin könnten daran beteiligt sein – für das Auftreten der motorischen Parkinsonsymptome (z. B. auch des Tremors) verantwortlich.

Jedenfalls wird das Parkinson-Syndrom mit dopaminergen und/oder anticholinergen Substanzen behandelt. Neben der Pharmakotherapie kommen auch

noch neurochirurgische Eingriffe in Frage; auch physikalische Behandlungsmethoden haben eine gewisse Bedeutung. L-DOPA wirkt insbesondere auf die
Akinese, aber auch auf den Rigor, nicht hingegen auf den Tremor. Andererseits
werden die Überschußsymptome durch Anticholinergika und durch neurochirurgische Eingriffe günstig beeinflußt.

Chemie und Einteilung

Formelübersicht Antiparkinsonmittel

Dopaminerge Substanzen

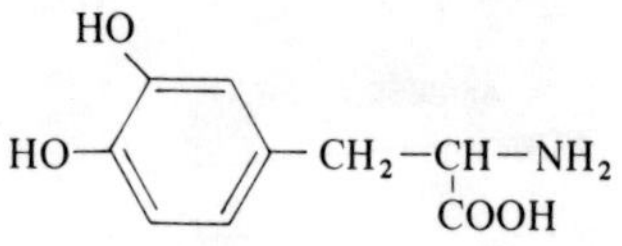

L-Dopa

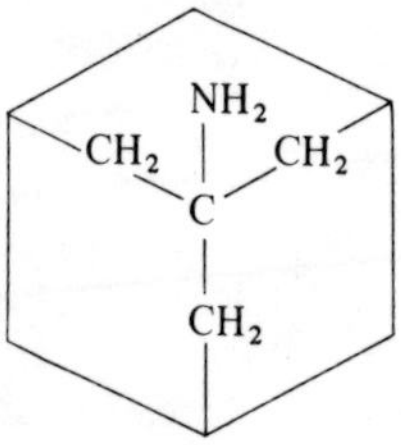

Amantadin

Anticholinergika

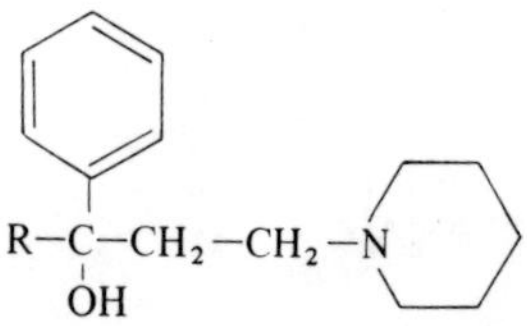

Biperiden

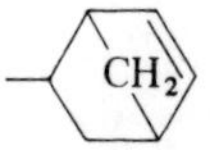

Trihexyphenidyl

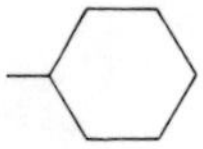

Cycrimin

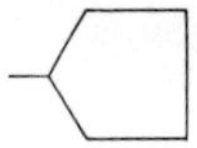

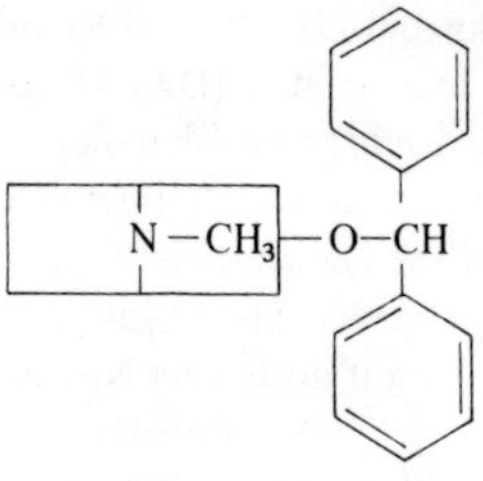

Benzatropin

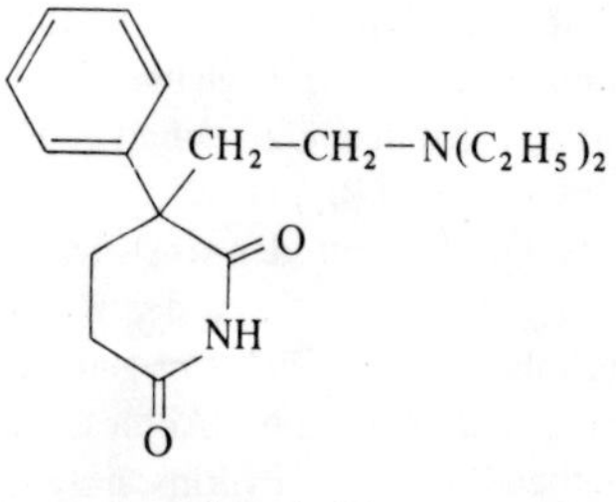

Phenglutarimid

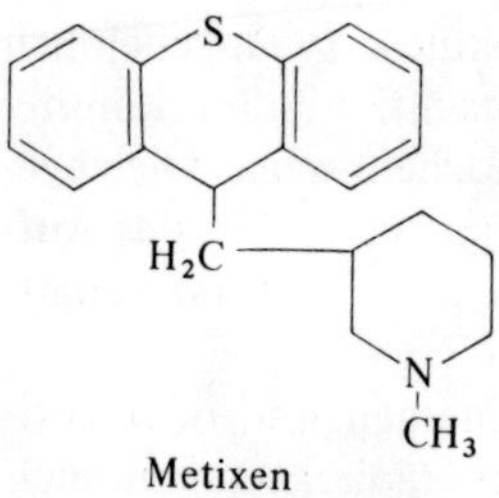

Metixen

1   Dopaminerge Substanzen
1.1 L-DOPA
1.2 DA-Agonisten, z. B. Bromocriptin
1.3 Substanzen, die die verfügbare DA-Menge erhöhen, z. B. Amantadin
2   Anticholinerge Substanzen: Atropin und synthetische Anticholinergika,
     die chemisch oft nur eine entfernte Verwandtschaft mit Atropin erkennen
     lassen, z. B. Biperiden, Benzatropin, Trihexyphenidyl, Phenglutarimid,
     Metixen.

2.7.1 Dopaminerge Substanzen

Die dopaminergen Substanzen haben, wenn auch quantitativ verschieden
stark ausgeprägt, viele Wirkungen gemeinsam (vgl. S. 4 und Tab. 3). Die größte
praktische Bedeutung als Antiparkinsonmittel hat L-DOPA.

L-DOPA

L-DOPA vermag im Unterschied zu DA („das Gehirn schützt sich vor seinen
eigenen Transmittersubstanzen") in das ZNS einzudringen; es wird im Organismus durch die DOPA-Dekaboxylase in DA umgewandelt.

Wirkungsspektrum von L-DOPA

Komplexe pharmakologische Wirkungen

Zentrale Erregungszustände
Beim Parkinsonkranken Antiparkinsonwirkung (kaum gegen Tremor)
Experimentell: Stereotype Bewegungsabläufe, Hypermotilität

Pharmakologische Einzelwirkungen

EEG: Weckreaktion
Periphere adrenerge Wirkungen, nach Umwandlung in DA typische Kreislauf-
    wirkung mit Dilatation der mesenterialen und renalen Arteriolen; nach
    hohen Dosen Hypertonie; Mydriasis

Molekularbiologische Wirkungen

Nach Dekaboxylierung zu DA Erregung dopaminerger Rezeptoren[1]

Aktivierung der DA-sensitiven Adenylzyklase, die mit den DA-Rezeptoren ver-
    bunden ist.

---

[1] Wahrscheinlich gibt es mehrere Typen von DA-Rezeptoren. Im übrigen erregen DA und
DA-Agonisten nicht nur postsynaptische, sondern auch präsynaptische Rezeptoren („Autorezeptoren"); Erregung der Autorezeptoren hemmt DA-Freisetzung und -Synthese und hat
damit gegenteiligen Effekt wie Erregung der postsynaptischen DA-Rezeptoren, dadurch oft
paradoxe Effekte: z. B. wirkt der DA-Agonist Apomorphin in niedrigen Dosen sedierend,
in höherer Dosis motilitätssteigernd (vermutliche Ursache: zunächst Erregung der präsynaptischen, nach höheren Dosen der postsynaptischen DA-Rezeptoren).

Wechselwirkungen mit anderen Substanzen

Pyridoxin (Vitamin B_6, als Pyridoxalphosphat Coferment von Dekarboxylasen)
    schwächt DOPA-Wirkung ab (fördert dessen Dekarboxylierung in der Peri-
    pherie)
Wirkungsverstärkung durch Hemmstoffe der DOPA-Dekarboxylase (s. unten),
    durch MAO-Inhibitoren (gefährliche Hypertonie), Amantadin, Amphetamin,
    Anticholinergika
Wirkungsabschwächung durch Neuroleptika (DA-Rezeptorenblockade)
Wechselwirkungen mit Antihypertonika (gefährliche Hypotonie bei gleichzeitiger
    Verabreichung von Guanethidin oder L-Methyldopa)

Nebenwirkungen

Gastrointestinale Störungen: Übelkeit, Nausea, Erbrechen (infolge Wirkung auf
    die Chemorezeptorentriggerzone)
Motorische Störungen: Hyperkinesen, Dyskinesien, im oralen Bereich beginnend
Psychische Störungen: Agitiertheit, Angst, Halluzinationen, Depressionen,
    psychotische Zustände (vgl. DA-Hypothese der Schizophrenie, S. 75)
Kardiovaskuläre Störungen: orthostatische Hypotonie, Herzarrhythmien
Sonstige: Schwitzen, Pollakisurie, Inkontinenz
Weitgehend ungeklärt ist das nach langer DOPA-Behandlung auftretende so-
    genannte „On/Off-Phänomen" (d. i. oftmaliger, plötzlicher Wechsel der
    Parkinson-Symptomatik, vielleicht bedingt durch entsprechende Schwan-
    kungen des DOPA-Blutspiegels).

Weitere Hinweise zur Wirkung

L-DOPA wirkt nicht bei allen Parkinson-Kranken gleich gut; die therapeutische Wirksamkeit ist offenbar auf eine Umwandlung von L-DOPA in DA im
Striatum zurückzuführen, je geringer diese Umwandlung, desto geringer ist der
therapeutische Erfolg.

Bei Langzeitbehandlung werden optimale Erfolge innerhalb der ersten
2 bis 3 Jahre der Behandlung beobachtet, bei längerer Behandlungsdauer kann
eine Wirkungsabnahme und/oder eine Zunahme der Nebenwirkungen eintreten.
Nicht beeinflußt wird durch L-DOPA die Progression der psychischen Symptomatik.

L-DOPA wird häufig in Kombination mit Dekarboxylase-Hemmstoffen verabreicht, die nicht in das ZNS eindringen; dadurch wird die Dekarboxylierung
von L-DOPA in der Peripherie verhindert. Derartige Hemmstoffe sind *Benserazid*
(DL-Serin-2-(2,3,4-trihydroxybenzyl)-hydrazid) und *Carbidopa* (L-α-Methyldopa-
hydrazin); ihr Zusatz verringert die nötige L-DOPA-Dosierung auf weniger als
die Hälfte. Auch kombinierte Verabreichung mit dem MAO_B-Inhibitor
Deprendyl wurde versucht.

L-DOPA ist bei psychotischen Zuständen und bei Glaukom (insbesondere
Engwinkelglaukom) kontraindiziert; Vorsicht ist bei endokrinen, kardiovasku-
lären oder Leberkrankheiten geboten. L-DOPA muß vor Narkosen mit bestimmten Inhalationsnarkotika (z. B. Halothan) abgesetzt werden (Herzarrhythmien!).

Die Dosierung von L-DOPA liegt im Grammbereich (und zwar allmählich
steigernd von etwa 0,5 bis etwa 5,0 tgl.).

DA-Agonisten und andere dopaminerge Substanzen

Typische DA-Agonisten sind:

Apomorphin (chemische Ähnlichkeit mit DA!) und Derivate (z. B. N-Propyl-
noraporphin)
Piribedil
Verschiedene Mutterkornalkaloide[1], z. B. Bromocriptin und Lergotril

Andere dopaminerge Substanzen sind:

Amphetamin und ähnliche Verbindungen, setzen als indirekte Sympathomimetika DA frei
Amantadin[2], ein trizyklisches Amin mit antiviraler (z. B. bei Influenza A)
und dopaminerger Wirkung (Wirkungsmechanismus vielleicht amphetamin-
artig); verstärkt L-DOPA-Wirkung; relativ gut verträglich. Hauptindikation:
Akinetische Krisen.

Die angeführten Präparate haben eine sehr unterschiedliche Antiparkinsonwirkung, einige können aus anderen Gründen nicht als Antiparkinsonmittel
verwendet werden (z. B. Amphetamin wegen des Abhängigkeitsrisikos, Apomorphin wegen der emetischen Wirkungskomponente). Größte praktische Bedeutung als Antiparkinsonmittel haben Amantadin und eventuell auch Bromocriptin.

Indikationen für dopaminerge Substanzen

Erkrankungen der Basalganglien:

Parkinson-Syndrom bei Morbus Parkinson, aber auch andere Formen (z. B.
als Folge einer Mn- oder CO-Vergiftung)

Neuroendokrine Erkrankungen:

Verschiedene Formen der Galaktorrhoe[3], Hyperprolactinämie, Chiari-
Frommel-Syndrom[4], Akromegalie[5]

Auslösung von Erbrechen (Apomorphin)

Speziell Dopamin (das keine zentralen Wirkungen hat) ist darüber hinaus bei
peripherem Kreislaufversagen indiziert.

---

[1] Die einzelnen Mutterkornalkaloide haben sehr unterschiedlich ausgeprägte α-Rezeptoren
und 5-HT-Rezeptoren blockierende, dopaminerge, sowie Uterus- bzw. Gefäßmuskulatur
kontrahierende Wirkungen. Einige Mutterkornalkaloide beeinflussen auch die Körpertemperatur bestimmter Versuchstiere (am wirksamsten LSD, das bei Kaninchen in µg-
Dosen eine Hyperthermie bewirkt).

[2] Cave Verwechslung mit Amanitin, ein Octapeptid, das toxische Prinzip aus Amanita
phalloides (Knollenblätterpilz).

[3] Siehe Tab. 3 (Dopaminerge Substanzen hemmen die Prolactinausschüttung).

[4] Nach der Geburt persistierende Laktation, sekundäre Amenorrhoe und Uterusatrophie,
oft mit psychischen Störungen vergesellschaftet.

[5] Normalerweise stimulieren dopaminerge Substanzen die Ausschüttung von Wachstums-
hormon (Synonyma: somatotropes Hormon, STH) aus dem HVL. Bei Fällen von Akromegalie, bei denen dopaminerge Substanzen wirksam sind, scheint eine paradoxe Wirkung
vorzuliegen (Hemmung der STH-Ausschüttung).

2.7.2 Anticholinergika

Wirkungsspektrum der Anticholinergika (Prototyp: Atropin)

Komplexe pharmakologische Wirkungen

Zentral sedierende und erregende (Vaguszentrum, Atemzentrum) Wirkungen;
nach toxischen Dosen delirante Zustände mit Halluzinationen (vgl. auch
S. 107), Amnesie

Pharmakologische Einzelwirkungen

Anticholinerge Wirkungen wie Sekretionshemmung, Herabsetzung des Tonus der
glatten Muskulatur (spasmolytische Wirkung), am Magen-Darmtrakt zusätzliche Herabsetzung der Motilität, am Auge Mydriasis und Akkomodations-
lähmung, Erhöhung des intraokulären Druckes; Hemmung der Miktion;
Bradykardie (nach höheren Dosen Tachykardie) usw.

Molekularbiologische Wirkungen

Aufhebung der muskarinartigen ACh-Wirkungen (an vegetativ innervierten
Organen und im ZNS[1]) durch kompetitiven Antagonismus gegenüber ACh
am Rezeptor; möglicherweise zusätzliche, davon unabhängige Wirkungen,
insbesondere nach höheren Dosen.

Wechselwirkungen mit anderen Substanzen

Wirkungen werden durch Parasympathomimetika (insbesondere Cholinesterase-
Hemmkörper) aufgehoben und durch Substanzen mit anticholinerger Wirkungskomponente (d. s. H_1-Antihistaminika, trizyklische Antidepressiva
und Neuroleptika) verstärkt.

Nebenwirkungen

ergeben sich aus den Wirkungen; im Vordergrund stehen: Mundtrockenheit,
Obstipation, Sehstörungen, Schluckbeschwerden, Harnverhaltung, Müdigkeit,
nach höheren Dosen zentrale Symptomatik (s. oben).

Weitere Hinweise zur Wirkung

Beim Parkinson-Syndrom bewirken zentral wirksame Anticholinesterasen
(z. B. Physostigmin) eine Verstärkung, zentral wirksame Anticholinergika eine
Abschwächung der Symptomatik (vorwiegend Rigor, aber auch Tremor). Anticholinergika sind auch imstande, die im Rahmen einer L-DOPA-Therapie auftretenden Hyperkinesen und Dyskinesien zu verhindern oder abzuschwächen.

Kontraindikationen der Anticholinergika: Engwinkelglaukom, Prostatahypertrophie, Pylorusstenose, paralytische Obstipation, Tachykardie (z. B. bei
Thyreotoxikose).

Unterschiede zwischen den einzelnen Präparaten

Als Antiparkinsonmittel können nur genügend lipidlösliche Anticholinergika
verwendet werden.

---

[1] Im ZNS sind muskarinartige und nikotinartige ACh-Rezeptoren nachgewiesen worden.

Atropin ist in dieser Indikation durch verschiedene synthetische Präparate (s. unten) verdrängt worden. Eindeutige Wirkungsunterschiede zwischen den einzelnen Präparaten lassen sich nicht mit Sicherheit nachweisen.

Indikationen

Die als Antiparkinsonmittel bezeichneten Anticholinergika werden praktisch ausschließlich zur Behandlung des Parkinson-Syndroms, und zwar insbesondere des postenzephalitischen Parkinsonismus, verwendet. Kombinationsbehandlung mit dopaminergen Substanzen ist möglich.

Wie erwähnt, wird der Parkinson-Tremor durch L-DOPA kaum, durch Anticholinergika wenig beeinflußt. Stärkere Antitremorwirkung haben Metixen und β-Rezeptoren blockierende Substanzen.

Metixen, ein Thiaxanthenderivat, dürfte den Anticholinergika zuzuordnen sein, obschon seine peripheren anticholinergen Wirkungen nur schwach ausgeprägt sind. Gelegentlich wirkt Metixen euphorisierend.

β-Blocker wirken bei verschiedenen Tremorarten, so z. B. auch beim Li-Tremor (vgl. S. 72). Es dürfte sich um einen peripheren Angriffspunkt handeln.

Präparate

Dopaminerge Substanzen

L-DOPA: Larodopa „Roche"®-Tabl. 500 mg; Madopar „Roche"®-Kapseln 125 (100 mg L-DOPA + 25 mg Benserazid) und 250 (200 mg L-DOPA + 50 mg Benserazid); Sinemet®25/250-Tabl. (250 mg L-DOPA + 25 mg Carbidopa).

Bromocriptin (2-Brom-α-ergocryptin): Parlodel®2,5 mg-Tabl. und 10 mg-Kapseln.

Amantadin: Symmetrel®-Kapseln (100 mg); PK „Merz"®-Tabl. (100 mg) und -Infusionslösung (0,5 in 500 ml).

Anticholinergika

Biperiden: Akineton®Tabl. (2 mg), -Amp. (5 mg), Akineton retard®-Dragees (4 mg)

Benzatropin-methansulfonat: Cogentin®-Tabl. (2 mg)

Trihexyphenidyl: Artane®-Tabl. 2 mg und 5 mg, Artane-Retard®-Kapseln (5 mg)

Metixen: Tremaril®-Tabl. 5 mg, -Bitabs 15 mg.

Literatur

Bianchine, J. R., Shaw, G. M., Greenwald, J. E., Dandalides, S. M.: Clinical aspects of dopamine agonists and antagonists. Fed. Proc. *37*, 2434–2439 (1978).

Hornykiewicz, O.: Dopamine (4-hydroxytyramine) and brain function. Pharmacol. Rev. *18*, 925–962 (1966).

Kaeser, H. E., Ferel, D., Wurmser, P.: Behandlung des Parkinson-Syndroms mit L-DOPA. Schweiz. med. Wschr. *100*, 805–813 (1970).

Lloyd, K. G., Davidson, L., Hornykiewicz, O.: The neurochemistry of Parkinson's disease: effect of L-DOPA therapy. J. Pharmacol. exper. Therap. *195*, 453–464 (1975).

Yahr, M. D.: Overview of present day treatment of Parkinson's disease. J. Neural Transmission *43*, 228–238 (1978).

2.8 Zentrale Analeptika

Synonyma: Analeptika, Krampfgifte (Konvulsiva).

Chemisch heterogene Gruppe von Substanzen, deren gemeinsame Eigenschaft darin besteht, sowohl das normale wie auch das unter dem Einfluß von Schlafmitteln und verwandten Substanzen stehende ZNS, insbesondere auch Atem- und Kreislaufzentrum zu erregen und in hoher Dosis Krämpfe auszulösen.

Vorbemerkungen

Der Wert der Analeptika als Medikamente ist außerordentlich umstritten. Als wichtigste Indikation galten früher, seit 1951 immer seltener, Vergiftungen und Überdosierungen mit Schlafmitteln, insbesondere Barbituraten. Verschiedene Argumente gab es schon immer gegen die Anwendung von Analeptika in dieser Indikation, so z. B.

- die Dosierung der Analeptika ist außerordentlich schwierig; unter Umständen können Krämpfe auftreten noch bevor die Bewußtlosigkeit aufgehoben wird;
- die bei Schlafmittelvergiftungen bestehende Hypoxie wird durch zentrale Analeptika verstärkt;
- die sogenannte „skandinavische Behandlungsmethode" von Schlafmittelvergiftungen, die ohne zentrale Analeptika auskommt, hat gleich gute, wenn nicht bessere Erfolge aufzuweisen als die Behandlung mit Analeptika.

Im übrigen sind im letzten Jahrzehnt Barbiturate und ähnliche Substanzen weitgehend durch hypnotisch wirksame Benzodiazepinderivate verdrängt worden, die eine wesentlich größere therapeutische Breite aufweisen.

Die einzelnen zentralen Analeptika unterscheiden sich pharmakologisch durch ihren Angriffspunkt und Wirkungsmechanismus. Einige Analeptika haben nur experimentelle Bedeutung oder sind ausschließlich toxikologisch wichtig.

„Krampfgifte" ist zwar ein Synonym für Analeptika, jedoch gibt es zahlreiche Krampfgifte, die niemals als Analeptika verwendet worden sind (z. B. konvulsiv wirksame Barbiturate, s. S. 51).

Chemie und Einteilung

Formelübersicht Zentrale Analeptika

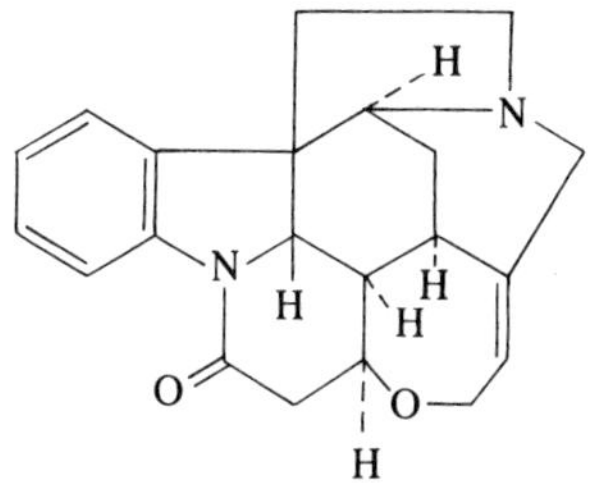

Strychnin

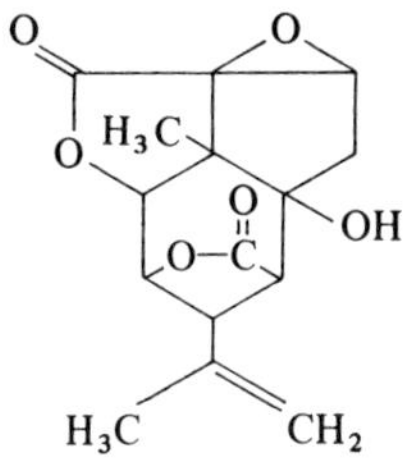

Picrotoxin

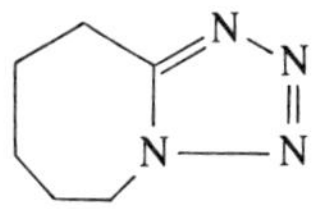

Pentetrazol

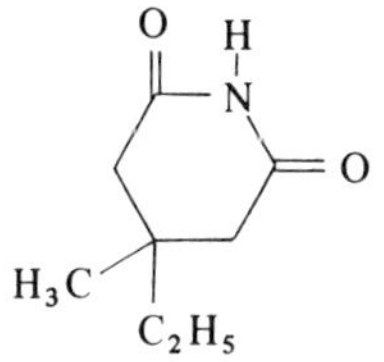

Bemegrid

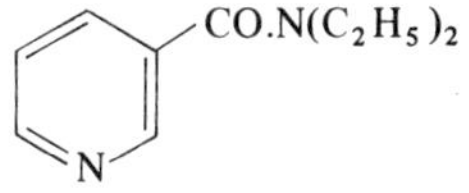

Nicethamid

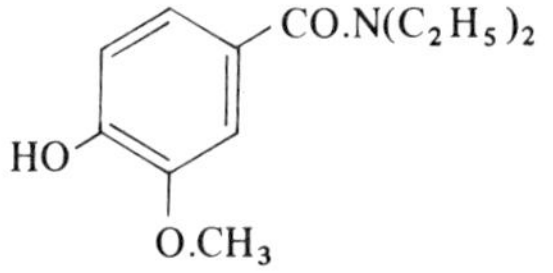

Etamivan

Strychnin und Picrotoxin sind früher als Analeptika verwendet worden, haben aber heute nur mehr ausschließlich experimentelle bzw. toxikologische Bedeutung.

Die klinisch einigermaßen interessanten Substanzen gehören zumindest neun chemischen Körperklassen an, nämlich:

1 Tetrazole, z. B. Pentetrazol
2 aromatische Säureamide, z. B. Nicethamid, Etamivan
3 aliphatische Säureamide

4   Glutarimide, z. B. Bemegrid
5   Thiazole, z. B. Amiphenazol
6   Benzopyranone
7   Dihydrooxazindione
8   Benzylamine
9   Pyrrolidinone, z. B. Doxapram.

Eindeutige Beziehungen zwischen chemischer Struktur und pharmakologischer Wirkung lassen sich nicht nachweisen. Einige Analeptika zeigen Strukturähnlichkeiten mit zentral dämpfenden Substanzen, so z. B. Bemegrid-Barbiturate (trotzdem handelt es sich um keinen spezifischen Antagonismus).

Gelegentlich werden zu den zentralen Analeptika auch Substanzen gezählt, die nicht als Krampfgifte bezeichnet werden können, da sie, wenn überhaupt, erst in subletalen Dosen konvulsiv wirken. Solche Substanzen sind die Weckamine (vor allem Amphetamin, Methamphetamin und Methylphenidat) sowie Coffein. Diese Präparate werden jedoch besser als Psychostimulantien (s. S. 97) bezeichnet; ihre analeptische, d. h. Hypnotika-antagonistische Wirkung ist vergleichsweise gering.

Strychnin

Akaloid aus den Samen von Strychnos nux-vomica (Indien), fälschlich als „Brechnuß" bezeichnet; kam im 16. Jahrhundert als Rattengift nach Europa.

Strychnin wirkt ausschließlich auf das ZNS, und zwar im Unterschied zu anderen Analeptika vorwiegend auf das Rückenmark.

Strychnin ist ein Antagonist von Glycin (Synonym: Glykokoll, $CH_2(NH_2)$ COOH), das wahrscheinlich neben GABA der wichtigste inhibitorische Transmitter im ZNS ist und vorwiegend für postsynaptische Hemmungen verantwortlich sein dürfte. Daher hemmt Strychnin inhibitorische postsynaptische Potentiale (IPSP).

Mit zunehmendem Strychninblutspiegel kommt es zu charakteristischen Veränderungen der Reflexe, und zwar nacheinander zu
1. Steigerung der Reflexerregbarkeit,
2. abnormer Reflexausbreitung,
3. „Reflexumkehr" (gleichzeitige Innervation von Agonisten und Antagonisten durch Wegfall der Antagonistenhemmung) und schließlich zu
4. generalisierten Krämpfen, reflektorisch ausgelöst, tonisch, symmetrisch, Extensorenkrampf (da Extensoren stärker als Flexoren sind).

In der Neurophysiologie zur Erfassung des Verlaufes von Neuronen verwendet („Strychnin-Neuronographie"): bei lokaler Applikation elektrophysiologisch nachweisbare „Krampfstromabläufe" am Ort der Applikation und in den Projektionsarealen.

Behandlung der Strychninkrämpfe: Absolute Ruhigstellung (da reflektorisch ausgelöst), prinzipiell alle Hypnotika/Narkotika bzw. Antikonvulsiva (z. B. Diazepam).

Einzige weitere pharmakologische Eigenschaft von Strychnin: bitterer Geschmack (ebenso wie Chinin), daher gelegentlich Anwendung von Strychninhältigen Zubereitungen (z. B. Tinctura Strychni – entbehrlich!) als Stomachika (Amara).

Picrotoxin

Inhaltsstoff (obwohl N-frei, gelegentlich als Alkaloid bezeichnet) aus den Beeren von Anamirta cocculus (Südostasien), von den Eingeborenen für den Fischfang verwendet. Picrotoxin kann in die beiden Dilactone Picrotoxinin und Picrotin (wirkungslos) gespalten werden. Früher als wirksamster Barbiturat-Antagonist angesehen, hat Picrotoxin heute nur mehr experimentelle Bedeutung.

Picrotoxin erregt weite Anteile des ZNS einschließlich Hirnstamm, daher auch Anregung der Atmung; Blutdrucksteigerung; in höheren Dosen klonische bzw. tonisch-klonische Krämpfe.

Experimentell wichtig, weil Picrotoxin ein typischer Antagonist des inhibitorischen Transmitters GABA ist[1]; daher auch ein Antagonist von Benzodiazepinderivaten (und vice versa).

Picrotoxin hat, selbst bei i.v. Zufuhr, eine relativ lange Latenz bis zum Wirkungseintritt (bis zu 15 min), was bei seiner früheren Anwendung als Analeptikum bei Schlafmittelvergiftungen ein entscheidender Nachteil war.

Pentetrazol

ist ein 1,6-Pentamethylentetrazol, ein synthetisches Produkt und eines der wichtigsten Analeptika.

Pentetrazol erregt das gesamte Nervensystem, die Medulla oblongata scheint jedoch gegenüber dieser Substanz besonders empfindlich zu sein. Atem- und Vasomotorenzentrum werden erregt, ebenso beide Anteile des vegetativen Nervensystems (Folge: Schweißausbrüche, Salivation, Mydriasis, Herzrhythmusstörungen und andere vegetative Symptome nach entsprechend hohen Dosen).

Pentetrazol ist das einzige Analeptikum, das früher zur Auslösung von Krämpfen (Schocktherapie bei Psychosen) verwendet wurde.

Im Unterschied zu Strychnin und Picrotoxin scheint Pentetrazol ein Synapsenaktivator zu sein, der die Erregungsübertragung an exzitatorischen und inhibitorischen Synapsen fördern kann. Vielleicht zusätzlich GABA-antagonistische Wirkung. Außerdem verkürzt Pentretrazol die synaptische Erholungszeit und ist damit ein Antagonist von Trimethadion und anderen Oxazolidindionen (daher auch verwendet zur pharmakologischen Auswertung von Petit mal-Mitteln, s. S. 114).

Pentetrazol wirkt kurz und schnell.

---

[1] Über GABA und GABA-Agonisten s. Fußnote S. 67.

Andere GABA-Antagonisten sind Bicucullin (Alkaloid aus Dicentra cucullaria und Corydalis-Arten; nur experimentelle Bedeutung) und Penicillin (kann bei geschädigter Blut-Hirnschranke, Nierenschaden und/oder extrem hoher Dosierung in das ZNS eindringen, und wirkt dann als Krampfgift; Antidot: Antikonvulsiva aus der Reihe der Benzodiazepinderivate). Der GABA-Antagonismus der genannten Substanzen dürfte jedoch auf verschiedenen Mechanismen beruhen: Bicucullin — kompetitiver Antagonist am postsynaptischen GABA-Rezeptor; Picrotoxin und Penicillin — Wirkung auf einen der Rezeptoraktivierung nachfolgenden Mechanismus (etwa Blockierung eines durch GABA geöffneten Cl^--Kanals). Penicillin dürfte darüber hinaus auch noch präsynaptische Wirkungen haben (Hemmung der GABA-Freisetzung und Hemmung der Glutaminsäuredekarboxylase). Hemmstoffe der Glutaminsäuredekarboxylase (typisches Beispiel: Isoniazid, INH) hemmen die GABA-Synthese und sind aus diesem Grund bei entsprechender Dosierung konvulsiv wirksam.

Nicethamid

ist Nikotinsäurediäthylamid, wirkt im wesentlichen wie Pentetrazol und hat eine ausgeprägte atemanregende Wirkung (vielleicht nicht nur direkte Wirkung auf das Atemzentrum – Zunahme der Empfindlichkeit gegenüber CO_2 – sondern auch Erregung der Chemorezeptoren des Carotissinus). Eine zentral dämpfende Wirkungskomponente ist beschrieben worden.

Etamivan

ist Vanillinsäurediäthylamid und ist chemisch und pharmakologisch dem Nicethamid·ähnlich (jedoch scheinbar ohne zentral dämpfende Wirkungskomponente). Es hat ebenfalls eine starke atemanregende Wirkung, der dieser Wirkung zugrunde liegende Mechanismus ist jedoch umstritten. Etamivan dürfte neben dem Pentetrazol das wichtigste zentrale Analeptikum sein.

Bemegrid

ist 4-Äthyl-4-methylpiperidin-2,6-dion. Trotz seiner chemischen Ähnlichkeit mit den Barbituraten ist seine zentral erregende bzw. konvulsive Wirkung unspezifisch und mit jener des Pentetrazol vergleichbar, allerdings länger anhaltend.

Eine weitere, ebenfalls häufig als zentrales Analeptikum bezeichnete Substanz, soll wegen ihrer andersartigen Wirkung kurz erwähnt werden: *Lobelin*, chemisch ein N-Methylpiperidin-Derivat, ein Alkaloid aus Lobelia inflata, pharmakologisch durch eine nikotinartige Wirkung charakterisiert. Lobelin bewirkt daher (wie Nikotin) eine reflektorische Anregung der Atmung durch Erregung der Chemorezeptoren des Carotissinus. Die Substanz wurde oral als Nikotinentwöhnungsmittel und parenteral (in mg-Dosen i.v.) zur Atemanregung bei verschiedenen Unfällen (Ertrinken, Starkstromunfälle und dergleichen) gegeben; in höheren Dosen bewirkt sie Nausea, Erbrechen und Blutdruckabfall, aber keine Krämpfe.

Indikationen der zentralen Analeptika

Aufhebung oder Abschwächung der durch Hypnotika oder Narkotika ausgelösten zentralen Dämpfung (Bewußtlosigkeit, Narkose) bzw. Atemdepression (bei Vergiftungen, Überdosierungen, am Ende einer Narkose) – früher Hauptindikation, heute kaum noch angewendet

Chronisch respiratorische Insuffizienz (bei Emphysem, chronischer Bronchitis und dergleichen)

Hypotonie und hypovolämisches Kreislaufversagen.

Pentetrazol kann in der EEG-Diagnostik der Epilepsie zur Aktivierung latenter epileptischer Herde verwendet werden (einfachere Methodik: Hyperventilation).

Einige Analeptika (insbesondere Pentetrazol und Methylphenidat) sollen die „Hirnleistung" (Lernvorgänge, Gedächtnis usw.) steigern können und werden gelegentlich zu diesem Zweck verwendet (s. S. 155).

Kontraindiziert sind alle Analeptika bei der Epilepsie (Ausnahme: Diagnostik, s. oben) und bei allen Zuständen mit erhöhter Krampfneigung.

Präparate

Pentetrazol: Cardiazol®-Tropfen (10%), -Amp. (0,1 i.v., i.m. oder s.c.)
Nicethamid: Coramin®-Lösung (25%), -Amp. (0,25, i.m oder i.v.)
Etamivan: Vandid®-Dragees (0,02), -Amp. (0,05/ml, 1–2 ml i.v. oder i.m.).
  Beliebt sind Kombinationspräparate mit peripher gefäßverengenden Substanzen (typisches Beispiel: Sympatocard® = Synephrin + Pentetrazol).
Methylphenidat: Rilatin®-Tabl. (10 mg)
Strychnin ist als Strychninum nitricum, *Lobelin* als Lobelinum hydrochloricum offizinell.

Literatur

Hahn, F.: Analeptics. Pharmacol. Rev. *12*, 447–530 (1960).
Wang, S. C., Ward, J. W.: Analeptics. Pharmac. Ther. B *3*, 123–165 (1977).

2.9 Opiate

Synonyma: Opioide, Morphin und synthetische Morphinersatzpräparate; engl.: narcotic analgesics.

  Arzneimittelgruppe, deren wesentlichste Wirkung die Analgesie ist. Besprochen werden in diesem Kapitel jedoch auch Opiatantagonisten.

Vorbemerkungen

  Es gibt spezifische Schmerzrezeptoren, die offenbar durch verschiedene Substanzen, vorwiegend wohl durch ein Kinin, erregt werden können. Die Leitung der Schmerzimpulse zum Rückenmark erfolgt über dünne Fasern, nämlich Aδ- und C-Fasern, wobei die Aδ-Fasern schneller leiten und für den sogenannten „hellen", gut lokalisierbaren Schmerz verantwortlich sein dürften, die C-Fasern hingegen langsamer leiten und den sogenannten „dumpfen", schwer lokalisierbaren Schmerz vermitteln dürften. Die erste Umschaltstelle liegt in der Substantia gelatinosa Rolandi im Rückenmark, die auch einer Beeinflussung durch deszendierende Bahnen zugänglich ist. Im Rückenmark werden die Schmerzimpulse über den Tractus spinothalamicus zentripetal geleitet, der aus zwei Anteilen besteht, dem palaeospinothalamischen („dumpfer" Schmerz) und dem neospinothalamischen („heller" Schmerz). Der Tractus spinothalamicus endet an verschiedenen thalamischen Kernen, die Weiterleitung der Impulse erfolgt über thalamokortikale Bahnen zum postzentralen Kortex, aber auch zu anderen kortikalen Arealen wie auch zum limbischen System. Bei der Schmerzwahrnehmung muß zwischen Schmerzlokalisation (postzentraler Kortex), Schmerzerlebnis (frontaler Kortex) und Schmerzerkennung (Nucleus limitans)

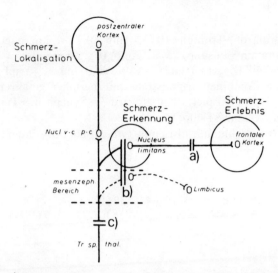

Abb. 13. Schematische Darstellung der drei Teilanalysen Schmerzlokalisation, Schmerz-erkennung und Schmerzerlebnis. Das Schmerzerlebnis kann durch Leukotomien, d. h. Durch-schneidung frontothalamischer Fasern abgekoppelt werden (*a*). Opiate blockieren den Über-tritt der Schmerzmeldungen in den Nucleus limitans und auf Interneurone, die zum Hippo-kampus weiterleiten (*b*). Unter diesen Umständen wird kein Schmerz mehr empfunden, doch werden die Reize über den Nucleus ventrocaudalis parvocellularis weiterhin lokalisiert. Erst Chordotomien, d. h. Durchschneidungen des Tractus spinothalamicus (*c*) heben auch die Möglichkeit der Schmerzlokalisation auf. (Nach Kubicki, St.: Die Physiologie der zentralen Schmerzverarbeitung. In: Die Neuroleptanalgesie − Bilanz einer Methode (Rügheimer, E., Heitmann, D., Hrsg.), S. 1−10, Abb. 3. Stuttgart: G. Thieme. 1975)

unterschieden werden (Abb. 13). Auf spinaler, subkortikaler und kortikaler Ebene ist eine reflektorische Erregung efferenter Systeme möglich („Schmerz-verarbeitung"). Bei jeder Beeinflussung des Schmerzes muß zwischen einer Beeinflussung der Schmerzempfindung und einer Beeinflussung der Reaktion auf diese Empfindung unterschieden werden.

Endorphine und Opiatrezeptoren

Endorphine sind die endogenen Liganden der Opiatrezeptoren. Es handelt sich um Peptide[1], die zwei Gruppen bilden:

1. Enkephaline (Pentapeptide): Met-Enkephalin und Leu-Enkephalin;
2. Endorphine im engeren Sinn des Wortes (Peptide mit 16−21 Amino-säuren): α-, β-, γ- und ∂-Endorphin.

Met-Enkephalin und die Endorphine enthalten die gleiche Aminosäuresequenz (Abb. 14).

---

[1] Im ZNS werden verschiedene andere Peptide synthetisiert, die − zum Teil neben ihrer Hormonwirkung − ausgeprägte zentrale Wirkungen entfalten, so z. B. ACTH, TRH, LRH, MSH, Somatostatin u.a.

H–Tyr–Gly–Gly–Phe–Met–Thr–Ser–Glu–Lys–Ser– 10
Gln–Thr–Pro–Leu–Val–Thr–Leu–Phe–Lys–Asn– 20
Ala–Ile–Ile–Lys–Asn–Ala–Tyr–Lys–Lys–Gly– 30
Glu–OH 31

Met-Enkephalin: 1–5
Leu-Enkephalin: 1–5, jedoch Leu anstatt Met
α-Endorphin: 1–16
β-Endorphin: 1–31
γ-Endorphin: 1–17
∂-Endorphin: 1–27

Abb. 14. Aminosäuresequenzen der menschlichen Endorphine. (Nach Adler, W. M.: Opioid peptides. Life Sci. *26*, 497–510 (1980))

Die in Abb. 14 wiedergegebene Aminosäuresequenz ist auch in dem Hypophysenhormon β-Lipotropin enthalten, das daher als Vorstufe der Endorphine aufgefaßt werden kann[1]. Es ist jedoch sicher, daß im Gehirn die Enkephaline nicht aus β-Endorphin gebildet werden.

Es werden vielmehr zwei, voneinander unabhängige Endorphine freisetzende Systeme angenommen, nämlich:

1. in der Hypophyse, wo hauptsächlich β-Endorphin vorkommt, das möglicherweise eine hormonelle Kontrolle ausübt;
2. im Gehirn, wo vorwiegend Enkephaline vorkommen.

Im übrigen wurden β-Endorphin und Enkephaline in folgenden Strukturen nachgewiesen:

β-Endorphin: Hypophyse, medialer Hypothalamus, periventrikulärer Thalamus, Substantia nigra, zentrales Höhlengrau, medialer Nucleus amygdalae, Locus coeruleus, Zona incerta.

Enkephaline: Globus pallidus, medialer Hypothalamus, Nucleus accumbens, zentrales Höhlengrau, Amygdala, Striatum, Thalamus; darüber hinaus kommen Enkephaline auch außerhalb des ZNS, nämlich im Gastrointestinaltrakt, vor.

Die Enkephaline scheinen im übrigen entlang der Schmerzbahn angereichert zu sein: Im Hinterhorn des Rückenmarks (Substantia gelatinosa Rolandi), im spinalen Trigeminuskern, in den Raphekernen und im zentralen Höhlengrau.

Endorphine (im weiteren Sinn des Wortes) kommen nur im Organismus von Vertebraten vor.

Das Verteilungsmuster der Enkephaline stimmt weitgehend mit jenem der Opiatrezeptoren überein, und an eben denselben Stellen findet sich meist auch Substanz P. Verschiedene experimentelle Befunde − z. B. die Tatsache, daß partielle Morphinantagonisten wie Nalorphin nicht nur quantitativ, sondern auch qualitativ andersartig (z. B. psychotomimetisch) wirken als Morphin − sprechen für die Existenz von zwei, vielleicht sogar von drei Untergruppen von

---

[1] Eine Vorstufe des β-Lipotropin ist das sogenannte „Pro-ACTH/Endorphin" (Synonym: Pro-opiocortin), das die Aminosäuresequenzen sowohl von β-Lipotropin wie auch von ACTH enthält.

Opiatrezeptoren, die man als μ- und ∂-, bzw. als μ-, κ- und σ-Rezeptoren[1] bezeichnet hat.

Die Enkephaline sind sehr wahrscheinlich Transmittersubstanzen an hemmenden Synapsen, und zwar vom Typ der prä- und/oder postsynaptischen Hemmung; jedenfalls ist bekannt, daß Neurone, die an ihren Endigungen Enkephaline freisetzen, kurz sind, es sich dabei also um (inhibitorische) Schaltneurone handeln könnte.

Die physiologische Bedeutung der Endorphine ist umstritten. Sicher ist, daß sie bei bestimmten Applikationsarten analgetisch wirken und auch in anderer Beziehung den Opiaten ähnlich sind (eine völlige Identität der Wirkungen ist beim Vorhandensein mehrerer Opiatrezeptoren-Typen gar nicht zu erwarten), so gibt es z. B. Anhaltspunkte dafür, daß sie, ebenso wie Opiate, Abhängigkeitserscheinungen erzeugen können, weswegen in die praktische Bedeutung synthetisch hergestellter Peptide mit endorphinartiger Struktur und Wirkung keine allzu großen Hoffnungen gesetzt werden. Endorphine könnten auch bei Psychosen eine Rolle spielen. Es sei daran erinnert, daß früher Depressionen mit Opiumtinktur behandelt wurden. Über die Bedeutung der Endorphine für schizophrene Psychosen gibt es einander widersprechende Hypothesen, und zwar wird sowohl ein Mangel wie auch ein Überschuß von Endorphinen bei der Schizophrenie postuliert (positive Ergebnisse wurden sowohl mit β-Endorphin als auch mit dem Morphinantagonisten Naltrexon berichtet!).

Der Zusammenhang zwischen chemischer Konstitution und Wirkung ist bei den Endorphinen einigermaßen geklärt, so ist z. B. sicher, daß die typische Endorphinwirkung vom Vorhandensein des endständigen Tyrosin abhängt (Ähnlichkeit mit dem hydroxylierten A-Ring im Morphinmolekül!). Alle Endorphine werden durch Peptidasen rasch abgebaut: synthetisch hergestellte Endorphine – z. B. α- und β-Endorphin mit D-Alanin anstatt Glycin oder Met-Enkephalin mit Methioninamid anstatt Methionin und ebenfalls D-Alanin anstatt Glycin – sind gegen diesen Abbau resistenter und haben daher eine erheblich längere Wirkungsdauer[2].

Einige Endorphine – z. B. β-Endorphin – können i.v. verabreicht werden, andere – insbesondere synthetische Präparate – sind sogar bei peroraler Applikation wirksam. Ausgedehntere Untersuchungen scheitern vor allem am hohen Preis dieser Substanzen[3].

---

[1] Es sollen zuständig sein: der μ-Rezeptor für die supraspinal ausgelöste Analgesie, die Euphorie und teilweise auch für den Morphin-Typ der physischen Abhängigkeit; der κ-Rezeptor für die spinal ausgelöste Analgesie und die zentrale Dämpfung (Sedation); der σ-Rezeptor für die Dysphorie, Mydriasis und Atemanregung.

[2] Es sind auch Substanzen bekannt geworden, die das für den Abbau der Enkephaline verantwortliche Enzym (Enkephalinase, eine Dipeptidylcarboxypeptidase) zu hemmen vermögen. Ein solcher Hemmkörper ist Thiorphan ((DL-3-Mercapto-2-benzylpropanoyl)-glycin), der in experimentellen Untersuchungen eine analgetische Wirkung zeigte (Roques, B. P., et al.: The enkephalinase inhibitor thiorphan shows antinociceptive activity in mice. Nature *288*, 286–288, 1980).

[3] 1980 wurde der Preis für das für eine einfache pharmakologische Untersuchung notwendige β-Endorphin mit $ 3000 angegeben (Adler, M. W., Opioid peptides. Life Sci. *26*, 497–510 (1980).

Opium

Opium ist der eingetrocknete Milchsaft aus den unreifen Kapseln von Papaver somniferum (Garten- oder Schlafmohn), die Opiumalkaloide können aber auch durch Extraktion aus der gesamten Pflanze (Mohnstroh) gewonnen werden. Hauptanbaugebiet ist das sogenannte „goldene Dreieck", das ist jene Gegend, wo Burma, Thailand und Laos aneinandergrenzen, Papaver somniferum wird aber auch in verschiedenen Ländern Kleinasiens kultiviert.

Opium enthält zwei Gruppen von Alkaloiden:

1 — *Phenanthrenderivate:* Morphin, Codein und Thebain, und

2 — *Benzylisochinolinderivate:* Papaverin, Noscapin (Narkotin) und Narcein.

Unterschiede zwischen den beiden Gruppen: Den Alkaloiden der Benzyl-isochinolingruppe fehlt die typische zentrale morphinartige Wirkung ebenso wie die spasmogene Wirkung auf den Magen-Darmtrakt; sie sind keine Sucht-gifte. Papaverin wird als Spasmolytikum (muskulärer Angriffspunkt), Noscapin als Antitussivum (s.d.) verwendet; Narcein ist bedeutungslos. Allerdings gibt es auch Hinweise auf eine zentrale (möglicherweise DA-antagonistische) Papaverin-wirkung.

Medizinisch wird Opium als Opium titratum (10% Morphin), Extractum Opii (20% Morphin) und Tinctura Opii (1% Morphin) verwendet. Unterschiedliche Wirkung gegenüber Morphin vor allem durch den Gehalt an Papaverin bedingt.

Chemie und Einteilung

Formelübersicht Opiate

Morphin und Morphinderivate

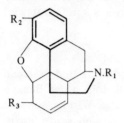

	R_1	R_2	R_3
Morphin	$-CH_3$	$-OH$	$-OH$
Codein	$-CH_3$	$-O.CH_3$	$-OH$
Codethylin	$-CH_3$	$-O.C_2H_5$	$-OH$
Diamorphin	$-CH_3$	$-OOC.CH_3$	$-OOC.CH_3$
Nalorphin	$-CH_2.CH_2=CH_2$	$-OH$	$-OH$

Dihydroderivate

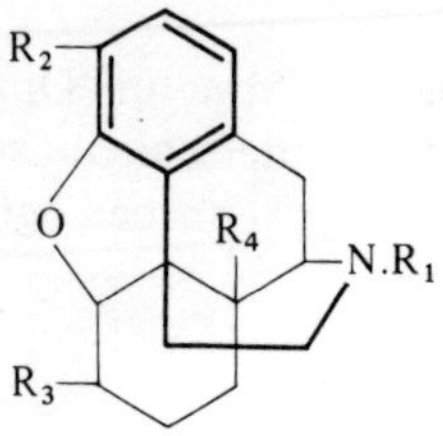

	R_1	R_2	R_3	R_4
Dihydromorphin	$-CH_3$	$-OH$	$-OH$	$-H$
Dihydrocodein	$-CH_3$	$-O.CH_3$	$-OH$	$-H$
Hydromorphon	$-CH_3$	$-OH$	$=O$	$-H$
Oxymorphon	$-CH_3$	$-OH$	$=O$	$-OH$
Hydrocodon	$-CH_3$	$-O.CH_3$	$=O$	$-H$
Oxycodon	$-CH_3$	$-O.CH_3$	$=O$	$-OH$
Naloxon	$-CH_2.CH_2=CH_2$	$-OH$	$=O$	$-OH$
Naltrexon	$-CH_2.CH{-}CH_2$ $\overset{CH_2}{}$	$-OH$	$=O$	$-OH$

Morphinanderivate

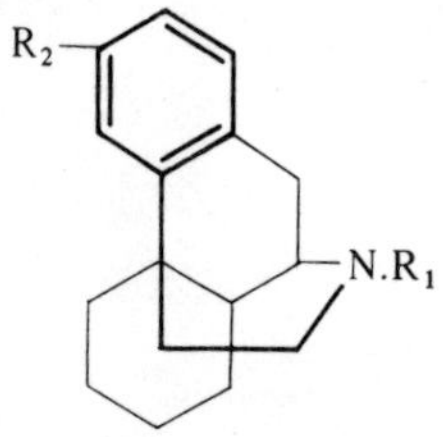

	R_1	R_2
Racemorphan Levorphanol Dextrorphanol	$-CH_3$	$-OH$
Racemethorphan Levomethorphan Dextromethorphan	$-CH_3$	$-O.CH_3$
Levallorphan	$-CH_2.CH_2=CH_2$	$-OH$

Benzazocinderivate

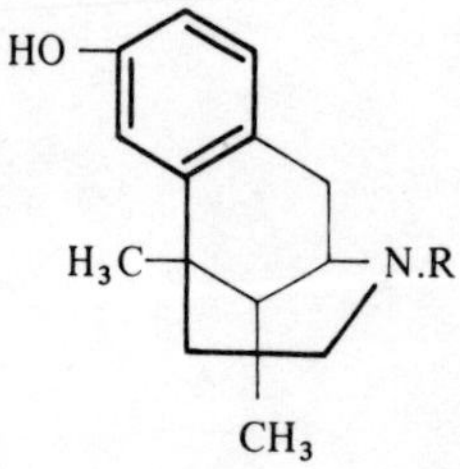

Pentazocin	$-CH_2.CH_2=C\overset{CH_3}{\underset{CH_3}{}}$
Phenazocin	$-CH_2.CH_2-\bigcirc$

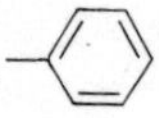

Pethidingruppe

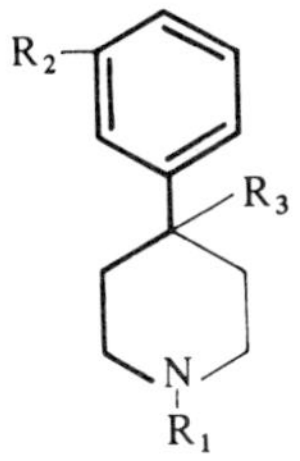

	R_1	R_2	R_3
Pethidin	$-CH_3$		$-H$	$-COO.CH_2.CH_3$
Ketobemidon	$-CH_3$	$-OH$	$-CO.CH_2.CH_3$
Diphenoxylat	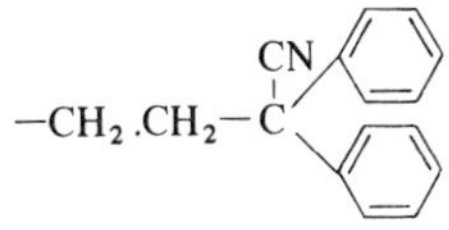 $-CH_2.CH_2-C$ (CN, Phenyl, Phenyl)	$-H$	$-COO.CH_2.CH_3$

Methandongruppe

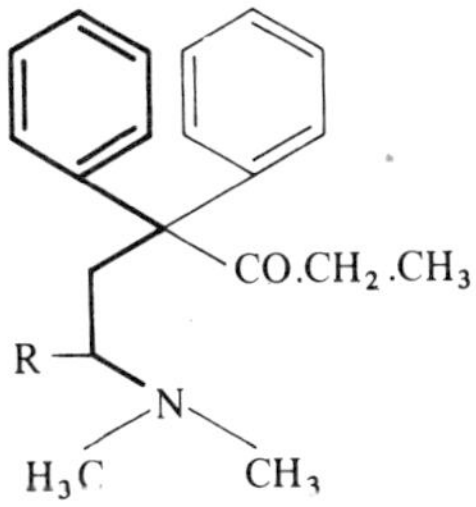

	R
Methadon	$-CH_3$
Nor-Methadon	$-H$

Andere

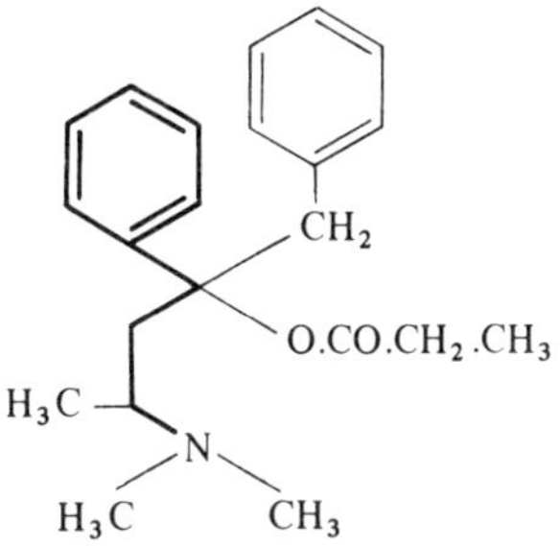

Dextropropoxyphen
Levopropoxyphen

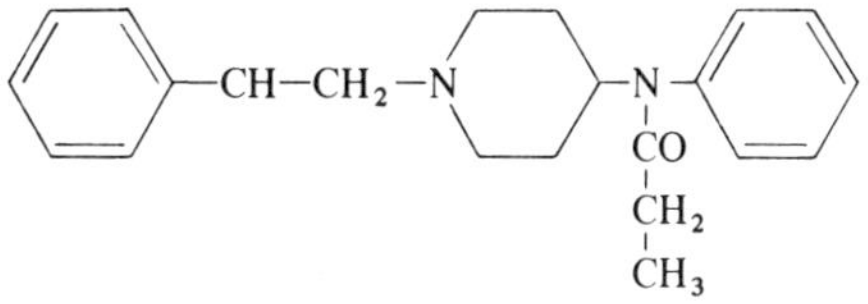

Fentanyl

Die meisten Opiate sind durch eine typische chemische Struktur gekenn-zeichnet, nämlich R–X–C–C–N, wobei R ein aromatischer Rest und X ein Zentralatom (C oder N) ohne H ist.

1   Opiate mit typischer Struktur
1.1   Morphin und damit (chemisch) eng verwandte Substanzen, z. B. Nalorphin[+]
1.2   Morphinderivate
1.2.1   Äther und Ester, z. B. Codein*, Codethylin (Äthylmorphin), Thebacon*, Diamorphin
1.2.2   Dihydroderivate, z. B. Dihydromorphin, Dihydrocodein*

1.2.3   Wie 1.2.2, aber mit zusätzlicher Oxydation der alkoholischen OH-Gruppe, z. B. Hydromorphon, Metopon, Oxymorphon, Hydrocodon*, Oxycodon*, Naloxon[+], Naltrexon[+]

1.3   Mit andersartigem Ringsystem

1.3.1   Morphinanderivate, z. B. Racemorphan, Dextromethorphan*, Levorphanol, Levallorphan[+]

1.3.2   Benzazocinderivate, z. B. Phenazocin, Pentazocin[+]

1.3.3   Pethidingruppe, z. B. Pethidin, Ketobemidon, Alphaprodin, Diphenoxylat

1.3.4   Methadongruppe, z. B. Methadon, Normethadon, Piritramid

1.3.5   Andere, z. B. Heptazinderivate, Dextro-Propoxyphen

2   Opiate mit atypischer Struktur, z. B. Fentanyl, Tilidin.

Die mit * gekennzeichneten Präparate sind Methyläther des Morphin (Codeinderivate), bei denen die antitussive Wirkung im Vordergrund steht (s. unten). Außerdem sind die Präparate der Methadongruppe antitussiv wirksam.

Bei den meisten der angeführten Präparate ist der Substituent am N eine (oder zwei) CH_3-Gruppe(n), in einigen Fällen jedoch ein Allylrest (Nalorphin, Levallorphan, Naloxon), ein einem Allylrest ähnlicher Substituent (Naltrexon, Pentazocin) oder ein andersartiger Substituent (Phenazocin, Diphenoxylat). Durch diese Modifikation wird das pharmakologische Wirkungsspektrum entscheidend verändert: Die mit [+] gekennzeichneten Verbindungen sind reine oder partielle Morphinantagonisten; Diphenoxylat hat eine minimale zentrale Wirkung und wird zur Behandlung von Diarrhoen verwendet.

Da für die pharmakologische Wirkung die intrinsische Aktivität der Opiate wichtiger ist als ihre Zugehörigkeit zu einer der oben erwähnten chemischen Gruppen, werden die nachfolgend besprochenen Opiate in zwei Gruppen eingeteilt, nämlich in (1) Agonisten und (2) reine oder partielle Antagonisten (auch als „gemischte Agonisten/Antagonisten" bezeichnet).

2.9.1 Agonisten

Wirkungsspektrum der Agonisten (Prototypen: Phenazocin, Morphin)

Komplexe pharmakologische Wirkungen

Sedativ-hypnotische Wirkung[1] mit Einschränkung der physischen und psychischen Leistungsfähigkeit; ausgeprägte Stimmungsänderung, meist Euphorie, seltener Dysphorie.

Pharmakologische Einzelwirkungen

Analgetische Wirkung steht im Vordergrund des Wirkungsspektrums; beeinflußt wird in erster Linie „dumpfer" Schmerz und ebenso in erster Linie Schmerzerkennung und -erlebnis, kaum aber Schmerzlokalisation und Schmerzschwelle

---

[1] Morphin und andere Agonisten haben zwar vorwiegend sedierende, dämpfende Wirkungen, doch lassen sich auch erregende Wirkungskomponenten nachweisen; bei manchen Tierarten — Pferde, Katzen und Mäuse — wirkt Morphin vorwiegend erregend.

Hemmung des Atemzentrums, daher Atemdepression (besonders Reduktion der
Atemfrequenz)

Hemmung des Hustenzentrums — antitussive Wirkung

Hemmung des Brechzentrums, aber Erregung der Chemorezeptorentriggerzone
(letztere überwiegt bei niedrigen Dosen — daher: Nausea, Erbrechen)

Hemmung der Temperaturregulation, daher Hypothermie bei niedrigen Um-
gebungstemperaturen

EEG: Hemmung der Weckreaktion, bei höheren Dosen paroxysmale Tätig-
keiten

Endokrine Wirkungen: Ausschüttung von Adiuretin, Hemmung der Ausschüttung
von ACTH und Gonadotropinen

Miosis (infolge Erregung des parasympathischen Westphal-Edingerschen Kernes —
eine der wenigen erregenden Morphinwirkungen beim Menschen!)

Experimentell: Wirkungen bzw. Verhaltensweisen, die auf eine Interferenz mit
zentralen dopaminergen Funktionen schließen lassen (kataleptogene Wirkung,
Hypokinese, Rigor, erhöhte lokomotorische Aktivität, stereotype Bewegungsabläufe)

Hypotonie, vorwiegend als Folge einer Histaminfreisetzung, weniger infolge einer
Dämpfung des Vasomotorenzentrums

Magen-Darmtrakt: Hemmung der Sekretionen; Kontraktion der Ringmuskulatur
und Hemmung der propulsiven Peristaltik (Erhöhung des zur Auslösung einer
Peristaltik notwendigen Darminnendruckes), daher spastische Obstipation;
Kontraktion der Sphinkteren; analoge Wirkungen auch an anderen glatt-
muskeligen Eingeweideorganen (Harntrakt, Gallenwege); daher praktisch
immer Kombination mit einem Spasmolytikum (z. B. Atropin oder Opium
anstatt Morphin).

Molekularbiologische Wirkungen

Untersucht und von besonderem Interesse sind die der analgetischen Wirkung
zugrunde liegenden molekularbiologischen Wirkungen.

Morphin wirkt analgetisch, wenn es (experimentell) in minimalen Mengen in
eine der folgenden zentralen Regionen injiziert wird:

Zentrales Höhlengrau,

Raphekerne,

Rückenmark.

In diesen Regionen (aber nicht nur in diesen) sind auch Opiatrezeptoren nachgewiesen.

Mehrere Hypothesen nehmen an, daß Morphin ein supraspinales, deszendie-
rendes, möglicherweise serotoninerges (oder noradrenerges?) System aktiviert,
das im Rückenmark die Erregungsübertragung in Schmerzbahnen präsynaptisch
blockiert. Auch eine direkte Wirkung auf das Rückenmark ist nicht ausgeschlossen (etwa Hemmung der Transmitterfreisetzung — Substanz P (?) — an Endigungen der primär afferenten Neurone in der Substantia gelatinosa Rolandi).

Andere molekularbiologische Wirkungen:

Hemmung der ACh-Freisetzung

Blockierung eines Teiles der 5-HT-Rezeptoren im Magen-Darmtrakt.

Wechselwirkungen mit anderen Substanzen

Verstärkung der Wirkung durch verschiedene andere zentral dämpfende Substanzen wie Neuroleptika (praktische Bedeutung bei der Prämedikation) und Antidepressiva

Wirkungsverstärkung durch MAO-Inhibitoren (Kontraindikation!)

Emetische Wirkung kann durch Neuroleptika aufgehoben werden (wichtig bei Neuroleptanalgesie, s. S. 47)

Spasmogene Wirkung kann durch Atropin oder Papaverin aufgehoben werden

Aufhebung der meisten Morphinwirkungen durch Morphinantagonisten, am besten durch Naloxon oder Naltrexon.

Experimentell:

Nach Reserpinvorbehandlung (Entspeicherung von NA, DA und 5-HT) erhebliche Reduktion der analgetischen Morphinwirkung

Hypokinese, Katalepsie und Rigor werden durch DA-Agonisten, erhöhte lokomotorische Aktivität und stereotype Bewegungsabläufe durch DA-Antagonisten (Neuroleptika) aufgehoben.

Nebenwirkungen

ergeben sich größtenteils aus den angeführten Wirkungen:

Nausea, eventuell auch Erbrechen, Obstipation, Stimmungsänderungen (eventuell im Sinn einer Dysphorie), Mundtrockenheit; ferner: Schweißausbrüche (Schweißsekretion wird nicht gehemmt!)

Pruritus und andere Folgen der Histaminfreisetzung.

Weitere Hinweise zur Wirkung

Der der Analgesie zugrunde liegende Wirkungsmechanismus ist nach wie vor nicht völlig geklärt. Sicher dürfte sein, daß Morphin (ebenso wie die anderen Opiate) ein exogener Ligand der Opiatrezeptoren ist; Morphin könnte daher ebenso wie die endogenen Liganden dieser Rezeptoren als Transmitter an hemmenden Synapsen fungieren.

Die wichtigsten Hypothesen, die auch die Bedeutung von 5-HT (und eventuell anderer Transmitter) für die analgetische Morphinwirkung berücksichtigen, sind oben angedeutet. Die Morphinanalgesie hängt offenbar vom 5-HT/DA-oder vom 5-HT/NA-Verhältnis im ZNS ab, wobei eine 5-HT-Reduktion mit einer Reduktion der Analgesie einhergeht. Andere Hypothesen stützen sich in erster Linie auf den Befund, daß Morphin die Schmerzerkennung und das Schmerzerlebnis, nicht aber die Schmerzlokalisation beeinflußt, was auf eine Blockade der Erregungsübertragung vom Tractus spinothalamicus auf den Nucleus limitans schließen lassen könnte (Abb. 13). Oft wurde auch die zentrale Morphinwirkung mit den Folgen der (heute obsoleten) sogenannten Monizschen Operation (präfrontale Lobo- oder Leukotomie, Durchschneidung frontothalamischer Bahnen, rostral von den Arealen 6 und 8; auch in Abb. 13 schematisch dargestellt) verglichen.

Morphin wirkt jedoch auch bei intrathekaler Applikation. Somit ist Analgesie offenbar auch durch lokale Einwirkung auf Opiatrezeptoren im Rückenmark zu erklären.

Kleinkinder und alte Menschen sind gegenüber Morphin extrem empfindlich (entsprechende Dosisreduktion!).

Unterschiede zwischen den einzelnen Präparaten

Die Agonisten innerhalb der Gruppe der Opiate unterscheiden sich im wesentlichen in rein quantitativer Beziehung (Wirkungsstärke und Wirkungsdauer) voneinander. Von allen Opiaten dürfte *Diacetylmorphin* (Heroin) das größte Abhängigkeitspotential aufweisen, und seine Verwendung ist daher in den meisten Staaten verboten[1]; es wird zwar im Organismus zunächt in Monoacetylmorphin und schließlich in Morphin umgewandelt, jedoch sind die acetylierten Verbindungen wesentlich besser lipidlöslich als Morphin und dringen daher besser bzw. schneller (vor allem wichtig bei i.v. Injektion) in das ZNS ein als Morphin. Die *antitussive Wirkung* steht bei Morphinderivaten im Vordergrund, bei denen die phenolische OH-Gruppe mit Methylalkohol veräthert ist (z. B. Codein, Dihydrocodein, Hydrocodon, Oxycodon); das gleiche gilt für einige Präparate mit andersartigem Ringsystem (z. B. Dextromethorphan). Bei *rechtsdrehenden Verbindungen* ist die euphorisierende morphinartige Wirkung praktisch nicht mehr vorhanden: Dextromethorphan wird als Antitussivum, Dextro-Propoxyphen als Analgetikum verwendet (es wird gelegentlich als „schwaches Analgetikum", vergleichbar mit den Präparaten der Analgetika-Antipyretika-Gruppe, bezeichnet). Bei den Präparaten der *Pethidin-Gruppe* sind bei erhaltener analgetischer Wirkung zahlreiche andere morphinartige Wirkungen stark reduziert oder fehlend (z. B. die sedierende, atemdämpfende, antitussive, euphorisierende, spasmogene Wirkung); Ähnliches gilt für die Präparate der *Methadon-Gruppe*, die jedoch im Unterschied zu den Präparaten der Pethidin-Gruppe antitussiv wirksam sind (Nor-Methadon wird als Antitussivum verwendet). Bei den Präparaten der beiden letztgenannten Gruppen ist die Gefahr der Entwicklung einer Abhängigkeit geringer als bei Morphin, aber dennoch eindeutig vorhanden.

Mehrere Substanzen verfügen nicht über die typische chemische Struktur der Opiate, können diesen aber trotzdem chemisch und wirkungsmäßig zugeordnet werden. Zwei charakteristische Beispiele sind Fentanyl und Tilidin. *Fentanyl* steht chemisch den Butyrophenonen näher als dem Morphin, wirkt ca. 100mal stärker analgetisch als dieses, ist ebenfalls als Suchtgift klassifiziert und wird in Kombination mit Droperidol für die Neuroleptanalgesie (s. S. 47) verwendet. *Tilidin* gehört formal der Pethidingruppe an (obschon ihm der für diese Gruppe charakteristische Piperidinring fehlt), ist peroral gut wirksam, wirkt schwächer analgetisch als Morphin, hat aber trotzdem ein gewisses Mißbrauchs- und Abhängigkeitspotential.

Erhebliche Unterschiede bestehen auch bezüglich der *Wirkungsdauer* der verschiedenen Agonisten: Fentanyl wirkt extrem kurz (Halbwertszeit etwa 30 min), weswegen die Fentanylanalgesie, wie dies in der Anästhesiologie erwünscht ist, sehr gut steuerbar ist; kürzer als Morphin wirken auch Pethidin und mit diesem verwandte Präparate, länger als Morphin Methadon und ähnliche Verbindungen. Daher ist auch das Morphinabstinenzsyndrom kürzer, aber auch intensiver als das Methadonabstinenzsyndrom.

---

[1] In Österreich dürfen nach der Suchtgiftverordnung 1979 Zubereitungen aus Heroin, Cannabis, Cocablättern, Ecgonin und den im Anhang V dieser Verordnung angeführten Stoffen (das sind Tetrahydrocannabinol und verschiedene Halluzinogene) nicht verschrieben werden.

Die zum Teil erheblichen Unterschiede in der Stärke der analgetischen Wirkung sind vorwiegend dadurch bedingt, daß die einzelnen Opiate verschieden gut lipidlöslich sind und daher verschieden gut in das ZNS eindringen.

Die *Endorphine* werden ebenfalls klinisch angewendet. Beispielsweise bewirken Endorphine, ebenso wie Morphin, bei intrathekaler Injektion eine komplette regionale Schmerzausschaltung; im Unterschied zu Morphin hält jedoch die analgetische Wirkung etwa von 3 mg intrathekal appliziertem β-Endorphin bis über 48 h an. Bei der klinischen Anwendung von *Enkephalinen* werden praktisch ausschließlich synthetische Präparate verwendet, die gegenüber dem enzymatischen Abbau resistenter sind und daher länger wirken als Leu- oder Met-Enkephalin (z. B. [D-Åla^2]-Met-Enkephalinamid).

2.9.2 Reine oder partielle Antagonisten

Abhängig von ihren Substituenten am N lassen sich die Opiate in eine Reihe einordnen, die vom reinen Agonisten über partielle Agonisten/Antagonisten bis zum reinen Antagonisten reicht; für einige typische Opiate würde diese Reihenfolge folgendermaßen aussehen:

Phenazocin (starker Agonist)

Morphin (Agonist)

Methadon (schwacher Agonist)

Pentazocin (Agonist/Antagonist)

Nalorphin (Antagonist mit schwacher agonistischer Aktivität)

Naloxon (reiner Antagonist).

Am einfachsten könnte man die reinen und partiellen Antagonisten als Substanzen definieren, die zum Opiatrezeptor eine gewisse Affinität, aber eine fehlende oder nur geringe intrinsische Aktivität aufweisen. Allerdings wird der Sachverhalt erheblich dadurch kompliziert, daß es sicherlich keinen einheitlichen Opiatrezeptor gibt und die Anzahl der Untergruppen der Opiatrezeptoren (zwei oder drei oder noch mehr?) derzeit noch umstritten ist.

Unter den Antagonisten haben Naloxon, Nalorphin und Pentazocin die größte praktische Bedeutung.

Naloxon ist imstande, die meisten, aber nicht alle Morphinwirkungen (und Endorphinwirkungen!) aufzuheben (was ebenfalls für die Existenz mehrerer Typen von Opiatrezeptoren spricht) und beim Morphinisten ein akutes Abstinenzsyndrom auszulösen. Naloxon sollte wegen seiner antagonistischen Wirkungen gegenüber den Endorphinen auch beim Gesunden irgendwelche Symptome auslösen, ist jedoch in dieser Beziehung praktisch wirkungslos. Eine viel diskutierte Wirkung ist die Aufhebung der durch Akupunktur oder durch elektrische Reizung des zentralen Höhlengraus ausgelösten Analgesie (die dann als durch Endorphine bedingt zu deuten wäre). Andere viel diskutierte, aber teilweise noch umstrittene Naloxonwirkungen sind:

1. Wechselwirkungen mit verschiedenen anderen Substanzen, z. B. Aufhebung der analgetischen Wirkung verschiedener Narkotika (z. B. Distickstoff-

oxid) – was bedeuten würde, daß diese Narkotika über eine Freisetzung von Endorphinen analgetisch wirken;

2. Wirksamkeit bei verschiedenen psychotischen Zuständen – was bedeuten könnte, daß Endorphine bei bestimmten Psychosen eine Rolle spielen;

3. Vorhandensein zusätzlicher Wirkungskomponenten, so wurde z. B. eine GABA-antagonistische Wirkung vermutet[1].

Naltrexon, das N–Cyclopropylderivat von Naloxon, wirkt qualitativ wie Naloxon, jedoch stärker und länger als dieses.

Nalorphin wirkt im wesentlichen morphinartig, hat jedoch keine spasmogene Wirkung und verursacht Dysphorie, Denkstörungen und psychotomimetische Effekte (aus diesem Grund nicht als Analgetikum anwendbar); im übrigen nimmt die atemdämpfende Wirkung bei Dosissteigerung nicht zu. Bei früheren Morphinisten wirkt Nalorphin ebenfalls nicht morphinartig; Nalorphin antagonisiert die Morphinwirkung und löst – wie Naloxon – beim Morphinisten ein akutes Abstinenzsyndrom aus. Eine durch Barbiturate und ähnliche Substanzen ausgelöste Atemdämpfung bleibt durch Naloxon unbeeinflußt, wird jedoch durch Nalorphin verstärkt. Chronische Nalorphinzufuhr führt zu Abhängigkeit, jedoch werden – wesentlicher Unterschied gegenüber Morphin und anderen Agonisten! – die Abstinenzerscheinungen nicht als unangenehm empfunden und erzwingen daher auch keine Fortsetzung der Zufuhr.

Mehrere Opiate – z. B. Pentazocin, Cyclazocin, Nalbuphin und Butorphanol – stehen chemisch und wirkungsmäßig dem Nalorphin nahe, unterscheiden sich aber trotzdem untereinander wesentlich in ihren Wirkungsspektren. Von diesen Substanzen hat *Pentazocin* derzeit die größte praktische Bedeutung. Es hat sowohl morphinartige, als auch morphinantagonistische bzw. nalorphinartige Wirkungen (insbesondere bei Dosiserhöhung).

Morphin- bzw. nalorphinartige Wirkungen:

Pentazocin wirkt analgetisch, aber ca. 3 bis 4mal schwächer als Morphin; andere morphinartige Wirkungen – z. B. die sedierende und spasmogene Wirkung – sind zum Teil noch schwächer ausgeprägt als bei Morphin. Bei Dosiserhöhung auf ca. 100 mg wirkt Pentazocin psychotomimetisch (ebenso wie Nalorphin). Die Pentazocinwirkungen sind durch Naloxon, nicht aber durch Nalorphin aufhebbar.

Pentazocin hat ein gewisses Abhängigkeitspotential (etwa vergleichbar oder geringer (?) als Codein; und offenbar nur bei parenteraler Verabreichung), das Abstinenzsyndrom ist geringer als nach chronischer Morphinzufuhr. Bei Pentazocinabhängigkeit kann ein akutes Abstinenzsyndrom durch Naloxon, nicht aber durch Nalorphin ausgelöst werden.

Morphinantagonistische Wirkungen:

Beim Morphinisten kann Pentazocin das durch Morphinentzug ausgelöste Abstinenzsyndrom nicht verhindern (nicht zuletzt aus diesem Grund ist in vielen Ländern Pentazocin nicht als „Suchtgift"[2] eingestuft). Als Morphinantagonist ist Pentazocin ca. 50mal schwächer wirksam als Nalorphin.

---

[1] Gumulka, S. W., Dinnendahl, V., Schonhofer, P. S.: The effect of naloxone on cerebellar cGAMP content. A possible GABA-antagonistic action. Arch. Pharmacol. *306*, 169–172 (1979). [2] Fußnote siehe S. 144.

Indikationen

Agonisten

Schmerz, wenn es sich um einen Schmerztyp handelt, der durch Opiate beeinflußt werden kann und wenn er voraussichtlich nicht über längere Zeit bestehen bleiben wird (wegen Gefahr der Abhängigkeitsentwicklung); verwendet werden dafür vor allem die synthetischen Opiate mit starker analgetischer Wirkungskomponente (Prototyp: Pethidin).

Zur psychischen Beruhigung (und Schmerzbekämpfung) z. B. im Endstadium maligner Erkrankungen, beim Myokardinfarkt.

Für die Prämedikation in der Anästhesiologie (s. S. 46)

Husten, s. Antitussiva.

Typische Morphindosis: 10 bis 20 mg s.c. Morphin kann auch intrathekal gegeben werden, z. B. Einstich wie bei Lumbalanästhesie; in diesem Fall Effekt vergleichbar mit Lumbalanästhesie, jedoch wesentlich längere Wirkungsdauer und spezifische Schmerzausschaltung.

Agonisten/Antagonisten (Pentazocin)

Schmerz, s. oben.

Gelegentlich werden spezielle Indikationen angegeben, z. B. spastische Schmerzen im Bereich des Magen-Darmtraktes (wegen der geringeren spasmogenen oder sogar spasmolytischen (?) Wirksamkeit); außerdem soll Pentazocin bei Schmerzarten – z. B. Kopf- oder Zahnschmerzen – wirksam sein, bei denen die typischen Agonisten unwirksam sind.

Vorsicht: Nach einer Pentazocininjektion sind Agonisten weitgehend wirkungslos!

Antagonisten (insbesondere Naloxon)

Zur Behandlung einer Vergiftung mit einem Opiat oder zur Beendigung einer akuten Opiatwirkung.

Zur Diagnose einer Opiatabhängigkeit: Auftreten von akuten Abstinenzerscheinungen wenige Minuten nach der Injektion kleiner Naloxondosen.

Bei bestimmten Psychosen – derzeit noch umstritten.

Präparate

Opium (wegen des Gehaltes an spasmolytisch wirksamen Papaverin unter Umständen zweckmäßiger als eine Reinsubstanz), offizinell als Opium titratum (10% Morphin), Extractum Opii (20% Morphin) und Tinctura Opii (1% Morphin); ferner: Pantopon-„Roche"®-Amp., -Tabl. und -Tropflösung.

---

[2] Die Sonderstellung von Pentazocin geht auch aus der österreichischen Gesetzgebung hervor: In der Suchtgiftverordnung 1979 ist Pentazocin im Unterschied zu den anderen Opiaten im Anhang IV, gemeinsam mit Amphetamin, Methamphetamin und verwandten Substanzen, angeführt (da Pentazocin in der „Einzigen Suchtgiftkonvention 1961" nicht genannt wird). Bezüglich seiner Wirkung auf die drei Rezeptortypen (vgl. S. 134) wurde Pentazocin als schwacher kompetitiver Antagonist am μ-Rezeptor, starker Agonist am κ-Rezeptor und Agonist am σ-Rezeptor charakterisiert, Nalorphin hingegen als kompetitiver Antagonist am μ-Rezeptor und partieller Agonist am κ-Rezeptor (Martin, W. R.: History and development of mixed opioid agonists, partial agonists and antagonists. Brit. J. Clin. Pharmacol. 7, Suppl. 3, 274–279 (1979).

Morphin: Morphinum hydrochloricum-Amp. (10 und 20 mg), auch in Kombination mit Atropin.

Pentazocin: Fortral®-Amp. 30 mg, -Suppositorien 50 mg, -Tabl. 50 mg.

Pethidin: Dolantin®-Amp. (0,1), -Zäpfchen (0,1); Alodan®-Amp. (0,1), auch in Kombination mit Atropin.

Methadon: Heptadon®-Amp. (5 und 10 mg), -Tabl. (2,5 mg).

Dextropropoxyphen: Depronal Retard®-Kapseln (0,15).

Nalorphin: Lethidrone®-Amp. (10 mg).

Naloxon: Narcan®-Amp. (0,4 mg).

Codein und andere vorwiegend antitussiv wirksame Opiate s. Antitussiva.

Literatur

Adler, W. M.: Opioid peptides. Life Sci. *26*, 497–510 (1980).

Martin, W. R.: Analgesic and antipyretic drugs: strong analgesics. In: Physiological Pharmacology (Root, W. S., Hofmann, F. G., eds.), Vol. 1, pp. 275–312. London: Academic Press.

Martin, W. R.: History and development of mixed opioid agonists, partial agonists and antagonists. J. Clin. Pharmacol. 7, Suppl. 3, 273–279 (1979).

Terenius, L.: Endogeneous peptides and analgesia. Ann. Rev. Pharmacol. *18*, 189–204 (1978).

Verebey, K., Volavka, J., Clouet, D.: Endorphins in psychiatry. Arch. Gen. Psychiat. *35*, 877 888 (1978).

2.9.3 Anhang

2.9.3.1 Andere Analgetika

Üblicherweise werden die Analgetika in zwei große Gruppen eingeteilt: Opiate und Analgetika-Antipyretika (mit den wichtigsten Untergruppen der Salicylsäure-, p-Aminophenol- und Pyrazolonderivate). Die Analgetika-Antipyretika werden hier nicht näher besprochen, da ihre analgetische Wirksamkeit theoretisch durch einen rein peripheren Angriffspunkt (Hemmung der Prostaglandinsynthese u.a.) erklärt werden kann; zusätzlich wird allerdings häufig ein zentraler Angriffspunkt angenommen, insbesondere bei den Präparaten vom Typ des Phenacetin, denen keine antiphlogistische Wirkung zukommt. Im übrigen sind die Analgetika-Antipyretika bei anderen Schmerzsyndromen (insbesondere beim Entzündungsschmerz) indiziert als die Opiate.

Eine wirksame Schmerzbekämpfung ist auch möglich, wenn nur die Ursache des Schmerzes behandelt wird. In diesem Sinn wirken Antiphlogistika beim Entzündungsschmerz, 5-HT-Antagonisten beim Migräneschmerz, Spasmolytika beim spastischen Schmerz und zentrale Muskelrelaxantien bei mit Muskelspannung einhergehenden Schmerzsyndromen, ohne daß man deswegen diese Arzneimittelgruppen als Analgetika bezeichnen könnte.

Darüber hinaus gibt es jedoch eine Reihe von Substanzen, denen offenbar eine „echte" analgetische Wirkung zukommt. So verfügen beispielsweise einige Narkotika über eine ausgeprägte analgetische Wirkungskomponente (insbesondere Diäthyläther, Distickstoffoxid und Ketamin), und auch Äthanol wirkt relativ stark analgetisch.

In den letzten Jahren hat die Schmerzbehandlung mit *Psychopharmaka* (und einigen anderen psychotropen Substanzen) zunehmend Bedeutung erlangt, nämlich:

Neuroleptika, insbesondere Levomepromazin, Perphenazin, Haloperidol; *trizyklische Antidepressiva* (Thymoleptika), insbesondere Imipramin, Clomipramin, Amitriptylin, Doxepin;

Antikonvulsiva, insbesondere Phenytoin, Carbamazepin, Clonazepam;

Sympathomimetika, insbesondere Amphetamin;

ferner: Cannabis bzw. dessen Inhaltsstoffe (Tetrahydrocannabinole), sedative H_1-Antihistaminika u.a.

Diese Substanzen werden zur Behandlung chronischer Schmerzzustände (etwa schmerzhafte Neuropathien, Neuralgien, Schmerzzustände im Terminalstadium maligner Erkrankungen) verwendet. Einige von ihnen (z. B. Neuroleptika) verstärken außerdem die analgetische Wirkung der Opiate. Beliebt sind Kombinationen, und zwar insbesondere:

Neuroleptikum + Thymoleptikum, z. B. Levomepromazin oder Haloperidol + Imipramin oder Clomipramin, Perphenazin + Amitriptylin oder Doxepin;

Antikonvulsivum + Thymoleptikum, z. B. Carbamazepin oder Phenytoin + Amitriptylin oder Clomipramin.

Hauptvorteil derartiger Behandlungen im Vergleich zu Opiaten ist das Fehlen eines Abhängigkeitspotentials auch bei langdauernder Medikation. Der Wirkungsmechanismus ist weitgehend ungeklärt, es existieren jedoch mehrere Hypothesen, z. B.:

1. Einfach zu erklären ist die Wirkung der Psychopharmaka bei psychogenen Schmerzen, z. B. die Anwendung von Antidepressiva bei Schmerzen, die Ausdruck einer larvierten Depression sind.

2. Schmerz → Angst → Depression → Schmerz ist ein circulus vitiosus, der durch Psychopharmaka unterbrochen wird. Jedoch: Tranquilizer, obwohl anxiolytisch wirksam, wirken nicht analgetisch (angeblich einzige Ausnahme: Clonazepam, das stark antikonvulsiv wirkt), sondern, ebenso wie die Barbiturate, antianalgetisch.

3. Die Schmerzperzeption wird durch den psychischen Zustand des Patienten moduliert: depressive Verstimmung verstärkt den Schmerz, Erregung (oder Manie) verringert ihn, und Angst kann nicht nur Schmerz verstärken, sondern auch produzieren. Psychopharmaka könnten daher über eine Änderung des psychischen Zustandes analgetisch wirken.

4. Ein peripherer Angriffspunkt (etwa Hemmung der Synthese einer hypothetischen Schmerzsubstanz) wurde ebenfalls diskutiert.

5. Interferenz mit Neurotransmittern im ZNS (am häufigsten diskutiert 5-HT, das bekanntlich beim Schmerz-Syndrom, bei Depressionen und bei der Wirkung von Opiaten, Neuroleptika und Antidepressiva eine wichtige Rolle spielt).

Literatur

Budd, K.: Psychotropic drugs in the treatment of chronic pain. Anaesthesia *33*, 531–534 (1978).

Halpern, L. M.: Psychotropics, ataractics, and related drugs. In: Advances in Pain Research and Therapy (Bonica, J. J., Ventafridda, V., eds.), Vol. 2, pp. 275–283 (1979).

Kocher, R.: Use of psychotropic drugs for the treatment of chronic severe pain. Ibid., Vol. 1, pp. 579–582 (1976).

2.9.3.2 Antitussiva

Synonyma: Hustenmittel bzw. hustenstillende Mittel. Gelegentlich werden unter der Bezeichnung „Hustenmittel" Expektorantien und hustenstillende Mittel zusammengefaßt.

Arzneimittelgruppe, durch die die Intensität und/oder Frequenz der Hustenstöße herabgesetzt wird, wobei der Angriffspunkt im allgemeinen im ZNS (Hustenzentrum?) liegt.

Chemie und Einteilung

Formelübersicht Antitussiva

Formeln von Codein und verwandten Verbindungen (Dihydrocodein, Hydrocodon, Oxycodon und Detroxmethorphan) sowie Nor-Methandon siehe Formelübersicht Opiate.

Antitussiva, die dem Methadon mehr oder weniger nahestehen (außer Nor-Methandon)

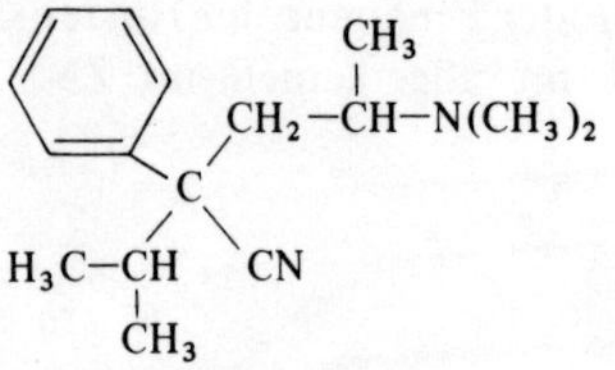

Isoaminil

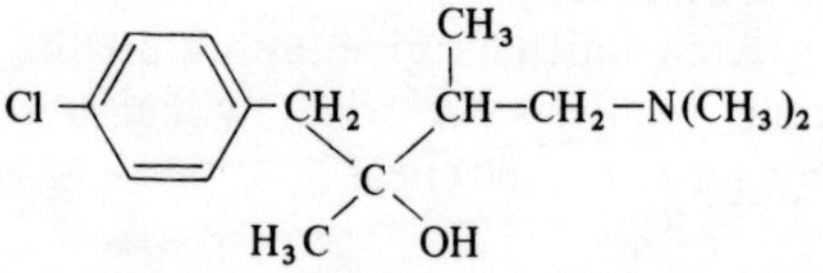

Clobutinol

Langkettige basische Ester

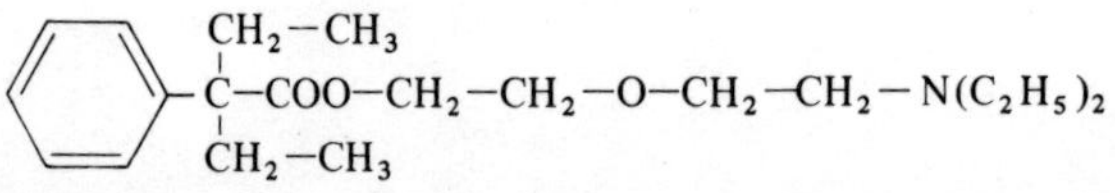

Oxeladin

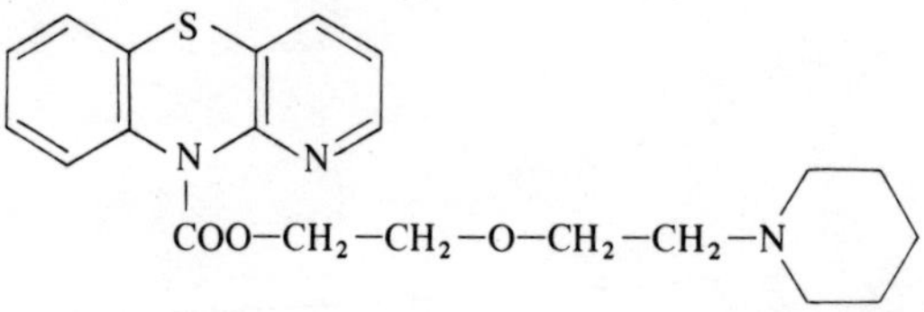

Pipazetat

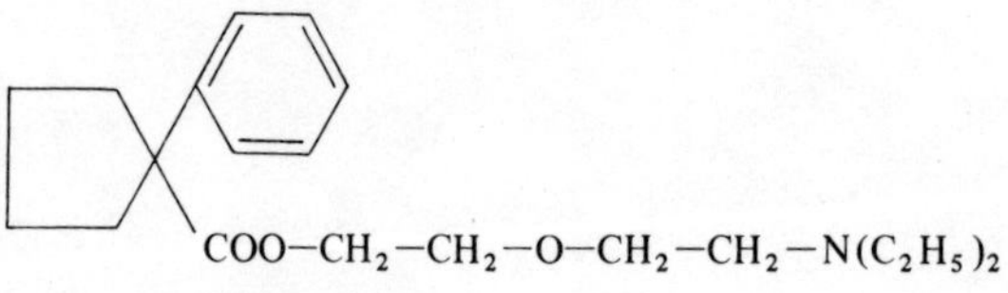

Pentoxyverin

Andere Antitussiva

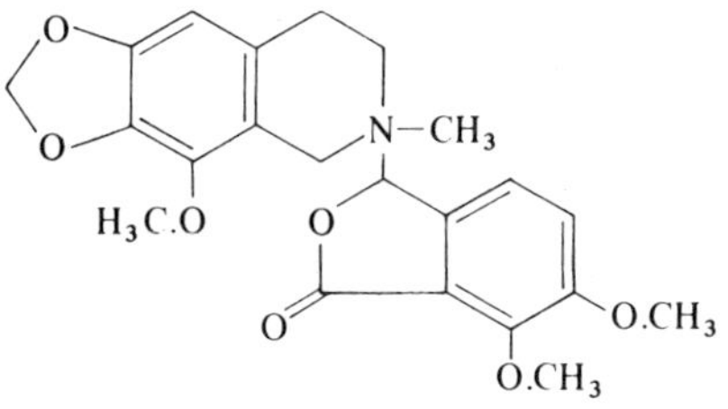

Noscapin

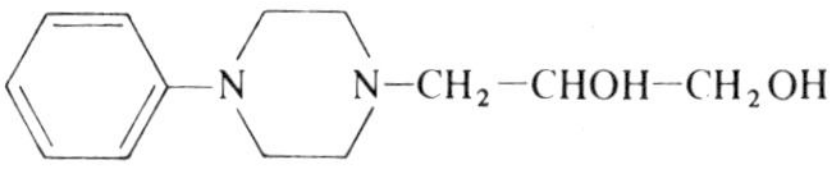

Dropropizin

1   Opiate
1.1 Codein und verwandte Verbindungen, z. B. Dihydrocodein, Hydrocodon, Oxycodon, Dextromethorphan
1.2 Antitussiva, die dem Methadon mehr oder weniger nahestehen, z. B. Nor-Methadon; Isoaminil, Clobutinol
2   Langkettige basische Ester, z. B. Oxeladin, Pentoxyverin, Pipazetat
3   Noscapin (könnte ebenfalls als Opiat bezeichnet werden, ist jedoch ein Alkaloid der Benzylisochinolingruppe des Opiums)
4   Andere, z. B. Dropropizin.

Darüber hinaus wird einer Reihe von anderen Substanzen bzw. Substanzgruppen eine antitussive Wirkung zugeschrieben; erwähnt seien β-Sympathomimetika (antitussive Wirkung als Folge der Bronchodilatation) und Antihistaminika. Hypnotika wirken nicht prinzipiell antitussiv, Methaqualon hat jedoch eine antitussive Wirkungskomponente.

Eine Ausschaltung peripherer Rezeptoren, z. B. durch Endoanaesthesie wirkt sich ebenfalls im Sinn einer Hustenstillung aus; bei pharyngitischem Reizhusten kann eine lokale Beeinflussung der Pharynxschleimhaut, entweder durch Lokalanaesthetika (z. B. Ethoform) oder durch Mucilaginosa[1] zweckmäßig sein. Prototyp der zentral wirksamen Antitussiva ist Codein.

---

[1] Mucilaginosa sind Pflanzen mit schleimliefernden Substanzen, die Schleimhäute vor mechanischen Reizen zu schützen imstande sind; sie sind daher auch bei Entzündungen des Magen-Darmtraktes indiziert. Typische Schleimdrogen sind: Radix Althaeae von Althaea officinalis (Eibisch), Folium Tussilaginis von Tussilago farfara (Huflattich), Flos Verbasci von Verbascum thapsiforma und phlomoides (Königskerze) u.a.m.

Wirkungsspektrum von Codein

Codein wirkt im Prinzip wie Morphin, jedoch bestehen folgende Unterschiede:

Bei gleich guter antitussiver Wirkung wirkt Codein erheblich schwächer sedierend, analgetisch und euphorisierend als Morphin; trotzdem ist es seiner analgetischen Wirkung wegen häufig Bestandteil von analgetisch wirksamen Mischpulvern. Im übrigen wirkt Codein, insbesondere in höherer Dosierung, jedenfalls aber in toxischen Dosen, zentral erregend; bei Kindern kann es im Rahmen einer Vergiftung (relativ häufig — codeinhältige, süß schmeckende Hustensirupe!) zu Krämpfen kommen. Abhängigkeit von Codein ist extrem selten, selbst bei früheren Morphinisten.

Etwa 10% des zugeführten Codeins werden in der Leber zu Morphin demethyliert, was aber für die Codeinwirkung praktisch bedeutungslos sein dürfte. Codein hat zum Opiatrezeptor eine viel geringere Affinität als Morphin.

Codein wird aus dem Magen-Darmtrakt gut resorbiert.

Unterschiede zwischen den einzelnen Präparaten

Innerhalb der Gruppe der Opiate ist vor allem die Frage wichtig, ob und inwieweit die einzelnen Präparate erfahrungsgemäß zu einer Abhängigkeit führen. *Dihydrocodein* verhält sich in dieser Beziehung wie Codein. *Hydrocodon* und *Oxycodon* sind stärker antitussiv und analgetisch wirksam als Codein, besitzen aber auch ein eindeutiges Abhängigkeitspotential. *Dextromethorphan* hat eine mit Codein vergleichbare antitussive Wirkung und gilt, im Unterschied zum linksdrehenden Isomer, nicht als Suchtgift. *Nor-Methadon* ist stärker antitussiv, aber schwächer analgetisch wirksam als Methadon; beide Präparate gelten als Suchtmittel, haben aber ein geringeres Abhängigkeitspotential als beispielsweise Morphin. *Isoaminil* und *Clobutinol* zeigen nur eine entfernte Verwandtschaft mit Methadon und entfalten auch, abgesehen von der antitussiven Wirkung, keine methadonähnlichen Wirkungen; sie sind keine Suchtgifte. Das gleiche gilt für alle anderen oben angeführten Antitussiva, obschon auch die antitussive Wirksamkeit verschiedener dieser Präparate umstritten ist.

Über den Wirkungsmechanismus der erwähnten Präparate ist wenig bekannt. Die antitussive Wirkung der Opiate dürfte auf eine Dämpfung eines im Hirnstamm lokalisierten „Hustenzentrums" (das keine Beziehungen zum Atemzentrum hat) zurückzuführen sein. Andere Antitussiva mögen ebenso wirken, andere Wirkungsmechanismen — peripherer Angriffspunkt oder Unterbrechung des zum Husten führenden Reflexbogens an anderer Stelle — sind jedoch nicht auszuschließen.

Indikationen

Hauptindikation für die Antitussiva ist Reizhusten, obschon einige dieser Präparate wie z. B. Codein auch ihrer analgetischen Wirkung wegen Verwendung finden. Kontraindiziert sind Antitussiva bei Vorhandensein von Sekret im Bronchialsystem. Häufig werden Antitussiva mit Expektorantien, speziell vom Typ der Sekretolytika, kombiniert. Die Zweckmäßigkeit einer solchen Kombination ist umstritten, ein Argument dafür ist in der Tatsache begründet, daß unter der Wirkung der Antitussiva die Bronchialschleimhaut dazu tendiert, auszutrocknen.

Präparate

Codein: Codeinum hydrochloricum- und Codeinum phosphoricum-Tabl. (0,01 und 0,03) verschiedener Firmen

Dihydrocodein: Paracodin®-Tabl. (0,01) und -Sirup (2 mg/ml)

Hydrocodon: Dicodid®-Tabl. (5 und 10 mg)

Dextromethorphan: Romilar „Roche"®-Dragees (15 mg) und -Tropfen (15 mg/ml)

Nor-Methadon: Ticarda®-Tabl. und -Tropfen (7,5 mg bzw. 1%, zusammen mit Oxyphedrin)

Isoaminil: Peracon®-Hustenperlen (21,5 mg) und -Hustentropfen (50 mg/ml)

Clobutinol: Silomat®-Amp. (0,02), -Dragees (0,04) und -Tropflösung (0,06/ml)

Oxeladin: Pectussil®-Amp. (0,02) und -Hustentropfen (0,02/ml)

Pentoxyverin: Sedotussin®-Dragees (25 mg)

Pipazetat: Selvigon®-Hustentropfen (40 mg/ml)

Noscapin: Narcotussin®-Tabl. (0,03)

Literatur

Bucher, K.: Antitussive drugs. Physiol. Pharmacol. (Root, W. S., Hofmann, F. G., eds.), Vol. 2, pp. 175–200. New York and London: Academic Press. 1963.

2.10 Pharmaka und Hirnleistung

Da die Hirnleistung in erster Linie im Alter reduziert wird, werden Präparate, die die Hirnleistung steigern (sollen), häufig als Geriatrika bezeichnet (obwohl es Hinweise dafür gibt, daß durch bestimmte Substanzen auch die Hirnleistung gesunder Jugendlicher und Erwachsener gesteigert werden kann); andererseits werden zu den Geriatrika auch Hormon- und Vitaminpräparate, Tonika (was immer man darunter verstehen mag) und Mittel gegen Hyperlipidämien gezählt. Für Substanzen, die die Hirnleistung steigern (sollen), gibt es im übrigen die folgenden Synonyma (größtenteils Phantasienamen):

Psychotonika, Psychoanaleptika, Neurodynamika, psychotrope Energetika, Neurotropika u.a.

Es handelt sich um eine außerordentlich heterogene und umstrittene Arzneimittelgruppe, für die es keine einheitliche Definition gibt, und auch die genannten Bezeichnungen können nicht unbedingt als Synonyma gelten. Die Aussagen über die Wirkungen verschiedener dieser Präparate variieren in der Literatur zwischen „völlig wirkungslos" bzw. „reiner Placeboeffekt" bis zu der Behauptung einer günstigen Beeinflussung verschiedener Beschwerden.

Vorbemerkungen

Im Alter werden bei Mensch und Tier viele zentrale Funktionen eingeschränkt; so kommt es insbesondere zu einer Reduktion des Lernprozesses und des Gedächtnisses, der sexuellen Aktivität, der Nahrungsaufnahme, des Schlafbedürfnisses, der Motivation und der allgemeinen Aktivität. Im Rahmen des normalen Alterungsprozesses ist die Gehirnmasse (Feuchtgewicht) im Alter von 70 Jahren um 10 bis 15% reduziert, wobei umstritten ist, ob diese Reduktion einer Abnahme der Anzahl der Zellen oder „nur" einer Schrumpfung derselben zuzuschreiben ist. Bei etwa 10% der Menschen im Alter von 60 bis 70 Jahren tritt eine stärkere Reduktion der Gehirnmasse (bis über 30%) ein; drei Gruppen sind dabei zu unterscheiden:

1. Senile (bzw. präsenile) Demenz vom Typ der Alzheimer Krankheit mit primärer Atrophie (Degeneration oder Zellverlust) der Großhirnrinde;

2. Multiinfarkt Demenz, vaskulär bedingt, als Folge einer zerebralen Arteriosklerose;

3. Andere Formen, insbesondere extrakranielle Ursachen.

Eine erfolgreiche Pharmakotherapie ist selbstverständlich nur denkbar, wenn lediglich eine zentrale Funktionsstörung vorliegt (etwa im Sinn der Pharmakotherapie des Morbus Parkinson).

Die physiologischen und pathologischen altersbedingten Veränderungen sind ein komplexes Geschehen, das mit affektiven Störungen und intellektuellen Ausfällen einhergeht; für die experimentelle Forschung bieten sich vorrangig zwei Ansatzpunkte an:

1. Untersuchungen über altersbedingte Veränderungen zentraler Transmitterfunktionen (vor allem mögliche Veränderung der an Transmittersynthese und -abbau beteiligten Enzyme);

2. Obschon im Alter Störungen des Gedächtnisses nur einen Teilaspekt darstellen, ist die pharmakologische Beeinflußbarkeit des Gedächtnisses einer experimentellen Untersuchung am besten zugänglich und daher auch gut untersucht.

ad 1): Am wenigsten umstritten scheinen Befunde über eine Abnahme der CA-, insbesondere der DA-Funktion in verschiedenen Arealen des Gehirns alter Menschen und Tiere zu sein (vorwiegend als Folge einer Reduktion der synthetisierenden Enzyme und/oder einer reduzierten Rezeptoraktivität); daraus könnte ein Ungleichgewicht (Reduktion) des DA/ACh- bzw. des DA/GABA-Verhältnisses resultieren. Andererseits scheint aber auch der Reduktion des cholinergen Systems (ACh, AChE und Cholinacetyltransferase) in verschiedenen Arealen eine wesentliche Bedeutung zuzukommen; so ist z. B. eine Abnahme der Cholinacetyltransferase um 40 bis 60% bei Zunahme des Alters von 20 auf 50 Jahre festgestellt worden.

ad 2): Gedächtnis: Informationen werden aufgenommen, gespeichert (theoretisch bis zum Tod), und können daher (theoretisch jederzeit) wieder abberufen (erinnert) werden. Die „Speicherung" erfolgt zunächst im Kurzzeitgedächtnis (KZG) (für die Dauer von Sekunden bis Minuten, vielleicht auch Tage) und, daran anschließend, im Langzeitgedächtnis (LZG) (Gedächtnisinhalte werden „konsolidiert"); verschiedentlich wird vor dem KZG noch eine kurze initiale Phase und/oder zwischen dem KZG und dem LZG eine weitere Phase angenommen. Der Mechanismus der initialen Phase(n) dürfte in der

primären neuronalen Tätigkeit und deren unmittelbaren Folgen (vielleicht z. B. posttetanische Potenzierung), der Mechansimus des LZG hingegen in einer verstärkten (und veränderten?) Proteinsynthese (als Folge eines erhöhten RNA-Umsatzes) liegen. Umstritten ist jedoch, ob im Rahmen des LZG
− „Gedächtnisinhalte als Aminosäuresequenzen kodiert" sind oder
− durch morphologische Veränderungen die Erregungsübertragung an bestimmten Synapsen effizienter wird (oder sogar neue Synapsen gebildet werden).

Tatsache ist jedenfalls, daß die einzelnen Phasen des Gedächtnisses pharmakologisch differenziert beeinflußt werden können.

Dafür einige typische Beispiele:
− Die kurze initiale Phase und/oder das KZG können durch verschiedene Manipulationen (Elektroschock, Krämpfe nach Zufuhr von Krampfgiften, Narkose u.a.) sehr leicht zerstört werden, die spätere(n) Phase(n) hingegen nicht;
− Scopolamin hemmt die Konsolidierung, d. h. die Übertragung von Gedächtnisinhalten vom KZG in das LZG (dieser Effekt ist durch Physostigmin aufhebbar); Benzodiazepinderivate dürften eine ähnliche Wirkung haben;
− Substanzen, die in irgendeiner Weise in synaptische Übertragungsmechanismen eingreifen, wirken offenbar vorwiegend auf das KZG, aber auch auf das LZG, während Substanzen, die in die Proteinsynthese eingreifen (wie Puromycin, Cycloheximid, Acetoxycycloheximid und Anisomycin), praktisch nur das LZG (im Sinn einer retrograden Amnesie) beeinflussen.

Die Wirkung jeder Substanz auf das Gedächtnis hängt in entscheidender Weise nicht nur von der Dosis, sondern auch vom Zeitpunkt der Verabreichung ab!

Ob es eine Einheitshypothese der Amnesie gibt (oder geben kann), ist umstritten. Häufig dafür verantwortlich gemacht werden zentrales Krampfgeschehen und/oder Hemmung der Proteinsynthese.

Die anatomische Lokalisation des Gedächtnisses ist nach wie vor nicht eindeutig geklärt. Seit langer Zeit wird in diesem Zusammenhang vor allem dem Diencephalon (wichtig für die Deutung des Amnesie-Syndroms bei der Korsakow-Psychose, vgl. S. 169) und dem Hippokampus eine besondere Bedeutung beigemessen, doch mögen andere limbische Strukturen (wie z. B. Fornix, Corpora mammilaria und Nucleus amygdalae) daran ebenfalls beteiligt sein.

Experimentell werden Wirkungen auf das Gedächtnis im allgemeinen durch Bestimmung des Einflusses der zu untersuchenden Substanzen auf Lernprozesse ermittelt, wobei in erster Linie die Methoden der klassischen und operanten Konditionierung[1] angewendet werden (obwohl es bei Tieren auch andere Formen von Lernprozessen gibt[2]). Im Idealfall wird unter dem Einfluß einer wirksamen Substanz eine bedingte Reaktion schneller erlernt sowie mit weniger Fehlern und über eine längere Zeit richtig ausgeführt.

---

[1] Verschiedene Formen von bedingten Reaktionen. Klassische Konditionierung: Konditionierter Reiz (z. B. akustisches Signal), oft genug vor dem unkonditionierten Reiz (z. B. Nahrung) angeboten, löst schließlich allein Reaktion (z. B. Salivation) aus. Operante Konditionierung: das Versuchstier lernt, durch eine bestimmte Handlung eine durch ein Signal (konditionierter Reiz) angekündigte Belohnung oder Bestrafung (unkonditionierter Reiz) zu erreichen bzw. zu vermeiden.

[2] Wichtigste Lernweisen: Lernen durch (1) Übung, (2) Ausbildung bedingter Reflexe, (3) Versuch und Irrtum, und − nur bei höheren Tieren − (4) Nachahmung.

Chemie und Einteilung

Formelübersicht Geriatrika

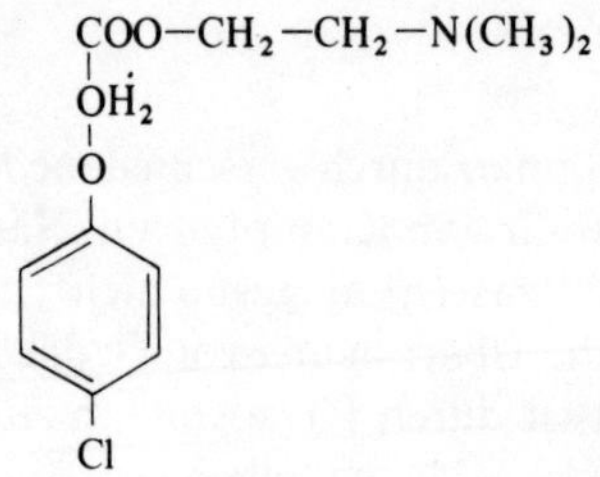

COO—CH₂—CH₂—N(CH₃)₂

Meclofenoxat

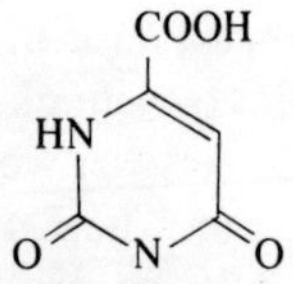

Orotsäure

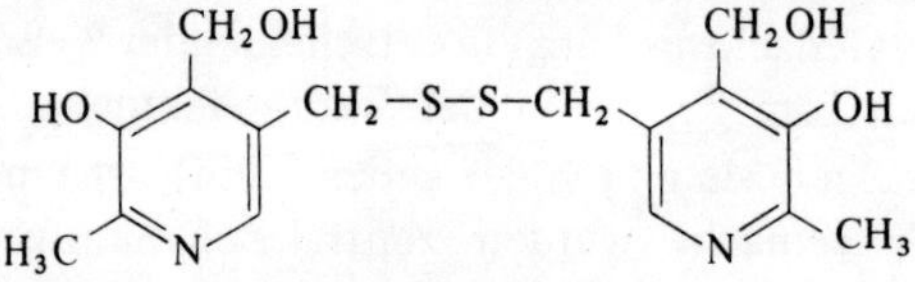

Pyritinol

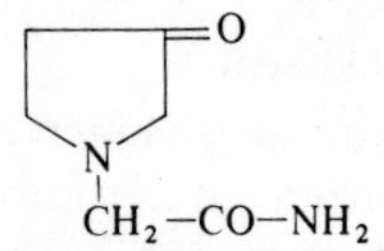

Piracetam

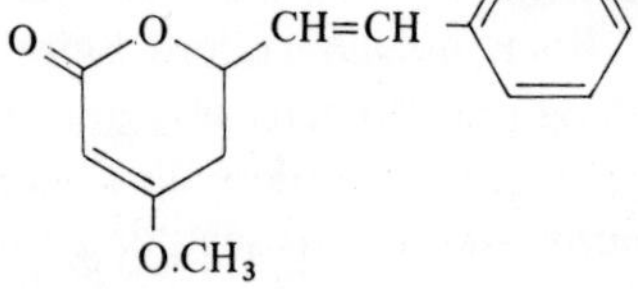

Kavain

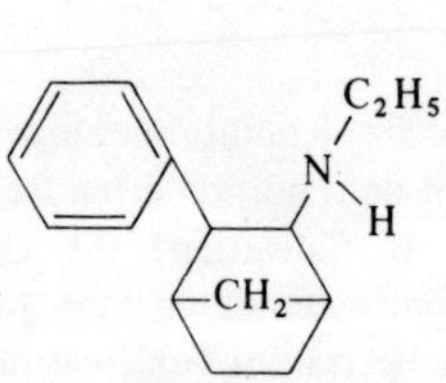

Fencamfamin

Nachfolgend der Versuch einer Einteilung:

1   Substanzen mit primärer Wirkung auf die zerebrale Blutversorgung[1]
1.1 Vasodilatatoren, z. B. Naftidrofuryl, Xanthinolnicotinat
1.2 Antikoagulantien
2   Substanzen mit primärer Wirkung auf die Nervenzellen
2.1 Substanzen, die mit der synaptischen Erregungsübertragung interferieren,
     z. B. L-DOPA und dopaminerge Substanzen (z. B. hydrierte Mutterkorn-
     alkaloide, Lergotril, Amphetamin); MAO-Inhibitoren; Physostigmin
2.2 Psychostimulantien und zentrale Analeptika sowie Pemolin, Dimethyl-
     aminoäthanol, Fencamfamin, Meclofenoxat
2.3 Substanzen, die in die Proteinsynthese eingreifen, z. B. Orotsäure
2.4 Andere: Pyritinol, Piracetam, Kavain, Procain.

Die angeführten Untergruppen überschneiden sich teilweise, so ist z. B.
Amphetamin nicht nur eine dopaminerge Substanz, sondern auch ein Psycho-
stimulans.

In ihrer chemischen Struktur sind die genannten Substanzen sehr heterogen.
Fencamfamin und Pemolin können den bizyklischen Psychostimulantien zugeordnet werden (Pemolinformel s. Formelübersicht Psychostimulantien); Dime-
thylaminoäthanol ähnelt dem Alkoholanteil von Procain (Diäthylaminoäthanol);
Pyritinol besteht aus zwei durch eine Disulfidbrücke verbundenen Pyridoxin-
molekülen; Orotsäure ist ein Pyrimidinderivat und die wichtigste Muttersubstanz
der Pyrimidinnucleotide; Piracetam kann als aus GABA und Glycinamid aufge-
baut aufgefaßt werden; Kavain ist ein Naturprodukt, und zwar ein Lakton (ein
sogenanntes „Kava-Pyron") aus Kava-Kava (d.i. die getrocknete Wurzel aus Piper
methysticum; Heimat: Polynesien; von den Eingeborenen als Getränk
verwendet).

Ein Prototyp dieser Arzneimittelgruppe läßt sich zumindest derzeit noch
nicht definieren.

Da eine zerebrale Leistungsminderung durch Durchblutungsstörungen
und/oder durch ein Versagen der Funktion der Nervenzellen zustandekommen
kann, erscheint es logisch, in derartigen Fällen Substanzen aus den oben angeführten Gruppen zu verabreichen. Tatsächlich gibt jedoch in vielen Fällen von
zerebralen Durchblutungsstörungen eine internistische Therapie, etwa mit
herzwirksamen Glykosiden, die besten Erfolge. Die Behandlung mit den oben
angeführten Substanzen wird hingegen oft sehr kritisch beurteilt, z. B.: „Falls
sich durch solche internistische Maßnahmen die psychische Symptomatik nicht
bessert, kann aufgrund individueller Erfahrung ein Versuch mit einem handels-
üblichen zentraldurchblutungsfördernden und/oder hirnstoffwechselsteigernden
Pharmakon gemacht werden. Der behandelnde Arzt muß sich aber bewußt sein,
daß eine möglicherweise eintretende Besserung dann auf einen Placebo-Effekt
oder einer sehr häufig vorkommenden spontanen Besserung beruhen kann."[2]

---

[1] Verschiedene Substanzen können eine Schutzwirkung gegen eine (akute) zerebrale Hypoxie
     oder Anoxie entfalten, so z. B. Barbiturate, Opiate, Neuroleptika, Etomidat u.a.

[2] Benkert, O., Hippius, H.: Psychiatrische Pharmakotherapie, p. 225. Berlin-Heidelberg-
     New York: Springer. 1974.

Hinweise auf Wirkungen und mögliche Wirkungsmechanismen
der oben sub 2 genannten Substanzen

Die Literatur über diese Arzneimittelgruppe ist unübersichtlich und widersprüchlich. An experimentellen Befunden werden am häufigsten beschrieben:
– Förderung der Sauerstoff- und Glukoseutilisation durch das ZNS[1]
– erhöhte Resistenz gegenüber Hypoxie und Oligämie
– Anzeichen einer gesteigerten Proteinsynthese
– verbesserte Leistungen bei Lernprozessen, verbesserte Gedächtnisleistung.

Selbstverständlich wurden für die einzelnen Präparate auch jeweils substanzspezifische Wirkungen angegeben, so z. B. für Kavain antikonvulsive und zentral muskelrelaxierende Wirkungen. Über die Wirkungen der dopaminergen Substanzen, der MAO-Inhibitoren, der Psychostimulantien und der zentralen Analeptika s. die betreffenden Kapitel.

Klinisch wurden bei einigen der erwähnten Präparate sogar verbesserte Hirnleistungen bei gesunden Versuchspersonen beobachtet, z. B. eine verbesserte Funktion des LZG nach Physostigminverabreichung[2] (allerdings ist die Physostigmindosis sehr kritisch).

Abgesehen davon, daß eine therapeutische Wirkung der in diesem Kapitel behandelten Präparate vielfach angezweifelt wird (s. oben), sind für diese Substanzen unzählige mögliche Wirkungsmechanismen beschrieben worden. Nachfolgend einige typische Beispiele:
– Dopaminerge und cholinerge Substanzen könnten dadurch wirken, daß sie eine alterungsbedingte biochemische Funktionsstörung im ZNS korrigieren.
– Lezithin ist ein beliebtes, aber selbstverständlich ebenfalls umstrittenes Geriatrikum. Bei der Behandlung der Alzheimer Krankheit zeigte Lezithin + Physostigmin eine bessere Wirkung als Physostigmin allein[3]. Lezithin ist ein Glycerinphosphatid, bei dem der Phosphorsäureanteil mit Cholin verestert ist; Cholin wird für die Biosynthese von ACh benötigt.
– Als reiner Placeboeffekt wird im allgemeinen die Wirkung von Procain als Geriatrikum gedeutet; es wurde jedoch auch argumentiert, daß Procain bzw. seine Spaltprodukte eine, wenn auch nur schwach ausgeprägte MAO-Hemmwirkung entfalten.
– Das LZG geht mit einer vermehrten Proteinsynthese einher; Orotsäure könnte als RNA-Vorstufe in dieser Richtung wirken. Experimentell läßt sich die Orotsäurewirkung auf bedingte Reflexe durch das chemisch ähnliche, aber antagonistisch wirkende 4-Azauracil aufheben.
– Zentrale Stimulantien könnten in die für die Ausbildung des KZG notwendigen synaptischen Vorgänge eingreifen. Zentrale Stimulantien (und Physo-

---

[1] Das menschliche Gehirn benötigt pro Minute ca. 45 ml Sauerstoff und ca. 80 mg Glukose; es ist gegen Sauerstoffmangel extrem empfindlich und verwendet Glukose als Hauptenergiequelle.

[2] Davis, K. L., Mohs, R. C., Tinklenberg, J. R., Pfefferbaum, A., Hollister, L. E., Kopell, B. S.: Physostigmine: Improvement of long-term memory processes in normal humans. Science *201*, 272–274 (1978).

[3] Peters, B. H., Levin, H. S.: Effects of physostigmine and lecithin on memory in Alzheimer disease. Ann. Neurol. *6*, 219–221 (1978).

stigmin!) lösen aber auch eine EEG-Weckreaktion aus, die für die Aufnahme neuer Informationen, für das Erlernen, wichtig zu sein scheint.
- Obwohl Puromycin, Anisomycin und Cyclohexmid die zerebrale Protein-synthese hemmen und vielleicht deswegen eine Amnesie bewirken, kann diese Wirkung durch Amphetamin, Coffein, MAO-Inhibitoren u.a. antagonisiert werden. Mögliche Erklärung: die Inhibitoren der Proteinsynthese hemmen auch die CA-Synthese und könnten aus diesem Grund amnestisch wirken (auch Reserpin bewirkt in bestimmten Versuchsanordnungen Amnesie).

Indikationen

Als Indikation wird im allgemeinen eine zerebrale Leistungsminderung (orga-nisches Psychosyndrom) verschiedener Genese (vaskulär oder nicht-vaskulär) angegeben.

Präparate

Naftidrofuryl(oxalat): Dusodril®-Amp. (40 mg), -Dragees (50 mg)
Meclofenoxat: Lucidril®-Amp. (0,25), -Tabl. (0,1)
Pyritinol: Encephabol®-Dragees (0,1), -Saft (80,5 mg/5 ml)
Piracetam: Nootropil®-Amp. (1,0), -Kapseln (0,4)
Hydrierte Mutterkornalkaloide: Hydergin®-Tabl. 1 (und 2) mg; Hyergin®-Tropf-lösung.

Literatur

Davis, K. L., Yamamura, H. I.: Cholinergic underactivity in human memory disorders. Life Sci. *23*, 1729–1734 (1978).

Gaitz, C. M., Varner, R. V.: Pharmacotherapy of age-associated brain syndromes. Interdiscipl. Topics Geront. *15*, 169–178 (1979).

Gibbs, M. E., Ng, K. T.: Psychobiology of memory: towards a model of memory formation. Biobehavioral Rev. *1*, 113–136 (1977).

Matthies, H.: The intracellular regulation of the interneuronal connectivity – the molecular foundation of learning processes. Ergeb. exp. Med., Bd. 10, pp. 25–55. Berlin: VEB Verlag Volk und Gesundheit. 1972.

Pradhan, S. N.: Central neurotransmitters and aging. Life Sci. *26*, 1643–1656 (1980).

3 Arzneimittelabhängigkeit

Synonyma: Drogenabhängigkeit[1], Sucht, Gewöhnung, engl.: drug dependence.

Zur Terminologie

Die Begriffe „Sucht" (engl.: addiction) und „Gewöhnung" (engl.: habituation) sollten nach Möglichkeit nicht mehr verwendet werden, da sie nicht eindeutig definiert sind. „Gewöhnung" ist jedoch auch ein Synonym für Gewohnheitsbildung bzw. Toleranz (s. unten).

Eine Substanz kann mißbräuchlich angewendet werden: Arzneimittel- oder Drogenmißbrauch (engl.: misuse bzw. abuse); mißbräuchliche Anwendung kann zu Abhängigkeit führen bzw. wird im Rahmen einer Abhängigkeit eine Substanz mißbräuchlich verwendet.

Viel Verwirrung ist dadurch entstanden, daß die WHO im Laufe der Zeit verschiedene Begriffe zu definieren versucht hat, deren Übersetzung ins Deutsche nicht immer eindeutig war.

3.1 Allgemeiner Teil

Wesen der Arzneimittelabhängigkeit

Eine mißbräuchliche Anwendung kommt auch bei nicht zentral wirksamen Substanzen (z. B. Laxantien) vor, „echte" Abhängigkeit setzt jedoch im allgemeinen eine zentrale Wirkung voraus. Es hat sich als unmöglich erwiesen, für alle Substanzen, die erfahrungsgemäß eine Abhängigkeit auslösen können, also — anders ausgedrückt — ein mehr oder weniger großes „Abhängigkeitspotential" aufweisen, eine einheitliche Definition zu geben. Man unterscheidet daher zweckmäßig sechs Substanzgruppen, die häufig[2] zu Abhängigkeit führen, nämlich

---

[1] Über die Bezeichnung „Droge" s. Fußnote S. 103.

[2] Die weltweite Zunahme des „Suchtgiftproblems" — insbesondere seit etwa 1965 — geht aus allen einschlägigen Statistiken hervor. So betrug z. B. in Österreich die Anzahl der Verstöße gegen das Suchtgiftgesetz in den Jahren 1966, 1969, 1975 und 1977: 62, 363, 686 und 814; davon waren 1966 „nur" 3% Minderjährige, 1969 aber bereits 53%. (Harringer, W.: Die Verschreibung von Suchtgiften aus juridischer Sicht. Öst. Ärzteztg. *34*, 1283–1294 (1979).) Andererseits hat es das „Suchtgiftproblem" auch schon früher gegeben: zwischen 1925 und 1929 wurden weltweit immerhin mindestens (!) 100 Tonnen Opiate für den illegalen Handel produziert (U.N. Information Letter, Division of Narcotic Drugs, 2/3, p. 2, 1979).

Opiate
zentral dämpfend wirkende Substanzen wie Hypnotika, Tranquilizer und
    Alkohol (engl.: general depressants)
Cocain
Amphetamin und verwandte Substanzen
Cannabis und
Halluzinogene.

Dabei muß allerdings berücksichtigt werden, daß es verschiedene weitere
(zentral wirksame!) Substanzen gibt, die, wenn auch relativ selten, ebenfalls
zu Mißbrauch und/oder Abhängigkeit führen können, wie z. B. organische
Lösungsmittel, Antipyretika-Analgetika u.a.

Alle Substanzen der oben erwähnten Gruppen bewirken bei chronischer
Zufuhr eine *psychische Abhängkeit*; sie können, müssen aber nicht notwendiger-
weise, darüber hinaus auch zu *Toleranz* und *physischer Abhängigkeit* führen.
Zusätzlich ist von Interesse, ob eine Substanz bzw. Substanzgruppe bei chroni-
scher Zufuhr auch zu *Organschädigungen* (insbesondere zu einem *organischen
Psychosyndrom*) führen und ob sie *Psychosen* auslösen kann.

Toleranz und physische Abhängigkeit

Synonyma

Für Toleranz: Toleranzsteigerung oder -entwicklung, Gewöhnung;
Für physische Abhängigkeit: körperliche Abhängigkeit, engl.: physical depend-
    ence.

Unter Toleranz versteht man die Wirkungsabnahme bei wiederholter Zufuhr
bzw. die Notwendigkeit zur Dosissteigerung zwecks Aufrechterhaltung einer
gleichbleibenden Wirkung; andererseits beweist das Auftreten von Abstinenzerscheinungen (Abstinenz- oder Entzugssyndrom) nach dem Absetzen einer
chronischen Zufuhr, daß eine physische Abhängigkeit vorgelegen hat. Eine
Toleranz kommt nicht nur bei zentral wirksamen Substanzen vor (vgl. z. B. die
Abnahme der diuretischen Wirkung vom Ammoniumchlorid als Folge der sich
entwickelnden Azidose).

Prinzipiell gibt es die folgenden Mechanismen der Toleranzentwicklung:

1 *Metabolische Toleranz* (Abnahme der effektiven Konzentration am Rezep-
    tor trotz gleichbleibender Dosierung)
1.1 verringerte Resorption
1.2 beschleunigte Elimination (z. B. infolge Enzyminduktion)
1.3 Immunmechanismen
1.4 veränderte Verteilung
2 *Zelluläre Toleranz*
2.1 Veränderung der Anzahl der Rezeptoren
2.2 Veränderung der Menge anderer Makromoleküle (Proteine, Enzyme)
2.3 Veränderung der Funktion von Transmittersystemen im Sinn einer Adap-
    tation.

Mehr als ein Mechanismus kann der Toleranzentwicklung durch eine bestimmte Substanz zugrunde liegen.

Unter den *sub 1* genannten Mechanismen dürfte die beschleunigte Elimination als Folge einer Enzyminduktion (d.i. eine vermehrte Synthese mikrosomaler Enzyme in der Leber) am häufigsten vorkommen, z. B. bei länger dauernder Zufuhr von Barbituraten. Immunmechanismen spielen vor allem bei nicht zentral wirksamen Substanzen – z. B. bei Polypeptiden wie Parathormon – eine Rolle, wurden aber auch für Opiate diskutiert. Eine metabolische Toleranz braucht nicht mit einer physischen Abhängigkeit vergesellschaftet zu sein.

Die *sub 2* genannten Mechanismen stellen im wesentlichen Adaptationsphänomene dar, die nach dem Absetzen der Zufuhr „demaskiert" werden; tatsächlich ist eine zelluläre Toleranz immer mit physischer Abhängigkeit vergesellschaftet. Als Prototyp eines Adaptationsvorganges wird meist die sogenannte „Denervationshypersensibilität" angeführt, d.i. die Zunahme der Empfindlichkeit eines quergestreiften Muskels gegenüber ACh nach Denervation (als Folge einer Zunahme von ACh-Rezeptoren) (vgl. auch Abb. 3). Ein anderes Beispiel für eine mögliche Toleranzentwicklung dieser Art: Wenn ein für die Biosynthese eines Transmitters verantwortliches Enzym einer Endprodukthemmung unterliegt und durch eine Abhängigkeit erzeugende Substanz gehemmt wird, kommt es bei wiederholter Verabreichung dieser Substanz zu einer Toleranzentwicklung (wegen der zunehmenden Enzymhemmung), aber auch zu einer zunehmenden Enzymsynthese (wegen abnehmender Endprodukthemmung). Nach Absetzen der Substanz fällt die Substanz-bedingte Enzymhemmung weg, aber die nunmehr vorhandene große Enzymmenge kann entsprechend große Mengen Transmitter synthetisieren. Modelle wie diese erklären auch, warum die im Rahmen eines Abstinenzsyndroms auftretenden Symptome immer gewissermaßen das „Negativ" der Substanzwirkung sind.

Eine gegenüber einer Substanz entwickelte Toleranz, gleichgültig welcher Art, kann sich auch auf andere Substanzen erstrecken: *Kreuztoleranz*; ebenso gibt es eine *gekreuzte Abhängigkeit*. Abb. 15 zeigt als Beispiel die Toleranz bei längerer Verabreichung von D-Amphetamin und die fehlende Kreuztoleranz zwischen D-Amphetamin und LSD. Das Phänomen der Kreuztoleranz kann für die Aufklärung des Abhängigkeitspotentials von Substanzen vom Morphin-Typ verwendet werden („Lexington-Test"): erhält ein Morphinist

a) eine andere Substanz vom Morphin-Typ, so verträgt er die Umstellung ohne irgendwelche Erscheinungen;

b) einen Opiatantagonisten, so treten akut Abstinenzerscheinungen auf (vgl. S. 143);

c) eine in dieser Beziehung unwirksame Substanz, so tritt ein Abstinenzsyndrom in gleicher Weise auf, wie wenn Morphin abgesetzt worden wäre.

Von einer (neu in die Therapie eingeführten) Substanz wird angenommen, sie hätte ein Abhängigkeitspotential vom Morphin-Typ, wenn sie selbst Abhängigkeit erzeugt (mit Toleranz, psychischer und physischer Abhängigkeit) und sich beim Morphinisten wie oben sub a) genannt verhält. Es gibt allerdings Ausnahmen von dieser allgemeinen Regel, nämlich bei partiellen Antagonisten wie Pentazocin (s. S. 143).

Es gibt keine absolute Toleranz! Der Abhängige verträgt zwar (und braucht meist auch) wesentlich höhere Dosen als der nicht Abhängige, trotzdem treten aber auch bei ihm beim Überschreiten einer bestimmten Dosis toxische Neben-

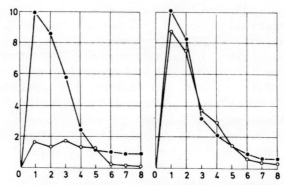

Abb. 15. Toleranz gegenüber D-Amphetamin beim Menschen. Bei den Werten (Ordinate) handelt es sich um positive Antworten auf einem Fragebogen betreffend die Wirkung von D-Amphetamin auf die Stimmung. Abszisse: Zeit nach Verabreichung von 0,6 mg/kg D-Amphetamin in Stunden. Die Toleranzentwicklung (links) ist an der Abnahme der Wirkung nach chronischer Verabreichung von D-Amphetamin für die Dauer von 13 Tagen (o – o) im Vergleich zu den initialen Kontrollwerten (● – ●) erkennbar. Das Fehlen einer gekreuzten Toleranz zwischen D-Amphetamin und LSD (rechts) ist aus der praktisch identischen Wirkung von D-Amphetamin initial (● – ●) und nach chronischer Verabreichung von LSD für die Dauer von 13 Tagen (o – o) zu erkennen. (Nach Rosenberg, D. E., Wolbach, A. B., jr., Miner, E. J., Isbell, H.: Observations on direct and cross tolerance with LSD and D-amphetamine in man. Psychopharmacologia 5, 1–15 (1963), Fig. 3)

wirkungen auf. Solche Dosisüberschreitungen sind auch die häufigste Todesursache bei Abhängigen.

Arzneimittelabhängigkeit läßt sich auch beim Tier erzeugen. Beim Menschen, bei dem sie im Unterschied zum Tier „spontan" auftritt, ist sie ein vielschichtiges Problem, das eine psychiatrisch-psychologische, soziologische, anthropologische und eben auch eine pharmakologische Seite hat; nur die letztere, obschon vielleicht nicht einmal die wichtigste, kann hier besprochen werden.

Internationale Verträge über Substanzen mit Abhängigkeitspotential

1909 Shanghai Opium Commission
1912 International Opium Convention
1925 Second Opium Conference Convention
1931 Convention for Limiting the Manufacture and Regulating the Distribution of Narcotic Drugs
1936 Convention for the Suppression of the illicit traffic in Dangerous Drugs
1948 Protocol bringing under international control drugs outside the scope of the 1931 Convention
1953 Protocol for limiting and regulating the cultivation of the poppy plant, the production of international and wholesale trade in and use of opium
1961 Single Convention on Narcotic Drugs
1971 Convention on Psychotropic Substances
1972 Protocol Amending the Single Convention on Narcotic Drugs.

Wichtig vor allem die Verträge von 1961 und 1971:
– Die Single Convention on Narcotic Drugs (1961) umfaßt – abgesehen von

Opium und den Opiaten, die schon früher einer Kontrolle unterworfen wurden (Opium bereits 1909) — auch Cannabis, Cocain, Cocablätter und Ecgonin (in Schedule I).

— Die Convention on Psychotropic Substances (1971) betrifft Tetrahydrocannabinole und die Psychotomimetika (in Schedule I), Amphetamin und vier weitere Weckamine sowie Phencyclidin (in Schedule II), Amobarbital, Cyclobarbital, Glutethimid, Pentobarbital und Secobarbital (in Schedule III) sowie elf weitere Substanzen (in Schedule IV).

3.2 Spezieller Teil

Die einzelnen Abhängigkeitstypen:

3.2.1 Morphin-Typ

Charakteristik

Ausgeprägte Toleranz, physische und psychische Abhängigkeit, keine Organschädigungen und auch kein organisches Psychosyndrom.

Triebfeder für den chronischen Morphinmißbrauch ist die typische zentrale Morphinwirkung mit ihrer Euphorie und der Befreiung von der Notwendigkeit, Konfliktsituationen selbst lösen zu müssen. Wenn Morphin (oder ein vergleichbares Opiat) zur Verfügung steht und wenn die Toleranzgrenze nicht überschritten wird, sind außer einem Mangel an Antrieb und Initiative, eventuell auch Abmagerung, kaum Symptome feststellbar. Mangelnde Sterilität bei den Injektionen kann zu Infektionen mit allen Folgen, der Drang, unter allen Umständen Morphin zu erhalten, zu kriminellen Handlungen führen. Todesfälle sind vor allem Überdosierungen zuzuschreiben.

Die Toleranz entwickelt sich umso schneller, je konstanter der Blutspiegel aufrecht erhalten, d. h. je regelmäßiger die Zufuhr ist. Bei täglicher Medikation muß zur Aufrechterhaltung einer konstanten Wirkungsstärke die Anfangsdosis von Morphin (oder Heroin) innerhalb eines Zeitraumes von 19 Tagen auf das Zehnfache (!) gesteigert werden (Abb. 16); nach einiger Zeit werden Grammdosen (!) vertragen, doch tritt bei Überschreitung einer bestimmten Dosis, wie bereits erwähnt, immer Atemlähmung ein. Die Toleranz entwickelt sich nicht gegenüber allen Morphinwirkungen gleich schnell, vor allem (aber nicht ausschließlich) dämpfende Wirkungen — wie Analgesie, Atemdepression, Sedation, aber auch Euphorie — werden stärker abgeschwächt als erregende (z. B. Miosis).

Das Abstinenzsyndrom ist umso stärker ausgeprägt, je höher die zuletzt zugeführte Morphindosis war. Das Maximum wird nach zwei Tagen (nach Verabreichung eines Morphinantagonisten hingegen innerhalb von wenigen Minuten) erreicht, ein völliges Abklingen der Symptome erfordert einen Zeitraum bis zu zwei Wochen. Symptome des Abstinenzsyndroms: Gähnen, gesteigerte Drüsensekretion, Anorexie, Frösteln, extreme Unruhe, Mydriasis, Tremor, Erbrechen, Diarrhoen, Schlaflosigkeit und zahlreiche psychopathologische Erscheinungen. Das Abstinenzsyndrom kann durch Morphin und vergleichbare Opiate aufgehoben werden.

Die psychische Abhängigkeit ist ebenfalls außerordentlich stark ausgeprägt, wodurch sich u.a. die hohe Rückfallquote, auch noch Jahre nach der Entwöhnung, erklärt.

Die Abhängigkeit vom Morphin-Typ ist besser untersucht als alle anderen Abhängigkeitstypen. Unzählige Hypothesen versuchen den Mechanismus der Toleranz und der physischen Abhängigkeit dieses Typs zu erklären. Eine wegen ihrer Einfachheit attraktive Hypothese[1] erklärt z. B. Toleranz und physische

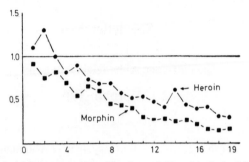

Abb. 16. Toleranzentwicklung gegenüber Heroin und Morphin beim Menschen. Heroin und Morphin wurden durch 19 Tage hindurch, 4mal tgl. i.v., verabreicht, wobei die Heroindosis allmählich von 7,2 auf 76 mg und die Morphindosis allmählich von 18 auf 180 mg gesteigert wurde. Abszisse: Zeit in Tagen; Ordinate: „Toleranzindex", d.i. das Verhältnis jener Dosis, die bei einer nicht-toleranten Versuchsperson die gleiche Wirkungsintensität hätte wie die tatsächlich verabreichte Dosis nach erfolgter Toleranzentwicklung (folglich würde der Wert 1 keinerlei Toleranz, der Wert 0 hingegen komplette Toleranz – die es nicht gibt! – bedeuten). (Nach Martin, W. R., Fraser, H. F.: A comparative study of physiological and subjective effects of heroin and morphine administered intravenously in postaddicts. J. Pharmacol. Exper. Therap. *133*, 388–399 (1961), Fig. 6, unterer Teil)

Abhängigkeit vom Morphin-Typ in Analogie zur Denervationshypersensibilität: Opiate würden (nach Bindung an Opiatrezeptoren) bei chronischer Verabreichung zunehmend die Freisetzung von Transmittersubstanzen (Katecholamine?) hemmen (Opiatwirkung), worauf die postsynaptische Membran mit einer Zunahme ihrer Empfindlichkeit gegenüber diesen Transmittersubstanzen (Vermehrung der Rezeptoren) reagieren würde (Toleranzentwicklung); nach dem Absetzen der chronischen Zufuhr würde die erhöhte Empfindlichkeit der postsynaptischen Membran einer nunmehr wieder normalen Transmitterfreisetzung gegenüberstehen (Abstinenzsyndrom). Andere Hypothesen versuchen in ähnlicher Weise Toleranz und physische Abhängigkeit durch adaptive Vorgänge an

---

[1] Collier, H. O. J.: A General theory of the genesis of drug dependence by induction of receptors. Nature *205*, 181 (1965). – Schwartz, J. C., Costentin, J., Mertres, M. P., Protais, P., Beudry, B.: Modulation of receptor mechanisms in the CNS: hyper- and hyposensitivity to catecholamines. Neuropharmacology *17*, 665 (1978).

Transmitter-synthetisierenden Enzymen zu erklären. Welche Transmittersubstanzen an derartigen Vorgängen beteiligt sind, ist umstritten; Tatsache ist jedenfalls, daß man durch pharmakologische Manipulationen an verschiedenen Transmittersystemen Toleranz und/oder physische Abhängigkeit beeinflussen kann, ohne die akute Morphinwirkung zu verändern. Interessant sind übrigens auch Befunde, nach denen die Toleranzentwicklung durch Hemmung der RNA- bzw. Proteinsynthese ganz oder teilweise verhindert werden kann.

Unterschiede zwischen den einzelnen Präparaten

Die einzelnen Opiate unterscheiden sich wesentlich bezüglich ihrers Abhängigkeitspotentials.

Heroin wird üblicherweise als das Opiat mit dem größten Abhängigkeitspotential bezeichnet. Heroin wird im Organismus zu Monoacetylmorphin und schließlich zu Morphin umgewandelt. Diacetyl- und Monoacetylmorphin sind jedoch wesentlich besser lipidlöslich als Morphin.

Andererseits haben insbesondere *Methyläther des Morphins* und/oder *rechtsdrehende Opiate* (Codein, Dextromethorphan, Dextropropoxyphen) ein geringes oder fehlendes Abhängigkeitspotential.

Ein geringeres Abhängigkeitspotential als Morphin haben auch die synthetischen Opiate vom Typ des *Methadon* und *Pethidin*. Das Methadon-Abstinenzsyndrom verläuft milder und protrahierter als das Morphin-Abstinenzsyndrom; es wurde daher zur Morphinentwöhnung verwendet: zuerst Umstellung von Morphin auf Methadon, dann Entzug. Ein Ersatz von Morphin durch Pethidin ist kaum möglich.

Allgemein gilt: je länger die Wirkungsdauer einer Substanz, desto weniger ausgeprägt ist das Abstinenzsyndrom (weil in diesem Fall die Rückbildung der adaptiven Vorgänge mit dem Sinken des Blutspiegels eher Schritt halten kann).

Die *partiellen Morphinagonisten bzw. -antagonisten* verleiten im allgemeinen wegen ihrer dysphorischen Wirkungskomponente nicht zu Mißbrauch und Abhängigkeit; allerdings kann z. B. Nalorphin bei chronischer Zufuhr Toleranz und physische Abhängigkeit auslösen (vgl. S. 143).

Pentazocin nimmt eine Sonderstellung ein (vgl. auch S. 143):

Pentazocin hat ein geringes Abhängigkeitspotential, doch kann es Toleranz, physische und psychische Abhängigkeit hervorrufen; abhängig werden in erster Linie frühere Morphinisten; das Abstinenzsyndrom ist mild und qualitativ dem der Morphinantagonisten ähnlich bzw. von dem des Morphin verschieden; es kann akut durch Naloxon, nicht aber durch Nalorphin ausgelöst werden;

Pentazocin kann beim Morphinisten Morphin nicht ersetzen;

Pentazocin zeigt nach Morphinverabreichung bzw. beim Morphinisten gewisse morphinantagonistische Eigenschaften.

Therapie des Morphinismus

Entzug in einer geschlossenen Anstalt und entsprechende Nachbehandlung (Entwöhnung), die sich unter Umständen über zwei oder noch mehr Jahre erstrecken kann. Es handelt sich dabei vorwiegend um psychiatrisch-psychologische Verfahren, während die medikamentöse Therapie eine nur untergeordnete, eher unterstützende Behandlungsmethode darstellt.

Lebensbedrohliche Abstinenzerscheinungen können nur durch Opiate bekämpft werden, am besten durch Pethidin und ähnliche Substanzen. Neuroleptika (z. B. Chlorpromazin) und Tranquilizer (z. B. Diazepam) eignen sich zur Sedierung, wobei nicht vergessen werden sollte, daß Tranquilizer (nicht aber Neuroleptika!) selbst zu Abhängigkeit führen können.

3.2.2 Alkohol/Barbiturat/Tranquilizer-Typ

Im Deutschen gibt es dafür keine bessere Bezeichnung (engl.: general depressants), gemeint ist damit das Abhängigkeitspotential von Alkohol, Barbituraten und anderen Hypnotika bzw. Sedativa sowie Tranquilizer.

Charakteristik

Geringeres Abhängigkeitspotential als Opiate, jedoch, wenn — vorwiegend bei entsprechender Disposition — vorhanden, Toleranz, physische und psychische Abhängigkeit, sowie Organschädigungen und organisches Psychosyndrom umfassend[1].

Die Toleranz ist bei den Substanzen dieser Gruppe sowohl metabolischer (Enzyminduktion) wie auch zellulärer Art (genauerer Mechanismus unbekannt). Die Dosis letalis wird nicht oder nur geringfügig erhöht!

Charakteristisch ist für die Substanzen dieser Gruppe, daß sie sedierend-anxiolytisch und — zumindest Alkohol, Barbiturate und verwandte Hypnotika — auch enthemmend-euphorisierend wirken. Im übrigen ist die Symptomatologie der Alkohol- und Hypnotika-Abhängigkeit etwas verschieden.

Alkohol

Alkohol ist das am weitesten verbreitete „Suchtmittel"[2], im Vergleich zu seiner Verbreitung entwickelt sich echte Abhängigkeit relativ selten und offenbar nur beim Vorliegen einer entsprechenden Disposition; die Abhängigkeitsentwicklung erfolgt im übrigen langsam, über mehrere Jahre. Darüber, ob „normale" Trinkgewohnheiten oder eine Abhängigkeit vorliegen, entscheidet letzten Endes das Fehlen oder Vorhandensein einer psychischen Abhängigkeit. Es gibt verschiedene Verlaufsformen des Alkoholismus, wichtig sind insbesondere die sogenannte Gamma-Verlaufsform (periodische Trinker mit wiederkehrenden Alkoholexzessen, wobei psychische Abhängigkeit im Vordergrund steht) und Delta-Verlaufsform (kontinuierliche hohe Alkoholzufuhr, z. B. vorwiegend in Weinbaugebieten, wobei physische Abhängigkeit und Organschädigungen im Vordergrund stehen).

---

[1] Benzodiazepinderivate und vermutlich auch andere Tranquilizer dürften bei chronischer Zufuhr, im Unterschied zu Alkohol und den Barbituraten, weder zu Organschädigungen noch zu einem organischen Psychosyndrom führen.

[2] Weltweit sehr unterschiedliche Formen von Trinksitten und Alkoholismus. Extreme sind Länder, in denen der Alkoholkonsum toleriert bzw. ritualisiert ist und andere, in denen ein Alkoholverbot besteht.

Symptomatologie

Wichtig für die Diagnose ist das Auftreten von Abstinenzerscheinungen auch bei nur kurzzeitiger Unterbrechung der Zufuhr. Im übrigen bekannte Symptome wie Alkoholgeruch der Exspirationsluft, Kapillarerweiterung im Gesicht, Tremor.

Organschädigungen

Verdauungstrakt: hypazide oder anazide Gastritis, alkoholische Pankreopathie

Leber: Alkoholhepatitis, Lebersteatose und -zirrhose

Herz: Kardiomyopathie

Peripheres Nervensystem: Polyneuritis

Anämie und Thrombocytopenie

Laktazidose, Hypoglykämie, Hyperurikämie und Hyperlipidämie

ZNS: Vielfältige Symptomatologie. Allgemeiner Leistungsverlust, Kritiklosigkeit und dergleichen sowie mehr oder weniger genau definierte Sonderformen wie:

– Delirium tremens (Delir mit Tremor, Desorientiertheit und Halluzinationen; vorwiegend im Rahmen der Abstinenz, s. unten)

– Alkoholhalluzinose (akustische Halluzinationen bei erhaltener Orientierung)

– Organisches Psychosyndrom (Sonderformen: Korsakow-Psychose, Wernicke-Enzephalopatie u.a.), im Extremfall alkoholische Demenz.

Möglicherweise sind einige dieser Erscheinungen sekundäre Folgen der Alkoholzufuhr (z. B. die Polyneuritis Folge eines Vitamin B_1-Mangels).

Abstinenzsyndrom

Das Abstinenzsyndrom kann von leichten Symptomen wie Unruhe, Angst und Tremor bis zu dem als Delirium tremens bezeichneten Symptomenkomplex alle Formen annehmen. Das Delirium tremens tritt frühestens 24 Stunden, spätestens zehn Tage nach der Entziehung auf; Krämpfe kommen innerhalb von 24 Stunden nach der Entziehung vor.

Therapiehinweise

Die Therapie der Alkoholkrankheit ist in erster Linie eine psychiatrischpsychologische.

Symptomatische Behandlung der verschiedenen Organschädigungen wie Polyneuritis, Leberschädigung, Gastritis usw.

Entwöhnung eventuell mit Disulfiram (s. S. 60); ähnlich wirksam ist Metronidazol (Chemotherapeutikum bei Trichomonaden und Amoeben), nach dessen Zufuhr bei Alkoholgenuß ein metallischer Geschmack auftritt.

Behandlung des Abstinenzsyndroms

Vorsicht ist mit Medikamenten geboten, die selbst Abhängigkeit auslösen können!

Bei leichteren Abstinenzerscheinungen eventuell Diazepam, bei Krämpfen Phenytoin.

Das Delirium tremens ist eine lebensgefährliche Komplikation (häufigste Todesursachen: Kreislaufversagen und Hyperpyrexie) und erfordert die Einweisung in eine Intensivstation. Neben einer entsprechenden symptomatischen Therapie wie Flüssigkeitsersatz, Elektrolytzufuhr, Infektionsprophylaxe usw. scheint sich Clomethiazol (s. S. 56) am besten bewährt zu haben, das allerdings selbst ein Abhängigkeitspotential hat. Andere zur Behandlung des Delirium tremens verwendete Präparate sind Paraldehyd, Chloralhydrat, Haloperidol und Benzodiazepinderivate.

Barbiturate

Echte Abhängigkeit ist relativ selten; kürzer wirkende Barbiturate werden bevorzugt. Primär auslösende Ursache ist oft Verordnung als Schlafmittel.

Symptomatologie

Vorwiegend psychische Symptome wie Somnolenz, emotionale Labilität, Reizbarkeit, Amnesie und dergleichen, ferner Ataxie, Nystagmus, Schwindel, gelegentlich pathologische Reflexe. Bei chronischer Zufuhr wirken Barbiturate weniger sedierend, eher erregend-euphorisierend. Echte Abhängigkeit setzt — ebenso wie bei Alkohol — eine entsprechende Prädisposition voraus.

Toleranz (und physische Abhängigkeit) entwickelt sich auch hier umso schneller, je höher und je konstanter der Blutspiegel aufrechterhalten wird.

Bei langdauernder Anwendung organische Hirnschädigung.

Abstinenzsyndrom

Ähnlich dem Alkohol-Abstinenzsyndrom. Zunächst Erregungszustände, Angst, Nausea und Erbrechen, orthostatische Hypotonie, Tremor, Muskelzuckungen. Maximum der Abstinenzerscheinungen (bei relativ kurz wirksamen Barbituraten) nach 24 bis 36 Stunden. Krämpfe vom grand mal-Typ (bis zum 3. Tag) und Delirien (bis zum 7. Tag nach dem Absetzen) können auftreten.

Je länger wirksam das Barbiturat, desto protrahierter verläuft das Abstinenzsyndrom.

Therapiehinweise

Akute Entziehung kann gefährlich sein, daher eventuell allmähliche Dosisreduktion. Bei deliranten Zuständen eventuell Clomethiazol, das allerdings selbst zu Abhängigkeit führen kann (dann: Haloperidol).

Andere Substanzen

Zahlreiche andere Hypnotika/Sedativa und Tranquilizer haben ebenfalls ein mehr oder weniger großes Abhängigkeitspotential. Nach einer Aussendung der WHO[1] haben von wichtigeren Substanzen dieser Arzneimittelgruppen die folgenden ein „mittleres" oder „hohes Mißbrauchspotential": Chloralhydrat, Methylpentynol, Ethinamat, Meporbamat, Glutethimid, Methyprylon, Methaqualon, Chlordiazepoxid, Diazepam.

Wichtig ist in diesem Zusammenhang, daß Neuroleptika keinerlei Abhängigkeitspotential haben.

---

[1] Isbell, H., Chrusciel, T. L.: Dependence liability of "non-narcotic" drugs. Suppl. to vol. 43 of Bull. WHO, Genf, 1970.

3.2.3 Cocain-Typ

Charakteristik

Ausgeprägte psychische Abhängigkeit, aber keine Toleranz, keine physische Abhängigkeit, keine Organschädigungen; Auslösung von Psychosen möglich.

Cocain, ein Alkaloid aus Erythroxylon coca und anderen Erythroxylonarten (Vorkommen: peruanisches und bolivianisches Hochland), ist pharmakologisch aus zwei Gründen wichtig:

1. Cocain wirkt lokalanästhetisch (es war das erste Lokalanästhetikum);

2. es hemmt an adrenergen Nervenendigungen die Rückaufnahme von NA (allerdings haben auch andere Substanzen, z. B. die trizyklischen Antidepressiva eine derartige Wirkung).

Cocain-Abhängigkeit ist relativ selten; die Tatsache, daß es sie gibt, beweist, daß psychische Abhängigkeit allein genügt.

Cocain erzeugt, abgesehen von vegetativen, im wesentlichen adrenergen Symptomen, einen zentralen Erregungszustand, der mit einer Unterdrückung des Müdigkeits- und Hungergefühles und mit einer subjektiv empfundenen Leistungssteigerung einhergeht. Anfänglich wird die Cocainwirkung nicht unbedingt als angenehm empfunden, erst nach wiederholter Zufuhr tritt der mit Euphorie verbundene Rauschzustand auf. Bei längerem Mißbrauch, insbesondere bei höheren Dosen, treten häufig delirante bzw. psychotische Zustände (Cocaindelir bzw. -psychose) auf, die mit verschiedenen, vorwiegend taktilen Halluzinationen und paranoiden Verhaltensweisen vergesellschaftet sind („schizophrene Reaktion"). Langdauernder Cocainmißbrauch kann mit psychischem und physischem Verfall enden. Die Entziehung ist wegen des Fehlens einer physischen Abhängigkeit relativ unproblematisch.

3.2.4 Amphetamin-Typ

In diese Gruppe gehören die Weckamine (Psychostimulantien) bzw. Appetitzügler mit Phenyläthylaminstruktur, wobei die Äthylaminseitenkette auch in einen zweiten Ring eingebaut sein kann (s. S. 98).

Charakteristik

Psychische Abhängigkeit, Toleranz, aber nur geringgradige physische Abhängigkeit; keine Organschädigungen, jedoch können Psychosen („Stimulantienpsychosen") ausgelöst werden.

Akute Wirkungen s. S. 100. Abhängigkeit kommt relativ häufig vor, oft eingeleitet durch initiale Verwendung als Appetitzügler. Abhängige zeigen neben den verschiedenen adrenergen Symptomen (diese Substanzen sind indirekte Sympathomimetika) meist ein asoziales, aggressives Verhalten, Hyperaktivität, Schlaflosigkeit und Appetitlosigkeit, stereotype Verhaltensweisen, erhöhtes Selbstvertrauen, verbunden mit dem Gefühl gesteigerter körperlicher und psychischer Leistungsfähigkeit. Hohe Dosen können psychotomimetische Effekte haben. Langdauernde, hochdosierte Zufuhr kann, ähnlich wie bei Cocain, zu paranoiden Psychosen führen.

Die Abstinenzerscheinungen sind schwach ausgeprägt; sie stellen, wie immer, gewissermaßen das Negativ der Substanzwirkung dar und sind daher bei Präparaten vom Amphetamin-Typ durch erhöhtes Schlafbedürfnis, Hunger, Müdigkeit und depressive Zustände charakterisiert.

3.2.5 Cannabis-Typ

Charakteristik

Psychische Abhängigkeit bei minimaler Toleranz und fehlender physischer Abhängigkeit; keine Organschädigungen.

Die Droge: Cannabis sativa var. indica (es gibt auch eine var. americana), indischer Hanf, Marihuana und weit mehr als 100 andere Synonyma. Am wirkstoffreichsten ist das Harz der Blütenspitzen der weiblichen Pflanzen (Haschisch, Charas). Als Inhaltsstoffe sind ca. 40 Cannabinoide bekannt: Cannabinol, Cannabidiol usw. sowie – am wichtigsten – mehrere Isomere von Tetrahydrocannabinol (THC). Für die Wirkung verantwortlich dürfte im wesentlichen 1-Δ^9-THC sein.

Die Wirkung von Cannabis bzw. THC ist einzigartig und mit der keiner anderen Substanz vergleichbar.

Die somatischen Symptome der Cannabiswirkung sind Tachykardie, Erweiterung der Conjunctivalgefäße, Hunger und Appetitzunahme (obwohl der Blutzuckerspiegel unverändert ist), gelegentlich auch Nausea und Erbrechen sowie Trockenheit in Mund und Rachen. Die subjektiven Symptome sind zwar von der Höhe der Dosis und von der Art der Zufuhr (Inhalation oder oral), vor allem aber von der Persönlichkeit und Umgebung abhängig. Es entsteht ein mit extremem Wohlbefinden verbundener traumhafter Zustand mit verändertem Bewußtsein, Unmöglichkeit der Konzentration, erheblichen Störungen des Zeit- und Raumerlebnisses, sowie einer Intensivierung vorwiegend der akustischen, aber auch der optischen Wahrnehmungen; das Kurzzeitgedächtnis ist gestört, psychologische Tests werden umso weniger richtig gelöst, je komplexer sie sind. Auf diesen Rauschzustand folgt im allgemeinen Schläfrigkeit oder Schlaf. Höhere Dosen verursachen delirante Zustände mit Illusionen und Halluzinationen, die häufig mit Angstzuständen einhergehen und daher im allgemeinen vermieden werden. Gelegentlich ist das Auftreten von „Haschischpsychosen" nach lang anhaltendem Mißbrauch beschrieben worden.

Die akute Toxizität von Cannabis bzw. THC ist minimal, akute Todesfälle infolge Überdosierung kommen kaum vor. Bei chronischem Mißbrauch entwickelt sich allmählich eine psychische Abhängigkeit mit verschiedenen psychischen Veränderungen.

Der Wirkungsmechanismus von THC ist unbekannt. Die Existenz von „Cannabisrezeptoren" ist postuliert worden.

Cannabis bzw. THC wird weltweit völlig unterschiedlich beurteilt. Die Meinungen darüber gehen von dem einen Extrem, nämlich der Forderung nach Freigabe (weil „auch nicht gefährlicher als Alkohol"), über die Behauptung,

Cannabis könne eventuell als Medikament[1] verwendet werden (etwa wegen seiner Appetit-anregenden, analgetischen, euphorisierenden oder antiemetischen Wirkung), bis zum anderen Extrem, nämlich der Forderung nach absolutem Verkaufsverbot. In den USA wird derzeit Cannabis wie folgt[2] beurteilt:

„a) Marihuana ist keine „sichere" Substanz;

b) im Rahmen einer akuten Intoxikation kommt es zu einer Beeinträchtigung des Lernvorganges, des Gedächtnisses und des Intellekts, sowie zu einer Beeinträchtigung der Fahrtüchtigkeit und anderer psychomotorischer Fähigkeiten;

c) die Verwendung von Marihuana interferiert mit der Lungenfunktion und erzeugt bei gewohnheitsmäßigem Gebrauch bronchiale Reizerscheinungen;

d) es gibt Hinweise dafür, daß Marihuana endokrine Funktionen beeinflußt, ebenso wie die normale psychologische und physische Entwicklung bei Kindern."

3.2.6 Halluzinogen-Typ

Halluzinogene — vorwiegend kommen LSD, Meskalin und Psilocybin in Betracht — erzeugen eine vielfältige, von Substanz, Dosis und Persönlichkeit abhängige Symptomatik, über die eine umfangreiche Literatur existiert und die vorwiegend in das Gebiet der Psychiatrie gehört. Die akuten Wirkungen wurden auf S. 105 besprochen. Hier soll nur erwähnt werden, daß in den meisten Fällen die erhoffte „psychedelische Wirkung", die sogenannte „Bewußtseinserweiterung", die es allerdings nicht gibt, die Triebfeder für die wiederholte Einnahme ist. Echte psychische Abhängigkeit scheint relativ selten zu sein.

Literatur

Sucht und Mißbrauch (Steinbrecher, W., Solms, H., Hrsg.), 2. Aufl. Stuttgart: G. Thieme. 1975.

Clouet, D. H., Iwatsubo, K.: Mechanisms of tolerance to and dependence on narcotic analgesic drugs. Ann. Rev. Pharmacol. *15*, 49 (1975).

Goldstein, A., Aronow, L., Kalman, S. M.: Principles of drug action. New York, Evanston, and London: Harper & Row. 1969.

---

[1] Cannabis wurde früher verschiedentlich als Medikament verwendet, so war es z. B. im British Pharmaceutical Codex 1949 angeführt. In Österreich ist es, zusammen mit den Psychotomimetika, im Anhang V der Suchtgiftverordnung 1979 (d. h. nicht verschreibbar) enthalten.

[2] U.N. Information Letter, Division of Narcotic Drugs, No. 4–6, p. 4, 1980.

4 Wichtige akute Vergiftungen

4.1 Allgemeiner Teil

Die meisten akuten Vergiftungen mit psychotropen Substanzen (und nicht nur mit diesen) erfordern – abgesehen von einer unterschiedlichen Behandlung mit Antagonisten – ein weitgehend einheitliches therapeutisches Vorgehen, das in Toxikologielehrbüchern beschrieben ist und dessen Grundlagen nachfolgend nur kurz skizziert werden sollen.

Allgemeine Maßnahmen

Überwachung und Aufrechterhaltung der Vitalfunktionen (Atmung, Kreislauf usw.). Je nach Art und Ausmaß der unmittelbaren Vitalgefährdung die entsprechende „unspezifische Elementarhilfe" wie richtige Lagerung (Halbseitenlage – sogenannte „NATO-Lage"), Absaugen der Sekrete aus Mund und oberem Respirationstrakt, Intubation, Beatmung, Schockbekämpfung usw.

Verringerung der Resorption und/oder Beschleunigung der Elimination

Anzuwendende Maßnahmen abhängig von der Schwere und Art der Vergiftung!

Verringerung der Resorption (bei peroraler Vergiftung):
> Tierkohle als Adsorbens, anschließend daran salinisches Abführmittel (am besten Natriumsulfat)
> Auslösung von Erbrechen (durch Rachenreizung; Ipecacuanha-Sirup bei Kindern; nur im Notfall Apomorphin, zweckmäßig in Kombination mit einem Sympathomimetikum, z. B. Norfenefrin)
> Magenentleerung bzw. -spülung.

Beschleunigung der Elimination:
> Forcierte Diurese (= 0,5 l/h), gegebenenfalls kombiniert mit Alkalisierung (mit Natriumhydrogenkarbonat, z. B. bei Phenobarbitalvergiftung)
> Dialyse (Hämo- oder Peritonealdialyse)
> Hämoperfusion (mit Aktivkohle oder Austauscharzen)[1].

Behandlung der Komplikationen, zu denen insbesondere respiratorische Insuffizienz (infolge Verlegung der Atemwege, periphere Atembehinderung oder

---

[1] Die genannten Maßnahmen sind nur bei schweren Vergiftungen indiziert, und zwar forcierte Diurese bei Vergiftungen mit Barbital, Phenobarbital, Meprobamat und einigen kürzer wirkenden Barbituraten; Dialyse bei Vergiftungen mit Barbital, Phenobarbital, Meprobamat und Methyprylon; Hämoperfusion bei Vergiftungen mit mittellang wirkenden Barbituraten, Monoureiden, Methaqualon, Meprobamat und Piperidindionen. Ob und welche dieser Maßnahmen sinnvoll sind, hängt von Faktoren wie Proteinbindung und Lipidlöslichkeit ab.

zentrale Atemlähmung), peripheres Kreislaufversagen mit allen Folgen, Herz-arrhythmien, Störungen des Säure-Basen-Gleichgewichtes, Lungenödem, akutes Nierenversagen, Krämpfe sowie Hyper- oder Hypothermie gehören.

Verabreichung von Antagonisten

Spezifische Antagonisten kommen nur bei Vergiftungen mit Opiaten in Frage (Naloxon oder Naltrexon, beide besser als Nalorphin). Nicht spezifische Antagonisten nur fallweise, z. B. Benzodiazepinderivate und andere Antikon-vulsiva bei Vergiftungen mit Krampfgiften (und bei Krämpfen allgemein), jedoch nur' ausnahmsweise zentrale Stimulantien bei Vergiftungen mit Hyp-notika. Physostigmin ist ein wichtiges Antidot bei allen Vergiftungen mit Sub-stanzen, die eine anticholinerge Wirkungskomponente haben (z. B. trizyklische Antidepressiva).

Nachfolgend werden nur die wichtigsten akuten Vergiftungen mit Substan-zen erwähnt, die in diesem Buch an anderer Stelle besprochen werden. Es muß jedoch betont werden, daß auch zahlreiche andere Pharmaka sowie auch Sub-stanzen, die nicht als Medikamente verwendet werden, wenn sie nur genügend lipidlöslich sind, um in das ZNS eindringen zu können, Vergiftungen mit einer mehr oder weniger stark ausgeprägten zentralen Symptomatik auszulösen im-stande sind. Ein typisches Beispiel für derartige Substanzen sind die organi-schen Lösungsmittel. Schließlich gibt es noch mehrere Pharmaka und andere Substanzen, bei denen es im Rahmen von Vergiftungen nicht nur zu einer zentralen Symptomatik, sondern auch zu peripheren Nervenschädigungen kommt; die wichtigsten Substanzen dieser Gruppe sind: Chloramphenicol, Phenytoin, Disulfiram, Isoniazid und Nitrofurantoin; Acrylamidmonomere, anorganische Arsenverbindungen, Kohlenstoffdisulfid, n-Hexan, Methyl-n-butylketon, einige Alkylphosphate, polychlorierte Biphenyle und Thallium-verbindungen[1].

Literatur

Dönhardt, A., Schultz, R.: Therapie akuter Vergiftungen mit Hypnotika und Psychophar-maka. Dtsch. med. Wschr. *97*, 1755–1757 (1972).
Späth, G.: Vergiftungen und akute Arzneimittelüberdosierungen. Baden-Baden-Köln-New York: Verlag Gerhard Witzstrock. 1978.

4.2 Spezieller Teil

4.2.1 Lokalanästhetika

Häufigste Vergiftungsursache sind zu rasche Resorption, versehentliche intravasale Injektion oder irrtümliche Verwendung einer zu hohen Konzen-tration und/oder Gesamtmenge bei Durchführung einer Lokalanästhesie.

[1] Schaumburg, H. H., Spencer, P. S.: Toxic neuropathies. Neurology *29*, 429–431 (1979).

Toxizität

Die in der Literatur angegebenen Maximaldosen bzw. tödlichen Dosen sind sehr unterschiedlich, da die Toxizität der Lokalanästhetika durch zahlreiche Faktoren beeinflußt wird wie Konzentration, Applikationsart, Verträglichkeit (z. B. Idiosynkrasie), Allgemeinzustand des Patienten, Körpertemperatur usw. Besonders wichtig ist die Konzentration (die Toxizität steigt mit dem Quadrat der Konzentration an!). Die Dosis letalis für Procain liegt jedenfalls im Grammbereich; allerdings wurden z. B. 15 g überlebt, während in anderen Fällen Dosen unter 1 g letal waren. Lidocain ist toxischer als Procain. Die Toxizität und Symptomatologie der Vergiftung wird durch den Zusatz von Vasokonstringentien verändert.

Symptome

Betroffen sind von der Wirkung das ZNS und das Herz; da die toxische Wirkung der Lokalanästhetika auf das ZNS zweiphasisch ist, unterscheidet man bei Vergiftungen ebenfalls zwei Phasen, wobei allerdings bei schweren Vergiftungen die erste Phase kaum bemerkt bzw. übersprungen werden kann.

I. Phase: Zentrale Erregung mit Unruhe, Angst, Schwindel, Verwirrtheitszuständen, Nausea und Erbrechen, kaltem Schweiß, Tachykardie und Hypertonie; Tremor, Muskelzuckungen und schließlich klonische Krämpfe.

II. Phase: Zunehmende Bewußtseinsstörungen bis zum Koma[1] mit Muskelerschlaffung, Areflexie, sensibler und motorischer Lähmung, Atemdepression und Zyanose; Bradykardie, massiver Blutdruckabfall, schließlich Kreislaufversagen; Reizleitungsstörungen, Herzarrhythmien, eventuell Kammerflimmern. Todesursache ist Herz- oder Atemstillstand.

Die zentrale Symptomatik hängt vom Blutspiegel ab: niedrige Blutspiegel – bei Lidocain etwa 1 bis 4 μg/ml – sind mit einer Krampfhemmung, höhere – etwa 10 μg/ml – mit einer Krampfauslösung (entsprechend der I. Phase, s. oben), noch höhere mit einer massiven zentralen Dämpfung (entsprechend der II. Phase, s. oben) vergesellschaftet. Die antikonvulsive Wirkung niedriger Dosen wird therapeutisch ausgenützt (s. S. 26).

Therapie

Künstliche Beatmung bzw. Sauerstoffbeatmung, Infusionstherapie
Gegen die Krämpfe der I. Phase: Barbiturate oder antikonvulsiv wirksame Benzodiazepinderivate (z. B. Diazepam), jedoch Gefahr der Verstärkung der eventuell folgenden II. Phase
Entsprechende Sofortmaßnahmen bei Herzstillstand oder Kammerflimmern (Herzmassage, Defibrillation, intrakardiale Injektion von β-Sympathomimetika usw.).

---

[1] Stadien der Bewußtseinsstörung: Benommenheit – Somnolenz (schläfrig, aber erweckbar) – Sopor (nicht erweckbar, aber noch Reaktion auf stärkste Reize) – Koma (Bewußtlosigkeit). Stadium von der Schwere der Vergiftung abhängig. Bewußtseinsstörungen nicht nur bei Vergiftungen im engeren Sinn des Wortes, sondern auch bei verschiedenen Erkrankungen (vgl. z. B. Coma hepaticum, Coma diabeticum, Coma uraemicum u.a.).

4.2.2 Barbiturate

Auch heute noch eine der häufigsten Vergiftungen bei Suizidversuchen. Vergiftungen mit anderen Hypnotika verlaufen im Prinzip ähnlich wie die Barbituratvergiftung, können sich aber in ihrer Symptomatologie auch erheblich von dieser unterscheiden; so gehören z. B. Krämpfe und eine weitgehend fehlende Atemdepression zum Bild einer Methaqualonvergiftung; völlig andersartig verlaufen auch Vergiftungen mit Benzodiazepinderivaten (s.d.).

Toxizität

Bei langwirksamen Barbituraten vom Typ des Phenobarbital liegen die letalen Dosen bei 4 bis 8 g, bei kürzer wirksamen Barbituraten sowie bei barbituratfreien Hypnotika vom Typ der Piperidindione bei 10 bis 20 g. Schwere Vergiftungen im allgemeinen bei Überschreiten der zehnfachen hypnotischen Dosis.

Symptome

Abhängig von der Schwere der Vergiftung verschiedene Stadien der Bewußtseinsstörung[1], im Extremfall

Koma und Atemdepression

mit allen daraus resultierenden Folgen, nämlich: zunächst oberflächliche (aber nicht notwendigerweise langsame) Atmung, später Cheyne-Stockessche Atmung[2] und schließlich Atemstillstand; zusätzlich periphere Atembehinderung als Folge eines interstitiellen Lungenödems; Hypoxie, Zyanose, respiratorische Azidose; zunehmendes Ausfallen der Reflexe bis zur Areflexie sowie Auftreten pathologischer Reflexe wie pos. Babinski Reflex[3]; Hypothermie; Blutdruckabfall und peripheres Kreislaufversagen (oft kombiniert mit Nierenversagen).

Pupillen im allgemeinen eng, aber auf Licht reagierend. (Diff.-Diag. gegenüber Morphinvergiftung!), terminal weit (als Folge der Asphyxie).

Komplikationen: Gehirnödem, Dekubitus, Muskelnekrosen, Hyperthermie, Pneumonie.

Todesursache: Atem- oder Kreislaufversagen.

Die Barbituratvergiftung wird häufig in vier bis fünf Stadien eingeteilt (etwa in Analogie zu Narkosestadien), und zwar abhängig von der Erweckbarkeit, dem Vorhandensein oder Fehlen bestimmter Reflexe und der Reaktion auf Schmerzreize.

Therapie

Seit Beginn der sechziger Jahre fast ausschließlich sogenannte skandinavische Therapie, die in einer rein symptomatischen Behandlung ohne Anwendung von Analeptika besteht.

---

[1] Siehe Fußnote S. 179.

[2] Periodische Atmung, die immer dann auftreten kann, wenn die Ansprechbarkeit des Atemzentrums auf CO_2 herabgesetzt ist; gilt als signum mali ominis.

[3] Dorsalflexion der großen Zehe beim Bestreichen des lateralen Fußrandes, vorhanden bei Schädigung der Pyramidenbahn.

Es existieren Substanzen mit Barbiturat-antagonistischer Wirkung, die zentralen Analeptika (am geeignetsten dürfte Bemegrid sein), doch kommt deren Anwendung nur bei vitaler Gefährdung des Patienten beim Fehlen adäquater Therapiemittel (z. B. während des Transportes) in Frage.

Wichtig ist bei Vergiftungen mit Barbital und Phenobarbital die Bekämpfung der Azidose, z. B. mit Natriumhydrogenkarbonat (vgl. S. 12).

4.2.3 Benzodiazepinderivate

Vergiftungsursachen sind akzidentelle Überdosierung und Suizidversuche. Vergiftungen mit Benzodiazepinderivaten werden in dem gleichen Ausmaß häufiger, in dem diese Präparate die klassischen Schlaf- und Beruhigungsmittel verdrängen[1]. Häufig werden Benzodiazepinderivate in Kombination mit Alkohol oder mit anderen Medikamenten eingenommen, wodurch sich Wirkungsverstärkungen oder -potenzierungen ergeben können.

Toxizität

Benzodiazepinderivate haben eine außerordentliche therapeutische Breite. Die akut letale Dosis von Diazepam, dem wichtigsten Benzodiazepinderivat, dürfte mit Sicherheit über 10 g(!) liegen; Vergiftungen mit wesentlich höheren Dosen (über 30 g!) wurden überlebt. Es gibt nur ganz wenige tödlich verlaufende Vergiftungsfälle, die mit Sicherheit auf ein Benzodiazepinderivat allein zurückgeführt werden können.

Symptome

Bei relativ niedrigen Dosen Somnolenz, Muskelerschlaffung und Ataxie, nach höheren Dosen Koma mit Areflexie, Atemdepression und Hypotonie.

Therapie

Wie bei Barbituratvergiftungen. Physostigmin und Naloxon wurden als Antidot empfohlen (Wirkungsmechanismus unbekannt[2]).

Im übrigen erfordern die meisten Vergiftungen mit Benzodiazepinderivaten wegen ihrer geringen Toxizität keinerlei therapeutische Maßnahmen.

---

[1] Bereits im Jahre 1972 war in den USA Diazepam das am häufigsten verschriebene Medikament (49,2 Millionen Rezepte in den ersten sechs Monaten dieses Jahres!), ein Barbiturat – Phenobarbital – folgte erst an 17. Stelle (Blackwell, B.: Psychotropic drugs in use today. J. Am. Med. Assoc. *225*, 1637–1641 (1973)).

[2] Sicher ist lediglich, daß es im Fall des Physostigmins auf die zentrale cholinerge Wirkung ankommt, da Physostigmin auch in Kombination mit Methylatropin, einem nur peripher wirksamen Anticholinergikum, wirksam ist. Es gibt Hinweise darauf, daß Physostigmin mit der Bindung der Benzodiazepine an den Rezeptor interferiert (Speeg, K. V., jr., Wang, S., Avant, G. R., Berman, M. L., Schenker, S.: Antagonism of benzodiazepine binding in brain by antilirium, benzyl alcohol, and physostigmine. J. Neurochem. *34*, 856–865 (1980)).

4.2.4 Neuroleptika

Toxizität

Obwohl die Neuroleptika bei wirksamer Dosierung zahlreiche Nebenwirkungen aufweisen (s. S. 80), haben sie offenbar, ähnlich wie die Tranquilizer, eine außerordentliche therapeutische Breite. Die übliche Einzeldosis von Chlorpromazin beträgt 25 bis 50 mg, jedoch wurden in bestimmten Fällen auch Einzeldosen bis zu 5 g verabreicht. Die akut letalen Dosen liegen sicherlich, falls keine Überempfindlichkeit vorliegt, weit über 10 g. Ähnliche Werte dürften aber auch für andere trizyklische Neuroleptika und für die Butyrophenonderivate zutreffen.

Symptome

Bei leichteren Vergiftungen:
Agitiertheit, Delir und Verwirrtheitszustände
Parkinson-Syndrom
Muskelzuckungen, Krämpfe
Hypothermie; Hypotonie und Tachykardie; Herzarrhythmien.
Bei schweren Vergiftungen zusätzlich: Koma, Atemdepression und Kreislaufversagen.
Bei Vergiftungen mit trizyklischen Neuroleptika, die einen Piperazinring im Substituenten am Mittelring aufweisen, sind hyperkinetische Zustandsbilder besonders ausgeprägt.

Therapie

Magenspülung
Dialyse ist unwirksam!
Falls notwendig künstliche Beatmung und Infusionstherapie
Wärmeapplikation (cave Hyperthermie!)
Noradrenalin oder Phenylephrin (keine adrenergen Substanzen mit β-mimetischer Wirkungskomponente wegen Gefahr der „Adrenalinumkehr" infolge der α-blockierenden Wirkung der Neuroleptika!)
Gegen das Parkinson-Syndrom zentral wirksame Anticholinergika (vgl. Antiparkinsonmittel)
Keine Stimulantien wegen Gefahr der Krampfauslösung!

4.2.5 Trizyklische Antidepressiva

Wichtige Vergiftungen, da Antidepressiva im allgemeinen bei Depressionen gegeben werden und bei Depressiven eine erhöhte Suizidneigung vorliegt.

Toxizität

Schon 1 g kann ohne entsprechende Behandlung letal sein, es sollten daher niemals mehr als 50×25 mg Tabletten verschrieben werden. Die meisten Symptome sind Folge der anticholinergen Wirkungskomponente („zentrales anticholinerges Syndrom").

Symptome

Betroffen sind in erster Linie Herz und ZNS.

Typische Trias: Koma – Krämpfe – Herzarrhythmien.

Koma: mit Atemdepression und peripherem Kreislaufversagen; vorher Agitiertheit und Delir;

Krämpfe: meist vom grand mal-Typ, vorher gesteigerte Reflexe, Tremor;

Herzarrhythmien: Extrasystolien und Erregungsleitungsstörungen (meist Rechtsschenkelblock); im übrigen verschiedene EKG-Veränderungen, insbesondere Verbreiterung des QRS-Komplexes (bei schweren Vergiftungen auf über 100 msec) und Verlängerung des QT-Intervalls. Häufigste Todesursache: Herzstillstand.

Weitere Symptome: Hypotonie und Tachykardie. Hyperpyrexie, Erbrechen, Mydriasis, Blasen- und Darmlähmung. Späte Todesfälle (kardial) nach vorübergehender Besserung kommen relativ häufig vor.

Es besteht keine eindeutige Beziehung zwischen Blutspiegel und Symptomatologie!

Therapie

Magenspülung und Tierkohle, auch kontinuierliche Magenspülung sinnvoll, da Antidepressiva zum Teil durch das Magensekret ausgeschieden werden.

Forcierte Diurese und/oder Dialyse sinnlos (starke Proteinbindung, geringe Wasserlöslichkeit und starke Bindung an das Gewebe)

Falls notwendig, künstliche Beatmung, Plasmaersatzmittel bzw. Infusionstherapie.

Anticholinesterasen als Antidot, z. B. 1 bis 4 mg Physostigmin i.v., auch als Test, bewirkt Aufwachen aus dem Koma und bessert Herzarrhythmien, allerdings nur vorübergehend; Pyridostigmin und Neostigmin wirken nur peripher.

Gegen Herzarrhythmien Lidocain, Propranolol oder Phenytoin (Chinidin und Procainamid sind kontraindiziert!).

Gegen Krämpfe am besten Diazepam, eventuell mit Phenytoin.

4.2.6 Lithiumsalze

Über die Wirkungen und Nebenwirkungen der Li$^+$-Salze s. S. 95. Überdosierungen haben Vergiftungen zur Folge.

Toxizität

Vergiftungserscheinungen treten auf, wenn der Li$^+$-Blutspiegel 2 mval/l überschreitet; darüber hinaus ist der Li$^+$/Na$^+$-Quotient wichtig (Na$^+$-Verlust erhöht die Li$^+$-Toxizität).

Symptome

Ataxie, grobschlägiger Tremor (Nebenwirkungen therapeutischer Li$^+$-Dosen: feinschlägiger Tremor!), Sehstörungen, Diarrhoen, schweres Erbrechen (führt zu Na$^+$-Verlust!), Muskelschwäche, Verwirrtheitszustände, Rigidität, Hyperreflexie, schließlich Krämpfe, Nieren- und Kreislaufversagen, Koma.

Therapie

Hämo- oder Peritonealdialyse, im übrigen wie bei Schlafmittelvergiftungen; bei Krämpfen Thiopental-Natrium i.v.

4.2.7 Weckamine

Vergiftungen mit Amphetamin und ähnlichen Substanzen sind relativ häufig, und zwar vorwiegend nach Überdosierungen bei Abhängigen, bei der Einnahme zwecks Gewichtsreduktion und bei der mißbräuchlichen Verwendung als Doping-mittel.

Toxizität

Die akute Dosis letalis von Amphetamin liegt im Bereich von 0,1 bis 2,0. Abhängige vertragen wegen der Toleranzentwicklung wesentlich höhere Dosen.

Symptome

Die Symptome sind durch die massive adrenerge und dopaminerge Erregung bedingt, sie manifestieren sich zentral und peripher.

Zentrale Symptome

Unruhe, Erregung, Angst – paranoide Psychosen – stereotype Verhaltens-weisen – choreatische Syndrome – Krämpfe und schließlich Koma – Sub-arachnoidalblutungen[1].

Periphere Symptome

Mydriasis, Hypertonie und Tachykardie, Herzarrhythmien, Schwitzen, Tremor und Hyperreflexie, Hyperpyrexie, schließlich Kreislaufversagen.

Therapie

Magenspülung, forcierte Diurese und Dialyse; Abkühlung

Mittel der Wahl dürfte Chlorpromazin (eventuell auch andere Neuroleptika) sein, und zwar 0,5–1,5 mg/kg i.m. oder i.v.

α-Rezeptoren blockierende Substanzen wie Phentolamin gegen die Hypertonie.

Ferner wurden empfohlen: Barbiturate und/oder Benzodiazepinderivate sowie α-Methyl-p-tyrosin (zur Hemmung der Katecholaminsynthese).

4.2.8 Morphin

Häufige Vergiftungen bei Abhängigen, die das Ausmaß der Gewöhnung über-schätzen und zu hoch dosieren. Vergiftungen mit anderen Opiaten verlaufen ähnlich.

---

[1] Blutung in das Cavum leptomeningicum zwischen Arachnoidea und Pia mater, als Folge der Hypertonie.

Toxizität

Morphindosen über 0,1 parenteral bzw. 0,2 oral können – ohne Behandlung – letal wirken.

Symptome

Typische Trias: Koma – Atemdepression – Miosis.

Koma mit zunehmender Areflexie und Hypothermie, kein Erbrechen (da nach toxischen Dosen – unabhängig von der erregenden Wirkung auf die Chemorezeptorentriggerzone – das Brechzentrum gelähmt ist); Hypothermie;

Atemdepression: zunächst Abnahme der Atemfrequenz, später auch der Atemtiefe; Zyanose, schließlich Cheyne-Stokessche Atmung[1] und Atemlähmung; Hypoxie und hypoxische Schädigungen, peripheres Kreislaufversagen; hypoxische Erregbarkeit der Chemorezeptoren bleibt weitgehend erhalten;

Miosis: differentialdiagnostisch wichtig!

Weitere Symptome: Folgen der Histaminfreisetzung (Urticaria, Pruritus), Harnverhaltung (infolge Sphinkterspasmus, Hypotonie und antidiuretischer Wirkung).

Therapie

Falls notwendig, künstliche Beatmung, Plasmaersatzmittel bzw. Infusionstherapie.

Spezifisches Antidot: Naloxon 0,4 mg parenteral alle 2 bis 3 min (partielle Antagonisten wie Nalorphin wirken zwar auch antagonistisch, dürfen jedoch nur gegeben werden, wenn Diagnose sicher ist, da z. B. Barbituratvergiftung verstärkt wird!)

Vorsicht mit Antagonisten bei Opiatsüchtigen! Der plötzliche Entzug kann viel gefährlicher sein als eine mittelschwere Intoxikation. Entweder kleinste Dosen oder voll antagonisieren und dann mit Morphin „zurücktitrieren" (Achtung auf unterschiedliche Halbwertszeiten!).

Aconitinvergiftung s. S. 29.
Strychninvergiftung s. S. 128.

Literatur

Davis, J. M., Bartlett, E., Termini, B. A.: Overdosage of psychotropic drugs: a review. Dis. Nerv. Syst. *29*, 157–164, 246–256 (1968).

Greenblatt, D. J., Allen, M. D., Noel, B. J., Shader, R. I.: Acute overdosage with benzodiazepine derivatives. Clin. Pharmacol. Therap. *21*, 497–5144 (1977).

Lokalanästhesie und Lokalanästhetika (Killian, H., Hrsg.), 2. Aufl. Stuttgart: G. Thieme. 1973.

Meyler's side effects of drugs (Dukes, M. N. G., ed.), Vol. VIII. Amsterdam-Oxford: Excerpta Medica. New York: American Elsevier Publishing Co. Inc. 1975.

Moeschlin, S.: Klinik und Therapie der Vergiftungen, 5. Aufl. Stuttgart: G. Thieme. 1972.

Bailay, D. N., van Dyke, C., Langou, R. A., Jatlow, P. I.: Tricyclic Antidepressants: Plasma levels and clinical findings in overdose. Am. J. Psychiat. *135*, 1325–1328 (1978).

---

[1] Siehe Fußnote S. 180.

Sachverzeichnis

IBM-Composersatz: Springer-Verlag Wien;
Umbruch und Offsetdruck: R. Spies & Co., A-1050 Wien